DBT-Familienskills

Claudia Trasselli
Anne Kristin von Auer
Hans Gunia

DBT-Familienskills

Ein Praxisleitfaden

hogrefe

Dipl.-Psych. Claudia Trasselli, geb. 1971. Verhaltenstherapeutin und zertifizierte DBT-Therapeutin. Sie ist seit 2017 leitende Psychologin der Hochschulambulanz der Klinik für Psychosomatik und Psychotherapeutische Medizin sowie der Hochschulambulanz des Adoleszentenzentrums für Störungen der Emotionsregulation am Zentralistitut für Seelische Gesundheit in Mannheim.

Dr. Anne Kristin von Auer, geb. 1971. Lehrtherapeutin und Supervisorin in Verhaltenstherapie, DBT und DBT-A und Vorstandsmitglied im Dachverband DBT. Seit 2008 leitende Psychologin in der Vorwerker Fachklinik für Kinder- und Jugendpsychiatrie, -psychotherapie und -psychosomatik in Lübeck.

Dipl.-Psych. Hans Gunia, geb. 1956. Lehrtherapeut und Supervisor in Verhaltenstherapie und DBT, ist Mitbegründer des Darmstädter DBT-Netzwerkes und Vorstandsmitglied im Dachverband DBT. Seit 1988 niedergelassen in eigener Praxis in Darmstadt. Vorsitzender der deutsch-argentinischen Gesellschaft für Verhaltenstherapie.

Bibliografische Information der Deutschen Nationalbibliothek
Die Deutsche Nationalbibliothek verzeichnet diese Publikation in der Deutschen Nationalbibliografie; detaillierte bibliografische Daten sind im Internet über http://dnb.dnb.de abrufbar.

Hogrefe Verlag GmbH & Co. KG
Merkelstraße 3
37085 Göttingen
Deutschland
Tel. +49 551 999 50 0
Fax +49 551 999 50 111
info@hogrefe.de
www.hogrefe.de

Umschlagabbildung: © Getty Images / Letizia Le Fur
Satz: Sabine Rosenfeldt, Hogrefe Verlag GmbH & Co. KG, Göttingen
Druck: mediaprint solutions GmbH, Paderborn
Printed in Germany
Auf säurefreiem Papier gedruckt

1. Auflage 2022

(E-Book-ISBN [PDF] 978-3-8409-3181-9; E-Book-ISBN [EPUB] 978-3-8444-3181-0)
ISBN 978-3-8017-3181-6
https://doi.org/10.1026/03181-000

Inhaltsverzeichnis

Einleitung

Grundlagen

Mit diesem Buch wenden wir uns an professionelle Helferinnen, die bereits mit Patientinnen mit einer Borderline-Symptomatik arbeiten und Interesse daran haben, ihre Arbeit mit den Angehörigen der Patientinnen zu vertiefen.

Alan Fruzzetti ist DBT- und Familientherapeut. Er hat im Laufe seiner Arbeit erkannt, dass sich die Inhalte der Dialektisch-Behavioralen Therapie (DBT) sehr gut auch auf die Arbeit mit den Angehörigen übertragen lassen, und dies eine effektive Ergänzung der Standard-DBT darstellt. Somit hat er, basierend auf seinem Wissen über Haltung, Struktur, Vorgehen und Skills in der DBT und seinem Wissen über die Familientherapie, einen integrativen Ansatz geschaffen, um Angehörige in die Behandlung der Betroffenen nach DBT zu integrieren.

Im Zentrum dieses Buches steht die Vorstellung der Familienskills, die Alan Fruzzetti mit Perry Hoffman im Rahmen des Family Connections-Programm entwickelte und später im Rahmen der DBT-Familientherapie auch für andere Therapiesettings zugänglich machte. Im Family Connections-Programm werden ausschließlich Angehörige in den Familienskills geschult. In der DBT-Familientherapie werden die Familienskills meist an Angehörige und Betroffene vermittelt. Dies kann in Mehrfamilien- oder Paar-Gruppen oder in der Paar- oder Familientherapie erfolgen. Die Vermittlung der Familienskills kann auch in Elterngruppen ohne die betroffenen Kinder und auch in der Einzeltherapie an Betroffene allein vermittelt werden. Für das Vorgehen in der DBT-Familientherapie hat Fruzzetti in Anlehnung an die DBT eine Hierarchie der Therapieziele erstellt. Außerdem vermittelt er den Therapeutinnen grundlegende Strategien im Umgang mit den Betroffenen und Angehörigen, die ebenfalls an der DBT orientiert sind.

Aufbau des Buches

Kapitel 1 des Buches stellt das biosoziale Modell zur Entstehung einer Borderline-Persönlichkeitsstörung (BPS) von Linehan vor und geht auf das von Fruzzetti weiterentwickelte transaktionale Modell ein. Beide Modelle dienen als Grundlage für die Arbeit mit Betroffenen und Angehörigen in der DBT-Familientherapie. Zudem werden einige Fakten zur Belastung der Angehörigen von BPS-Patientinnen erläutert. Auch wird ein Überblick über verschiedene Therapieansätze zum Einbezug der Angehörigen von Borderline-Patientinnen in die Therapie gegeben.

Im zweiten Kapitel folgt eine ausführlichere Beschreibung des Familiy Connections-Programms, da dieses den Beginn der Arbeit mit den Familienskills darstellt. Im Kapitel 3 werden dann Ergänzungen, die Fruzzetti für die DBT-Familientherapie entwickelt hat, vorgestellt. Dazu werden therapeutischen Strategien erläutert, die die Behandlung von hoch emotionalen Familien oder Paaren erleichtern. Kapitel 4 geht auf die Hierarchie der Therapieziele für Familien ein. Der Schwerpunkt liegt hierbei auf der Frage, wie es den Therapeutinnen gelingen kann, Sicherheit in der Therapie herzustellen, und was dabei zu beachten ist.

Die Vorstellung der einzelnen Familienskills folgt im Kapitel 5 jeweils dem gleichen Muster: Für Therapeutinnen gibt es eine Einleitung zum jeweiligen Skill mit allgemeinen Anmerkungen zu den Zielen und zur Didaktik. Anschließend wird für jedes Informations- und Übungsblatt erläutert, wie bei der Vermittlung des jeweiligen Skills vorgegangen werden kann. Es folgen die Informations- und Übungsblätter zu den einzelnen Skills.

Die Erläuterungen zum Vorgehen beziehen sich in der Regel auf ein Gruppenformat. Natürlich kann und muss die Vermittlung der einzelnen Skills an das entsprechende Setting angepasst werden. Das Material ist umfangreich, sodass Sie je nach Klientel und Rahmenbedingungen Schwerpunkte setzen und Materialien auswählen können.

In Kapitel 6 stellen wir anhand unserer eigenen Erfahrungen exemplarisch vor, wie verschiedene Gruppensettings zur Vermittlung der Familienskills strukturiert und aufgebaut sein können. Das Buch endet mit einem Exkurs zum Einsatz des Tango Argentino bei der Vermittlung von Familienskills in der Arbeit mit Paaren.

Allgemeine Hinweise

Da wir es für den Sprachfluss ungünstig fanden, jeweils die weibliche und männliche Form zu nutzen oder auch eine Genderstern-, Unterstrich- oder Doppelpunkt-Variante, wechseln wir in den Kapiteln zwischen den grammatikalischen Formen in Bezug auf die Helfer- und Helferinnen, die Partner- und Partnerinnen und die Patienten und Patientinnen. Natürlich sind in allen Kapiteln immer alle Geschlechter gemeint. Auf den Informations- und Übungsblättern sind die männliche und weibliche Form angeführt.

Der englische Begriff „judgement“ wurde in der DBT im deutschsprachigen Raum mit dem Begriff „Bewertung“ übersetzt. Wir haben diese Übersetzung beibehalten, möchten jedoch darauf hinweisen, dass dieser Begriff bei Alan Fruzzetti häufig als Abwertung zu verstehen ist.

Die im Buch beschriebenen Info- und Übungsblätter stehen zum Download zur Verfügung. Weitere Hinweise dazu finden Sie im Abschnitt „Hinweise zu den Online-Materialien“ am Ende des Buches.

Danksagung

Unser Dank und Respekt gilt Alan Fruzzetti. Gemeinsam mit Perry Hoffman hat er die Familienskills entwickelt und uns ermutigt, sie in einem deutschsprachigen Band zu veröffentlichen. Mit seiner Arbeit hat er viel dazu beigetragen, das Leben von Familien mit BPS-Betroffenen zu verbessern. In seinen Workshops hat er die Begeisterung für die Familienskills in uns geweckt und damit auch unsere therapeutische Arbeit sehr bereichert. Wir danken Alan ganz herzlich und freuen uns, Ihnen die Familienskills vorzustellen.

Mannheim, Lübeck und Darmstadt,
Januar 2022

Claudia Trasselli,
Anne Kristin von Auer
und *Hans Gunia*

1 Borderline-Persönlichkeitsstörung und ihre Auswirkung auf Angehörige

Die Borderline-Persönlichkeitsstörung (BPS) ist eine komplexe und schwerwiegende Persönlichkeitsstörung. Sie stellt eine große Belastung für Betroffene aber auch für das soziale Umfeld dar. In diesem Kapitel erläutern wir das Entstehungsmodell der BPS von Linehan (1993a) und das transaktionale Modell von Fruzzetti (Fruzzetti & Shenk, 2008), welches als Grundlage für das Family Connections-Programm und die DBT-Familientherapie fungiert. Es folgt ein Überblick über Auswirkungen der BPS auf Angehörige und Therapieansätze, die Angehörige einbeziehen.

1.1 Biosoziale Theorie und transaktionales Modell

Biosoziale Theorie

Zu den wichtigsten Entstehungsmodellen der BPS gehört die biosoziale Theorie nach Linehan (1993a). Gemäß der biosozialen Theorie führen das Zusammenwirken der Veranlagung zur emotionalen Empfindlichkeit und ein invalidierendes soziales Umfeld zur Störung der Emotionsregulation, dem Hauptmerkmal der BPS.

Entsprechend der biosozialen Theorie liegt bei Menschen mit einer BPS eine biologisch bedingte Veranlagung zur emotionalen Empfindlichkeit vor, gekennzeichnet durch (a) ein erhöhtes emotionales Erregungsniveau, (b) eine erhöhte Sensibilität und Wachsamkeit für emotionale Reize und (c) eine verlangsamte Rückkehr auf das emotionale Ausgangsniveau (Ebner-Priemer et al. 2007; Holm & Severinsson, 2008; Reisch et al., 2008; Russell et al., 2007; Stiglmayr et al., 2001; Stiglmayr et al., 2005; Stanley & Wilson, 2006).

Die Annahme einer biologischen Veranlagung zur emotionalen Empfindlichkeit bei Menschen mit einer BPS wird durch Studien, in denen Selbsteinschätzungsskalen verwendet werden, weitgehend unterstützt. Sie bestätigen eine deutlich erhöhte emotionale Erregung, Hyperreagibilität und eine verlangsamte Rückkehr auf das emotionale Ausgangsniveau bei Patienten mit einer BPS im Vergleich zu Kontrollprobanden (Chapman et al., 2010; Cheavens & Heiy, 2011; Ebner-Priemer & Sawitzki, 2007; Kuo & Linehan, 2009; Russell et al., 2007; Stiglmayr et al., 2005). Außerdem zeigen sich bei Patienten mit einer BPS im Vergleich zu Kontrollprobanden (Bland et al., 2004; Ebner-Priemer & Sawitzki, 2007; Jacob et al., 2010; Kuo & Linehan, 2009; Links et al., 2008; Reisch et al., 2008; Russell et al., 2007), zu Patienten mit psychischen Störungen (Cheavens & Heiy, 2011; Kuo & Linehan, 2009; Stanley & Wilson, 2006) und zu Patienten mit anderen Persönlichkeitsstörungen (Meyer et al., 2005) signifikant höhere emotionale Ausgangswerte.

Neben Selbsteinschätzungsskalen liefern Familien- und Zwillingsstudien Hinweise auf genetische Einflüsse auf die Entwicklung einer BPS. Familienstudien zufolge kommt unter Verwandten von Patienten mit BPS eine familiäre Häufung dieser Erkrankung vor (Bandelow et al., 2005; Distel et al., 2009; White et al., 2003; Zanarini et al., 2004). In einer Zwillingsstudie fand sich eine höhere Konkordanzrate der BPS bei eineiigen im Vergleich zu zweieiigen Zwillingen (Torgersen et al., 2000). Jedoch sollte die Aussagekraft dieser Studie mit Vorsicht betrachtet werden, da keine komorbiden Störungen kontrolliert wurden. Ferner belegen Zwillingstudien den Einfluss genetischer Faktoren auf die Persönlichkeitsmerkmale der BPS (Distel et al., 2008; Distel et al., 2009; Distel et al., 2011; Kendler et al., 2008; Torgersen et al., 2000; Torgersen et al., 2008). Hinsichtlich dimensionaler Persönlichkeitsmerkmale von Persönlichkeitsstörungen wurde bei Zwillingspaaren die Bedeutung hereditärer Faktoren für bestimmte Persönlichkeitsmerkmale wie beispielsweise eine emotionale Dysregulation und Impulsivität nachgewiesen (Livesley et al., 1998).

Auch neurobiologische Studien weisen auf den Einfluss prädisponierender biologischer Faktoren bei der Entstehung einer BPS hin. Ausgehend von der emotionalen Dysregulation als Hauptmerkmal der BPS hat sich die neurobiologische Forschung auf die Untersuchung des präfrontalen Kortex und der limbischen Areale konzentriert. Dies sind zentrale Regionen des neuronalen Schaltkreises, die über Emotionsregulationsprozesse gesteuert werden (Davidson et al., 2000). Eine Vielzahl von Studien weist bei Patienten mit einer BPS eine Veränderung präfrontolimbischer Strukturen nach. So zeigen volumenmetrische Messungen eine Verringerung des Volumens der Amygdala und des Hippocampus (Schmahl et al., 2003; Nunes, et al., 2009, Krause-Utz et al., 2014). Andere Studien belegen bei Patienten mit einer BPS im Vergleich zu Gesunden während der Verarbeitung emotionaler Bilder eine Überaktivierung der Amygdala bei verminderten Aktivierungen im anterioren cingulären und im orbitofrontalen Cortex (Herpertz et al., 2000; Niedtfeld et al., 2010) und eine verzögerte Rückkehr zum Ausgangsniveau der Hirnaktivierung (Hazlett et al., 2012). Daneben zeigen Untersuchungen eine eingeschränkte Konnektivität zwischen der Amygdala und dem präfrontalen Cortex (Minzenberg et al., 2007; Schulze et al., 2010.). Ferner finden sich bei den Patienten Volumenreduktionen in präfrontalen Arealen (Tebartz van Elst et al., 2003; Soloff et al., 2008; Minzenberg et al., 2008) und eine Unterfunktion der serotonergen Neurotransmission. Diese könnte mit einer gesteigerten Impulsivität in Zusammenhang stehen (Soloff et al., 2000, 2005). Einige Studien beschäftigten sich mit den Auswirkungen von stressauslösenden Faktoren auf die Funktion der Hypothalamus-Hypophysen-Nebennierenrinden-Achse (HHNA-Achse), die Reaktionen auf Stress kontrolliert. Die Befunde zeigen bei Patienten mit einer BPS im Vergleich zu gesunden Kontrollprobanden eine Überaktivität der HHNA-Achse, eine gesteigerte Cortisolfreisetzung sowie einen erhöhten Cortisolspiegel (Lieb et al., 2004; Wingenfeld & Wolf, 2014). Die genannten Studienergebnisse unterstützen die Annahme einer emotionalen Verwundbarkeit auf genetischer und neurobiologischer Ebene.

Neben der biologischen Disposition zu einer emotionalen Empfindlichkeit trägt die Invalidierung durch das Umfeld und deren Wechselwirkung mit der biologischen Vulnerabilität zur Entwicklung der Störung der Emotionsregulation bei (z.B. Gil & Warburton, 2014). Linehan (1993a) nimmt an, dass das Aufwachsen in einer invalidierenden Umgebung das Risiko für die Entwicklung einer Störung der Emotionsregulation erhöht. Ein invalidierendes Umfeld geht nicht oder unangemessen auf die Gefühle, Gedanken oder das Verhalten des Kindes ein. Die Erfahrungen des Kindes werden bagatellisiert, übersehen, bestraft oder verleugnet. Weitere invalidierende Umweltbedingungen, die Risikofaktoren für die Entwicklung einer BPS darstellen, sind die Vernachlässigung altersgemäßer Bedürfnisse des Kindes durch die Eltern, eine geringe familiäre oder elterliche Unterstützung sowie die Missachtung persönlicher Grenzen des Kindes, (Hooley & Hoffman, 1999; Ibrahim et al., 2018; Laporte & Guttman, 1996; Widom et al., 2009; Zanarini et al., 1997; Zanarini et al., 2002).

Außer der Beziehung zur Familie spielen die Beziehungen zu Gleichaltrigen für Kinder und Jugendliche eine wichtige Rolle. Studien zu Invalidierungen durch Gleichaltrige in Form von Feindseligkeit, Aggression, Ausgrenzung oder Mobbing sprechen für einen direkten Zusammenhang zu Selbstverletzungen (Hay & Meldrum, 2010) und späteren Suizidversuchen sowie Suiziden der Betroffenen (Barzilay et al., 2017; Brunstein-Klomek et al., 2016; Geoffroy et al., 2016; Klomeck et al., 2009; van Geel et al., 2014).

Traumatische Erfahrungen, wie sexueller Missbrauch und körperliche Gewalterfahrungen in der Kindheit und Jugend, sind Invalidierungen schwersten Grades (Golier et al., 2003). Studien belegen, dass Kinder, die verschiedene Formen von Missbrauch erlebt hatten, eher eine BPS (Guzder et al., 1996) und eine höhere Ausprägung von Merkmalen der BPS aufwiesen als Kinder ohne Missbrauchserfahrungen (Hecht et al., 2014).

Durch Invalidierungen lernt das Kind, dass seine persönlichen Erfahrungen nicht geteilt werden oder ungültig sind. Folglich beginnt es, an der Wahrhaftigkeit seiner Gedanken oder intensiven Gefühle und an sich selbst zu zweifeln. Ferner sucht das Kind in seiner Umgebung nach Hinweisen, wie es denken, fühlen und handeln soll. Außerdem lernt es durch die invalidierenden Beziehungserfahrungen nicht, seine eigenen Gefühle zu regulieren oder unangenehme Situationen auszuhalten (Bohus & Bathruff, 2000; Bohus, 2019; Fruzzetti et al., 2005; Linehan, 1993a).

Eine Vielzahl von Studien veranschaulicht die möglichen Auswirkungen von Invalidierungen auf die spätere Entwicklung eines Menschen. Einige Untersuchungen zeigen, dass Invalidierungen durch die Eltern eng mit einer eingeschränkten Emotionsregulation und geringeren Beziehungszufriedenheit sowie vermehrten Verhaltensproblemen von Kindern in der Adoleszenz verbunden zu sein scheinen (Buckholdt et al., 2014; Shenk & Fruzzetti, 2014). Bei Menschen mit einer BPS können sie zu vermehrten Funktionsbeeinträchtigungen in Partnerschaften im Erwachsenenalter (Selby et al., 2008) und zur Ausbildung geringer sozialer Problemlösekompetenzen führen (Bray et al., 2007). Ferner stützen Studien die Annahme eines Zusammenhangs zwischen Invalidierungen durch die Familie oder Gleichaltrige und der wahrgenommenen Intensität und Rate negativer Gefühle bei Menschen mit einer BPS (Shenk & Fruzzetti, 2011, 2014; Selby et al., 2013).

Die wechselseitige Wirkung von einer biologischen Veranlagung zur emotionalen Empfindlichkeit und Invalidierung durch das soziale Umfeld führt nach Linehan (1993a) zur Störung der Emotionsregulation (vgl. Abbildung 1). Die biologischen und sozialen Faktoren können individuell unterschiedlich stark ausbildet sein. So kann ein Mensch mit einer starken biologischen Veranlagung zur emotionalen Empfindlichkeit, der wenig invalidierende Erfahrungen gemacht hat, eine Störung der Emotionsregulation entwickeln. Ebenso kann bei einer geringen biologischen Veranlagung zur emotionalen Sensibilität aufgrund ausgeprägter Invalidierungserfahrungen eine Störung der Emotionsregulation entstehen (Wewetzer & Bohus, 2016).

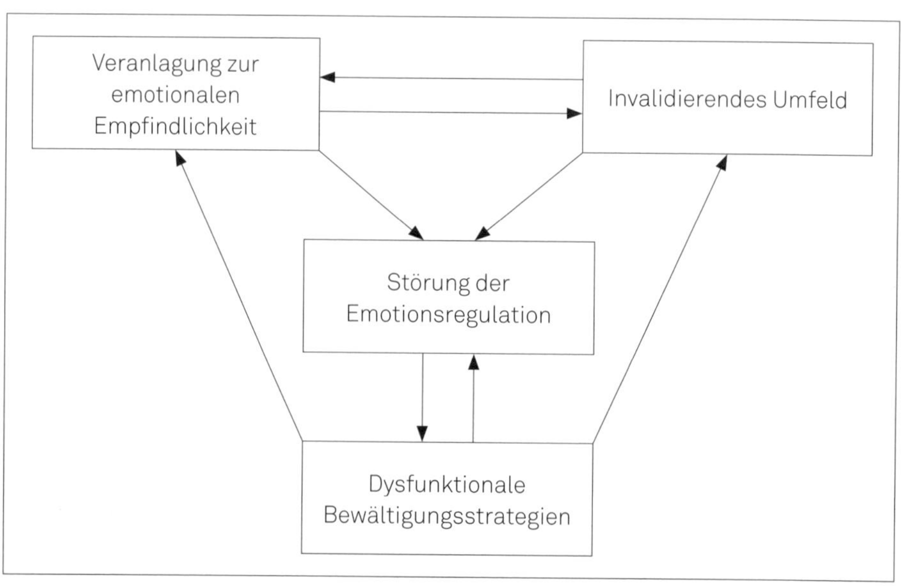

Abbildung 1: Das biosoziale Modell (Linehan, 1993a)

Besitzt ein Kind ein erhöhtes emotionales Erregungsniveau, eine hohe Reaktivität auf emotionale Reize, braucht lange, um sich zu beruhigen und wächst in einem Umfeld auf, das nicht weiß, wie es das Kind in seinem Erleben unterstützen kann, führt das im Laufe der Zeit zu einer emotionalen Dysregulation. Diese ist dadurch gekennzeichnet, dass Gefühle sehr schmerzhaft erlebt werden und mit einer hohen aversiven emotionalen Erregung bzw. Anspannung einhergehen (Stiglmayr et al., 2001; Stiglmayr et al., 2005). Außerdem können Menschen mit einer Störung der Emotionsregulation ihre Gefühle und Handlungsimpulse schwerer steuern und lassen sich leichter von ihren plötzlich einschießenden, intensiven und schnell wechselnden Gefühlen, wie z. B. Dysphorie, Irritation, Wut, Feindseligkeiten oder Panik, leiten (Hill et al., 2008; Trull et al., 2008). Zudem können sie ihre Gefühle unter starker innerer Anspannung oft nicht identifizieren und benennen (Ebner-Priemer et al., 2007). Dazu sind die Wahrnehmung, das Denken und Handeln unter extremer Anspannung stark eingeengt. Langfristige Ziele werden in diesem Zustand nicht mehr berücksichtigt, und funktionale Handlungs- und Problemlösefähigkeiten sind sehr eingeschränkt. Um den unerträglichen Zustand zu beenden, setzen Betroffene dysfunktionale Bewältigungsstrategien zur Emotionsregulation und Abschwächung der Anspannung ein. Hierzu gehören z. B. selbstverletzendes oder suizidales Verhalten, Alkohol- und Substanzmissbrauch, impulsives oder aggressives Verhalten und Dissoziation (Hill et al., 2008; Selby et al., 2008; Stiglmayr et al., 2008; Trull et al., 2008). Da dysfunktionale Bewältigungsstrategien nur kurzfristig wirksam sind, müssen sie immer wieder zur Regulation von Gefühlen und Anspannung eingesetzt werden und verstärken dadurch die Störung der Emotionsregulation, die Veranlagung zur emotionalen Empfindlichkeit und die invalidierenden Reaktionen aus dem Umfeld. Eine andauernde Invalidierung wiederum kann die emotionale Empfindlichkeit sowie die Störung der Emotionsregulation verstärken und zu erneuten invalidierenden Reaktionen führen (vgl. Abbildung 1). Mit großer Wahrscheinlichkeit werden dadurch pathologische und belastende familiäre Interaktionsmuster begünstigt. Zwar berücksichtigt die biosoziale Theorie, dass Problemverhaltensweisen von Menschen mit BPS einen Einfluss auf die Angehörigen haben, sie lässt aber außer Acht, dass sich die Betroffenen und ihre Familien reziprok beeinflussen. Zahlreichen Untersuchungen zufolge scheinen psychische Erkrankungen dysfunktionale Familieninteraktionen zu fördern und umgekehrt (Keitner et al., 1987, 1992).

Transaktionales Modell

Fruzzetti und Shenk (2008) greifen diese Erkenntnisse der reziproken Beeinflussung von Schwierigkeiten eines Menschen mit BPS und der Invalidierungen des sozialen Umfelds auf. Die BPS ist aus ihrer Sicht sowohl eine individuelle Störung als auch eine Beziehungsstörung. Sie stellen dysfunktionale familiäre Interaktionen in den Fokus ihres transaktionalen Modells zur Entstehung und Aufrechter-

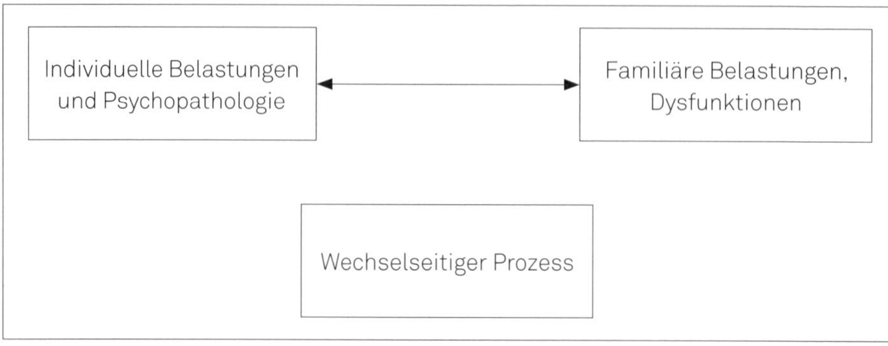

Abbildung 2: Wechselseitiger Prozess (Fruzzetti & Shenk, 2008)

haltung der BPS. Das transaktionale Modell basiert auf der Annahme, dass ein wechselseitiger Prozess zwischen einem Menschen mit einer BPS und seinem familiären Umfeld existiert (vgl. Abbildung 2): Das Denken, Fühlen und Verhalten eines Menschen wirken sich auf sein Gegenüber aus und umgekehrt. Funktioniert eine Paar- oder Eltern-Kind-Beziehung nicht richtig, dann beeinträchtigt das alle Beteiligten. Belastungen eines Menschen mit einer BPS und die Belastungen seiner Angehörigen beeinflussen sich wechselseitig.

Nach diesem Modell entsteht eine erhöhte emotionale Spannung durch drei aufeinandertreffende Ursachen (vgl. Abbildung 3): (1) der Eintritt eines unerwünschten Ereignisses, (2) eine vorhandene emotionale Vulnerabilität und (3) die Bewertungen des Ereignisses. Eine erhöhte emotionale Spannung wirkt sich wiederum auf das Denken eines Menschen aus. Die Fähigkeit zu komplexen Denkprozessen nimmt unter ansteigender Spannung ab, und meistens ist nur noch ein Schwarz-Weiß-Denken möglich. War ein Mensch bis dahin nicht bewertend, wird er es spätestens jetzt aufgrund der hohen emotionalen Spannung sein. Als Konsequenz der hohen emotionalen Anspannung zeigt der Betroffene Problemverhalten und/oder äußert seine Gefühle unangemessen. D.h. er äußert Gefühle, die nicht direkt in Verbindung mit dem auslösenden Ereignis stehen, sondern ein Produkt seiner Bewertungen sind und dadurch in der Situation unangemessen oder in der Dosis zu stark sind. Dies macht es für die Familienmitglieder schwer, zu verstehen, warum der Betroffene gerade jetzt so reagiert. Die Angehörigen ihrerseits unterliegen eigenen Bewertungen und Vulnerabilitäten und reagieren möglicherweise selbst mit einem Anstieg von Anspannung. Auch dies macht es ihnen schwer, angemessen zu reagieren. Die Folge sind nun invalidierende Reaktionen der Familienmitglieder. Diese Invalidierungen erhöhen abermals die Anspannung bei der andern Person und führen zu weiterem unangemessenem Gefühlsausdruck oder Problemverhalten. Invalidierende Reaktionen des Umfeldes sind somit weitere Ursache für eine erhöhte emotionale Spannung. Sie ergänzen die Geschichte fortwährender invalidierender Reaktionen, wodurch die emotionale Vulnerabilität verstärkt wird. So schließt sich der Kreis (Fruzzetti & Shenk 2008).

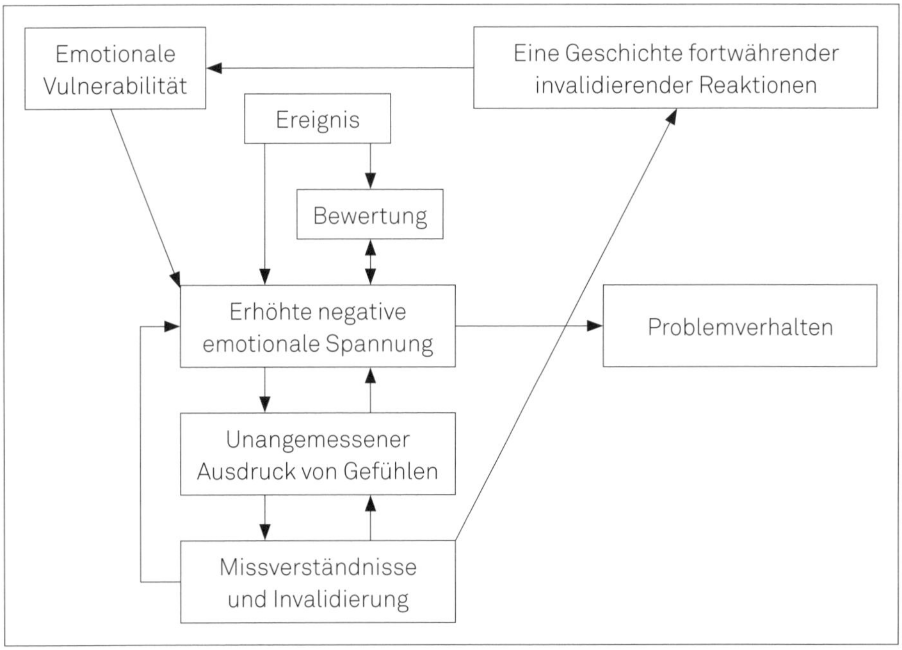

Abbildung 3: Transaktionales Modell zur Entstehung der BPS (Fruzzetti & Shenk, 2008; Fruzzetti & Worrall, 2010)

Fallbeispiel

Herr M. hat zugesagt, seine Frau von der Arbeit abzuholen. Er erscheint verspätet (Ereignis). Frau M. hat Angst (primäres Gefühl), dass ihrem Mann etwas passiert sein könnte. Aufgrund der Kindheitserfahrungen von Frau M., dass ihre Mutter sie oft nicht wie vereinbart nach Kindergarten- und Schulschluss abgeholt hatte, bewertet sie das zu späte Erscheinen als „große Unverschämtheit" (Bewertung). Dies erhöht ihre emotionale Spannung. Vor dem Hintergrund ihrer emotionalen Vulnerabilität steigt ihre Spannung in den Hochspannungsbereich (erhöhte negative emotionale Spannung). Frau M. reagiert mit starkem Ärger und macht Herr M. heftigste Vorwürfe (unangemessener Gefühlsausdruck). Herr M. fühlt sich zu Unrecht beschuldigt, da er im Stau stand, sie deshalb nicht pünktlich abholen konnte, und verbietet sich ärgerlich ihren Ton (Invalidierung des primären Gefühls von Frau M.). Seine Verärgerung empfindet Frau M. wiederum als invalidierend, was ihre Spannung weiter ansteigen und sie noch ärgerlicher werden lässt. Dieses Ereignis reiht sich in ihre „Geschichte fortwährender invalidierender Reaktionen" ein.

Vor dem Hintergrund des wechselseitigen Einflusses zwischen Menschen mit einer BPS und ihrer Angehörigen, der wesentlich zur Entstehung und Aufrechterhaltung der BPS beiträgt und zu Belastungen bei allen Beteiligten führen kann, ist die

Einbeziehung von Familienangehörigen in die Therapie von Menschen mit einer BPS essenziell (Fruzzetti et al., 2007; Hoffman et al., 2007). Studien unterstreichen den Einfluss einer verbesserten familiären Interaktion auf den Behandlungserfolg von Menschen mit einer BPS und das Wohlergehen von Familien (Hoffman et al., 2005, 2007). Folgerichtig sollten sowohl Menschen mit einer BPS als auch deren Angehörige individuelle Skills und Familienskills lernen.

1.2 Belastungen von Angehörigen durch die Borderline-Erkrankung eines Familienmitglieds

Die BPS-Symptomatik, einschließlich emotionaler Instabilität, Impulsivität und Schwierigkeiten in zwischenmenschlichen Beziehungen, ist nicht nur für die Betroffenen schmerzhaft, sondern auch für das gesamte soziale Umfeld, einschließlich der Familie. Es gibt bisher nur eine begrenzte Anzahl von Untersuchungen, die sich mit der Sicht der Angehörigen und den Auswirkungen der BPS auf Familien auseinandergesetzt hat.

Mangelnde Unterstützung durch das Gesundheitssystem. Angehörige sind meist die engsten Bezugspersonen der Betroffenen und bräuchten eine engmaschige Unterstützung durch das Gesundheitssystem. In der Regel werden sie jedoch selten in die Behandlung der Borderline-Betroffenen einbezogen und erfahren kaum fachlichen Rat und Unterstützung. Sie wissen wenig über die Borderline-Persönlichkeitsstörung (Hoffman et al., 2003), sodass es ihnen teilweise schwer möglich ist, bestimmte Verhaltensweisen einzuordnen oder weniger persönlich zu nehmen. Im Umgang mit der Borderline-Symptomatik fehlen ihnen hilfreiche Umgangs- und Bewältigungsstrategien. Sie berichten, sich von Gesundheitsdiensten nicht genügend unterstützt oder sogar diskriminiert zu fühlen. Sie geben an, widersprüchliche Beratungen erhalten und nur wenig Kenntnisse über unterstützende Dienste zu haben. Allgemein berichten Angehörige und Betroffene häufig von Zweifeln am Gesundheitssystem (Dunne & Rogers, 2013; Ekdahl et al., 2011; Giffin, 2008; Kirtley et al., 2019; Lawn & McMahon, 2015; Miller & Skerven, 2017).

Auftretende Belastungen bei Angehörigen. Angehörige unterliegen meist chronischem Stress, der durch die Symptomatik eines Familienmitglieds mit einer BPS bedingt ist (Giffin, 2008). Symptome der BPS, die zu einer besonderen Belastung führen können, sind z. B. Stimmungsschwankungen, Impulsivität, Selbstverletzungen, Suizidversuche oder -drohungen und Wutanfälle. Sowohl die objektive als auch die subjektiv erlebte Belastung ist bei Angehörigen von BPS-Betroffenen höher als bei Angehörigen von Menschen mit anderen psychischen Störungen (Bailey & Grenyer, 2014; Pearce et al., 2017) und als in der Allgemeinbevölkerung (Riso et al.,

2000; Scheirs & Bok, 2007). Die wahrgenommene Stigmatisierung, emotionale Überbeteiligung, Kritik und Bedrohung durch starke Gefühle der Betroffenen ist bei Angehörigen von Patienten mit einer BPS ebenfalls höher als bei Angehörigen von Menschen mit anderen psychiatrischen Diagnosen (Kirtley et al., 2019). Außerdem berichten Angehörige von der Beeinträchtigung ihres Wohlbefindens, Schwierigkeiten bei der Emotionsregulation, Schuldgefühlen und Trauer sowie sozialer Isolation (Bailey & Grenyer, 2014; Bailey & Grenyer, 2015; Grenyer et al., 2018; Hoffman et al., 2007; Wilks et al., 2017). Angehörige sind verglichen zur Normalbevölkerung ängstlicher, depressiver, feindseliger, misstrauischer und weisen mehr somatische Beschwerden auf (Scheirs & Bok, 2007). Zudem scheinen Angehörige in der Beziehung zu BPS-Betroffenen dazu zu neigen, nach Harmonie zu streben. Dies kann wiederum mit einer Beeinträchtigung des eigenen Wohlbefindens und einer höheren Belastung des familiären Umfeldes einhergehen (Kay et al., 2018). Studienergebnisse sprechen dafür, dass Eltern von Töchtern mit einer BPS subjektiv in der emotionalen Gesundheit und der körperlichen Beanspruchung beeinträchtigt sind (Goodman et al., 2011). Des Weiteren fanden sich Hinweise dafür, dass bei den Angehörigen psychische Auffälligkeiten in Form von affektiven Störungen, Impulskontrollstörungen, Substanzabusus und Persönlichkeitsstörungen vorliegen können (Sansone & Sansone, 2009; Zanarini et al., 2004).

Auswirkungen auf die familiäre Interaktion. Familien, in denen ein Angehöriger unter einer BPS leidet, berichten verstärkt über intrafamiliäre Konflikte (Bailey & Grenyer, 2014). Sowohl Angehörige als auch Betroffene berichten von angespannten, dysfunktionalen Beziehungen (Ekdahl et al., 2011; Zanarini et al., 2005). Bei Paaren zeigen sich eine geringere Zufriedenheit in der Beziehung, Eheprobleme, Trennungen und Scheidungen (Blum et al., 2002; Bouchard & Sabourin, 2009; South et al., 2008) und auch Eltern-Kind-Beziehungen (Fruzzetti & Worrall, 2010) sind belastet. Angehörige berichten, sich für die Betroffenen verantwortlich zu fühlen. Auch ein Rollenkonflikt zwischen Partner und Fürsorger in Paarbeziehungen scheint zu Konflikten und Belastungen zu führen (Ekdahl et al., 2011; Greer & Cohen, 2018). Daten weisen darauf hin, dass negative Gefühle von Familienmitgliedern dadurch ausgelöst werden, dass sie die Betroffenen als dysreguliert im Gefühlsausdruck, Verhalten und in der Beziehung erleben (Kay et al., 2018). Eltern von Töchtern mit einer BPS geben an, dass sie sich in ihrer Ehezufriedenheit und ihrem Sozialleben beeinträchtigt fühlen (Goodman et al., 2011).

Ciruculus vitiosus. Natürlich lässt sich nicht immer trennen, ob die psychischen Beeinträchtigungen der Angehörigen ausschließlich eine Folge der Borderline-Symptomatik der Betroffenen sind oder bereits vorher vorlagen und dadurch die Symptomatik der Betroffenen verstärkt oder im Fall einer Eltern-Kind-Beziehung sogar mit ausgelöst wurde. Klar ist jedoch, dass sich die Borderline-Symptomatik als Stressor für die Betroffenen und für die Angehörigen und die familiären Beziehungen, darstellt (vgl. Abbildung 2). In Familien mit Borderline-Betroffenen kommt es damit häufig zu einem Circulus vitiosus: invalidierendes Verhalten der Angehörigen fördert die Störung der Emotionsregulation bei den Betroffenen; die Störung der Emotionsregulation wiederum (und alles was daraus resultiert) verstärkt die Belastung in der Familie und fördert damit invalidierendes Verhalten zwischen den Familienmitgliedern. Die beschriebenen Forschungsergebnisse unterstreichen, wie wichtig die Einbeziehung von Angehörigen in die Behandlung von BPS-Betroffenen ist.

1.3 Einbezug der Familie in die Behandlung von BPS-Betroffenen

Vor dem Hintergrund der empirischen Daten wurden einige Behandlungsansätze entwickelt, die Angehörige in die Behandlung einbeziehen. Es gibt kognitiv-verhaltenstherapeutische, mentalisierungsbasierte und dialektisch-behaviorale Programme. Alle Programme zielen weitgehend darauf ab, die Beziehungen von Angehörigen und Betroffenen mit BPS, die Unterstützung der Angehörigen untereinander und die Selbstfürsorge der Angehörigen zu verbessern. Die Angehörigen erwerben Wissen über die Störung und über die Zusammenhänge zwischen Verhaltensmustern in der Familie und dysfunktionalem Verhalten der Patienten sowie spezielle Fertigkeiten im Umgang mit sich selbst und mit den Betroffenen.

Es liegen nur wenige Behandlungsansätze aus anderen, nicht DBT-orientierten Therapieformen vor. Gunderson et al. (1997) entwickelten in Anlehnung an das Mehrfamilien-Programm bei Schizophrenie von McFarlane et al. (1995) das „Multifamily Psychoeducational Treatment of Borderline Personality Disorder“. Ein kognitiv-verhaltenstherapeutisches Programm für Borderline-Patienten und deren Angehörige oder Helfern, welches systemische Aspekte und Skillsvermittlung integriert, wurde von Blum et al. (2002) entworfen („STEPPS“: Systems Training for Emotional Predictability and Problem Solving). Pearce et al. (2017) beschreiben einen Ansatz, in dem psychologisch fundiertes klinisches Fallmanagement, individuelle kognitiv analytische Therapie (CAT) und eine allgemeine psychiatrische Versorgung kombiniert werden. Hier wurden Familienmitglieder und Freunde von Adoleszenten mit einer BPS mit psychoedukativen Elementen versorgt („Making Sense of BPD“). Ein mentalisierungsbasiertes Programm für Angehörigen von Betroffenen mit einer BPS (MBT-FACTS: For families of People With Borderline Personality Disorder) entwickelten Bateman und Fonagy (2019).

All diese Ansätze geben erste Hinweise auf die positiven Effekte des Einbezugs von Angehörigen in die Therapie. Nur bei Bateman und Fonagy wird der Ansatz auch mit einer Kontrollgruppe verglichen (vgl. auch Kapitel 1.4).

Die nachfolgenden Programme enthalten DBT-Adaptionen. Es findet sich eine große Variabilität von Inhalten und Settings. Hier ein kurzer Überblick:

Verschiedene Ansätze integrieren Eltern von Jugendlichen mit einer BPS in die Behandlung der Jugendlichen. Rathus und Miller (2002), Uliaszek et al. (2014) und Woodberry et al. (2008) ließen die Eltern z. B. regelmäßig an der Standardskillsgruppe teilnehmen. Wijana et al. (2018) ergänzten die DBT-Behandlung um die funktionale Familientherapie und Santisteban et al. (2015; Santisteban, Coatsworth et al., 2003; Santisteban, Muir et al., 2003) arbeiteten mit drogenabhängigen Jugendlichen nach DBT und integrierten die Eltern in eine DBT-orientierte Familientherapie. Hoffman et al. (1999) entwickelten das Family Skills Training (DBT-FST), an dem erwachsene BPS-Betroffene und ihre Angehörigen teilnehmen können. Bickerton et al. (2013) mit ihrem Manual „Staying connected when emotions run high" und auch Regalado et al. (2011) boten Bezugspersonen von Erwachsenen mit einer BPS eine Gruppe zur Skillsvermittlung an.

Auch wenn diese Programme nur wenig untersucht sind und die Studien dazu in ihrer wissenschaftlichen Qualität unterschiedlich einzuschätzen sind, so geben sie erste Hinweise darauf, dass der Einbezug von Angehörigen in die Therapie die Therapieergebnisse der Betroffenen aber auch das Wohlbefinden der Angehörigen verbessern kann (vgl. auch Kapitel 1.4).

Das bislang bestevaluierte Programm ist das Family Connections-Programm (Hoffman et al., 2005, 2007; Rajalin et al., 2009; Flynn et al., 2017; Payne, 2017; Liljedahl et al., 2019; Fernández-Felipe et al., 2020; Kemper et al., 2021). Studien, in denen dieses Programm untersucht wurde, zeigen durchweg gute Ergebnisse, unabhängig davon, ob die Programme von eigens dafür ausgebildeten Angehörigen oder von Klinikern geleitet wurden. Das Programm wird im Kapitel 2 ausführlich dargestellt.

1.4 Forschungsüberblick zu Familienansätzen

Während es bei vielen psychiatrischen Krankheitsbildern eine umfängliche Literatur und Forschung zu Familienansätzen gibt (zusammenfassend etwa Berger & Gunia 2019 oder Bäuml et al., 2016) ist die Studienlage zu Familienansätzen in der Behandlung der Borderline-Persönlichkeitsstörung eher spärlich. Im Folgenden wollen wir einen Überblick über die vorhandene Studienlage geben.

Zunächst stellen wir Studien vor, die die Wirksamkeit von Familienansätzen evaluierten, die nicht am DBT-Ansatz orientiert sind:

- Bateman und Fornagy (2019) evaluierten in einer randomisierten und kontrollierten Studie das mentalisierungsbasierte Programm bei Angehörigen von Betroffenen mit einer Borderline-Persönlichkeitsstörung („MBT-FACTS"). Sie

konnten zeigen, dass sich durch eine solche Intervention kritische Zwischenfälle in den Familien reduzierten und sich das Wohlbefinden sowie die familiäre Situation im Vergleich zur Warte-Kontrollgruppe signifikant verbesserten.
- Blum et al. (2002) untersuchten ein kürzeres auf kognitiver Verhaltenstherapie basiertes Programm („STEPPS") im Rahmen einer unkontrollierten Prä-Post-Pilotstudie, welches Helfersysteme und Angehörige mit einbezog. Helfer und Angehörige nahmen an zwei Sitzungen des insgesamt auf 20 Wochen angelegten Programmes teil. Ihr Einbezug geschah im Wesentlichen nach einem psychoedukativen Ansatz. Es zeigte sich eine hohe Akzeptanz des Programms bei den Teilnehmern und Therapeuten sowie eine signifikante Verbesserung der Stimmung bei den Teilnehmern.

Unter den DBT-Ansätzen findet sich eine große Variabilität, die sich nur schwer systematisieren lässt. Als Studien, die DBT-orientierte Behandlungsansätze in Bezug auf ganz unterschiedliche Fragestellungen untersuchten, sind zu nennen:
- Santisteban, Coatsworth et al. (2003) evaluierten eine integrative BPS-orientierte Adoleszenten-Familientherapie (I-BAFT) bei Jugendlichen mit Substanzmissbrauch, -abhängigkeit und BPS. Der Ansatz beinhaltet wöchentliche Einzel- und Familientherapie und ein Skillstraining (Emotionsregulation, Stresstoleranz, Krisenmanagement, Identifizierung und Ausdruck von Bedürfnissen, zwischenmenschliche Fertigkeiten). Das Programm dauerte zwischen 6 und 8 Monaten. Die Eltern waren nur in die Familientherapie integriert. Die Therapeuten trafen sich regelmäßig zu einem Konsultationsteam. In einer Prä-post-Untersuchung ohne Kontrollgruppe zeigten sich sowohl die Patienten als auch die Angehörigen mit dem Programm sehr zufrieden und bewerteten das Arbeitsbündnis als sehr gut. Die Drop-out-Rate lag bei 30 %. 2015 führten Santisteban et al. eine randomisierte und kontrollierte Studie mit Jugendlichen mit Substanzmissbrauch und BPS durch. Diese wurden entweder einer integrativen BPS-orientierten Adoleszenten-Familientherapie (I-BAFT) oder einer individuellen Drogenberatung zugewiesen. Es zeigte sich, dass sowohl die auf die Drogenabhängigkeit bezogene Einzeltherapie als auch die um DBT-Anteile ergänzte Familientherapie positive Effekte auf die Symptome der Borderline-Persönlichkeitsstörung hatten. Allerdings kam es nur in der Gruppe der Teilnehmer mit komorbider Depression und nur bei einer Integration einer um DBT-Anteile ergänzten Familientherapie zu einer Reduktion des Drogenabusus.
- Rathus et al. (2002) verglichen mit einem quasiexperimentellen Design eine DBT-A-Behandlung mit einem Treatment as usual (TAU) an einer Stichprobe suizidaler Jugendlicher mit Borderline-Symptomen. Im DBT-Zweig erhielten die Jugendlichen eine DBT-Einzeltherapie. Die Skillsgruppe erfolgte mit Eltern und Jugendlichen gemeinsam und die Eltern wurden in die Einzeltherapie der Jugendlichen mit einbezogen, falls dies von den Behandlern als notwendig erachtet wurde. In der TAU-Gruppe erhielten die Jugendlichen tiefenpsychologisch orientierte Einzel- und Familientherapie, die psychoedukative und syste-

mische Elemente enthielten. Obwohl schwerer krank, hatten die Teilnehmer des DBT-Zweigs signifikant weniger Krankenhauseinweisungen und signifikant häufiger reguläre Therapiebeendigungen im Vergleich zum TAU-Zweig. Obwohl sich die beiden Therapiezweige nicht signifikant bezüglich von Suizidversuchen unterschieden, zeigte sich im DBT-Zweig eine deutliche Reduktion von Suizidgedanken, von psychiatrischen und Borderline-Symptomen.

- Woodberry und Popenoe (2008) evaluierten in einer nicht kontrollierten Prä-Post-Studie ein DBT-A-Programm in einer Tagesklinik. Die Jugendlichen mit einer BPS absolvierten das DBT-A-Programm, in das auch die Eltern oder andere Bezugspersonen im Rahmen einer 15-wöchigen Mehrfamilien-Skillsgruppe integriert waren. Die Autoren fanden bei den Jugendlichen eine signifikante Reduktion des Selbstverletzungsdranges und des Suizidwunsches. Die absolute Anzahl der Jugendlichen, die sich auf keinen Fall suizidieren wollten, stieg von 32% auf 63%. Die Zahl der Jugendlichen, die angaben, sich „oft" oder „fast immer" selbst verletzen zu wollen, verringerte sich von 51% zu Beginn der Behandlung auf nur 21% zu Ende der Intervention. Bei den Eltern fand sich eine Reduktion der Depressionsmaße nach Ende der Behandlung.
- Grenyer et al. (2018) erforschten die Wirksamkeit des Manuals „Staying connected when emotions run high" (Bickerton et al., 2013) bei Familien, Helfern und Freunden von Erwachsenen mit BPS in einer randomisierten kontrollierten Studie. Das Programm basiert auf der *systemischen Therapie* nach Bowen (1978) und der DBT und beinhaltet Wissensvermittlung und Förderung neuer Verhaltensweisen. Es handelt sich um ein 10-wöchiges Programm, das Psychoedukation, Skills, um sich selbst in Beziehungen zu verändern, Förderung neuen Verhaltens in Bezug auf das betroffene Familienmitglied und Vermittlung von Wissen beinhaltete. Die Ergebnisse zeigen bei Teilnehmern, die am Programm teilnahmen, eine Verbesserung in der Beziehung, einen stärkeren Familienzusammenhalt, eine Abnahme von Kritik und überfürsorglichem Verhalten und eine Zunahme der Überzeugung, im Umgang mit Behandlern eher in der Lage zu sein, eine aktive Rolle zu spielen. Diese Effekte hielten nach einem Follow-up von einem Jahr noch an. Die seelische Gesundheit und wahrgenommene Belastung verbesserten sich im Vergleich zur Wartekontrollgruppe noch einmal signifikant zwischen dem Ende des Programmes und einem Jahr danach.
- Regalado et al. (2011) untersuchten im Rahmen einer unkontrollierten Prä-Post-Studie ein DBT-Gruppenprogramm an 42 Familienmitgliedern von Personen mit einer Borderline-Persönlichkeitsstörung. Das Gruppenprogramm bestand aus den folgenden Skills und therapeutischen Strategien: Verbesserung zwischenmenschlicher Beziehungen, Validierung, Vermittlung grundlegender verhaltenstherapeutischer Konzepte, Commitment- und Problemlösestrategien, Umgang mit persönlichen Grenzen, Stresstoleranz, Auseinandersetzung mit risikoreichem Verhalten, radikale Akzeptanz und Dialektik. Das Programm war auf 12 Sitzungen à zwei Stunden ausgelegt. Eine Analyse der Daten ergab signifikante statistische Unterschiede in mehreren psychologischen Aspekten: Ers-

tens war die subjektive Belastung für Teilnehmer, deren Familienangehörige wegen einer Borderline-Persönlichkeitsstörung (BPS) stationär behandelt wurden, signifikant höher als bei denjenigen, deren Angehörige nie im Krankenhaus waren. Zweitens zeigten Teilnehmer, deren Angehörige mit BPS einen oder mehrere Suizidversuche unternommen hatten, eine stärkere Ausprägung von Symptomen wie Appetitlosigkeit, Schlafstörungen, Schuldgefühle, Todesgedanken und Einschlafstörungen als Teilnehmer, deren Angehörige mit BPS nie Suizidversuche begangen hatten. Drittens korrelierte das Ausmaß an Konflikten in den Familien positiv mit dem Ausmaß der Belastung, Angstsymptomen, Feindseligkeit und allgemeiner psychischer Belastung. Zusammenfassend zeigte die Untersuchung eine Verringerung der Belastung der Bezugspersonen und der allgemeinen psychischen Belastung sowie einen Rückgang von Somatisierungssymptomen nach der Teilnahme am DBT-Gruppenprogramm.
- Miller und Skerven (2017) erforschten ein Mehrfamilien-Gruppenprogramm im Rahmen einer naturalistischen Prä-Post-Studie ohne Kontrollgruppe. Die Stichprobe umfasste 70 Angehörige von BPS-Betroffenen. Das Programm umfasste einen achtstündigen Tagesworkshop und acht 14-tägige zweistündige Sitzungen bestehend aus Psychoedukation über Störungen der Emotionsregulation, Achtsamkeit, Validierung, zwischenmenschliche Effektivität, Emotionsregulation und radikaler Akzeptanz. Die Autoren fanden bei den Angehörigen signifikante Verbesserungen in den Maßen für Depression, Hoffnungslosigkeit und zwischenmenschliche Sensibilität.
- Renneberg und Rosenbach (2016) evaluierten in einer Prä-Post-Studie ohne Kontrollgruppe ein Programm für Mütter mit einer Borderline-Persönlichkeitsstörung (Buck-Horstkotte et al., 2015). Sie fanden eine hohe Akzeptanz des Programms bei den teilnehmenden Müttern.

Folgende Studien haben die Wirksamkeit des Family Connections-Programms mit seinen Familienskills evaluiert:
- Hoffman et al. (2005) evaluierten in einer nicht kontrollierten Prä-Post-Pilotstudie das Family Connections-Programm, indem speziell ausgebildete Angehörige andere Angehörige trainierten. Das Family Connection-Programm (Fruzzetti & Hoffman, 2004) bestand aus 6 Modulen, zusammengesetzt aus Psychoedukation und Beziehungsskills, um das emotionale Wohlbefinden der Teilnehmer zu fördern, wie z. B. Selbstmanagement in Bezug auf Gefühle, Achtsamkeit, Vorbeiziehen-lassen von Bewertungen, Verringerung der Vulnerabilität, Familienskills, um das Wohlbefinden in der Familie zu erhöhen, Akzeptanz in Beziehungen, adäquates Ausdrücken von Gefühlen und Problemlösestrategien. Die Autoren fanden bei Familienmitgliedern einen signifikanten Rückgang ihrer subjektiven Belastung und Trauer und einen signifikanten Anstieg der Beherrschung der angewandten Fertigkeiten. Analysen zeigten auch, dass diese Veränderungen noch drei Monate nach Beendigung des Programms anhielten. Allerdings fanden sich in dieser Studie keine Veränderungen bei den Depressionsparametern.

- Hoffman et al. (2007) konnten diese Befunde in einer späteren unkontrollierten Prä-Post-Studie im Wesentlichen replizieren. 55 Familienmitglieder nahmen an der Replikationsstudie teil. 43 % der kranken Angehörigen waren in den letzten sechs Monaten in ein Krankenhaus eingeliefert worden, 57 % waren ohne stationäre Behandlung in den letzten sechs Monaten. Die Teilnehmer der Replikationsstudie berichteten einen signifikanten Rückgang der Belastung und Trauer sowie eine signifikante Steigerung der Beherrschung der angewandten Fertigkeiten. Im Gegensatz zur ersten Studie, in der sich die Depressionsmaße nicht geändert hatten, hatten sich die Depressionswerte in dieser Studie verringert. Die Autoren konnten weiterhin zeigen, dass die erzielten Verringerungen in der Gesamtbelastung, der subjektiven und objektiven Belastung und der Depressionsparameter auch nach Ende des Programms weiter anhielten. Die subjektiv erlebte Trauer verringerte und die Beherrschung der Fertigkeiten verbesserte sich sogar während der Follow-up-Periode drei Monate nach Abschluss des Programms weiter. Die subjektiv empfundene Belastung war zu Beginn des Programms bei den Frauen größer als bei den Männern. Gegen Ende des Programms waren diese Unterschiede nicht mehr nachweisbar. Die subjektiv empfundene Trauer war bei den Frauen sowohl zu Beginn als auch gegen Ende des Programms größer.
- Rajalin et al. (2009) untersuchten die Wirksamkeit des Family Connections-Programms bei 13 Angehörigen von BPS-Betroffenen, die einen Suizidversuch unternommen hatten. Das Family Connections-Programm wurde im Rahmen der Studie ausschließlich von Klinikern durchgeführt. Evaluiert wurde das neunwöchige Programm in einem Prä-Post-Design ohne Kontrollgruppe mit Fragebögen, die die Teilnehmer ausfüllten. Es zeigte sich eine signifikante Verringerung der Belastung, eine tendenzielle Verbesserung der psychischen Gesundheit und eine Steigerung des Wohlbefindens in Bezug auf die Beziehung zum Patienten. Wahrgenommene Kritik, kritische Kommentare und emotionales Überengagement verringerten sich signifikant zwischen den Messzeitpunkten.
- Flynn et al. (2017) verglichen in einer nicht randomisierten kontrollierten Studie das Family Connections-Programm mit einer optimierten „Treatment as usual"-Bedingung (OTAU). Geleitet wurden die Programme allerdings nicht von Angehörigen, sondern von Klinikern. In der OTAU-Bedingung erhielten die Teilnehmer ein dreiwöchiges psychoedukatives Training. In beiden Therapiearmen zeigten sich positive Ergebnisse, aber nur im Therapiearm Family Connections waren die Effekte hinsichtlich aller vier abhängigen Variablen (Belastung, Trauer, Depression und Beherrschen der Skills) signifikant. Die objektive und subjektive Belastung und Trauer verringerten sich im Follow-up weiter signifikant.
- Payne (2017) verglich in einer randomisierten kontrollierten Studie eine Behandlungsgruppe mit einer Wartelistekontrollgruppe. In der Behandlungsgruppe nahmen die Eltern von Jugendlichen mit einer BPS am Family Connections-Programm teil. Die Jugendlichen erhielten eine stationäre 12-wöchige

Standard-DBT-Behandlung. Jugendliche, deren Eltern am Family Connections-Programm teilnahmen, berichten von einem größeren Behandlungsgewinn und einer Verbesserung der Eltern-Kind-Kommunikation. Es zeigte sich bei diesen Jugendlichen ein stärkerer Rückgang der emotionalen Dysregulation und der Anspannung im Vergleich zur Kontrollgruppe mit Standard-DBT-Behandlung. Außerdem bewerteten die Jugendlichen ihre Eltern nach deren Teilnahme am Family Connections-Programm als validierender und weniger invalidierend sowie emotional zugänglicher. Die Veränderungen validierender und invalidierender Reaktionen der Eltern korrelierten mit den Behandlungsergebnissen der Adoleszenten.
- Liljedahl et al (2019) untersuchten in einer nichtrandomisierten Vergleichsstudie die Effekte eines wöchentlich stattfindenden Family Connections-Programms (FC) mit denen eines zeit- und kostensparenden an zwei Wochenenden stattfindenden Family Connections-Programms (FC-R). In beiden Behandlungsbedingungen zeigte sich bei den Teilnehmern eine subjektive Verbesserung der psychischen Gesundheit und Funktionsfähigkeit in der Familie sowie eine Abnahme der subjektiven Belastung.
- Fernández-Felipe et al. (2020) veröffentlichten ein Studienprotokoll, in dem Angehörige von BPS-Betroffenen in einer randomisierten kontrollierten Studie entweder dem Family Connections-Programm oder treatment as usual (TAU-Bedingung) zugewiesen wurden. In der TAU-Bedingung erhielten die Teilnehmer eine Einführung, Psychoedukation, Validierung, Skills zum Krisen- und Problemmanagement sowie Rückfallprävention. Um zunächst die Wirksamkeit des Family Connections-Programms zu testen, wurden fünf unkontrollierte klinische Studien mit Vor- und Nachbehandlung sowie Nachuntersuchungen durchgeführt. Fernández-Felipe und Kollegen konnten eine Verbesserung der Einstellung zur Familie und eine Verringerung des Burnouts auf Seiten der Angehörigen nachweisen.
- Kemper et al. (2021) untersuchten in einer nicht randomisierten Pilotstudie ohne Kontrollgruppe ein Mehrfamilienformat, das Psychoedukation und die Vermittlung der DBT-Familienskills beinhaltete. An dieser Intervention nahmen vier Familien teil, die sich zu einem Halbtagesworkshop und acht anschließenden wöchentlichen Sitzungen trafen. Die Autoren fanden sowohl bei Betroffenen als auch bei den Angehörigen einen korrelativen Zusammenhang: je mehr die Teilnehmer Skills anwandten, desto deutlicher reduzierte sich die psychische Beanspruchung.

Trotz der Vielfältigkeit der untersuchten Ansätze lässt sich zusammenfassend festhalten, dass der Einbezug von Angehörigen oder nahen Bezugspersonen in die Behandlung von Borderline-Betroffenen positive Effekte erzielte. Hier sind insbesondere die Reduktion der subjektiven Belastung und Trauer und die Stärkung des Wohlbefindens der Familie zu nennen (Guillen et al., 2021).

2 Family Connections-Programm

Das Family Connections-Programm ist ein Gruppenprogramm für Angehörige von Patientinnen mit einer BPS (Fruzzetti & Hoffman, 2004; Hoffmann et al., 2003). Die Familienskills, die in den folgenden Kapiteln vorgestellt werden, sind im Rahmen dieses Programmes entstanden. Die theoretischen Grundlagen des Programms sind die Dialektisch-Behaviorale Therapie (DBT) (Linehan, 1993a) und die transaktionale Stresstheorie (Lazarus, 1966; Lazarus & Folkman, 1984). Die Ansätze sollen an dieser Stelle kurz dargestellt werden.

Die DBT basiert auf einer dialektischen Grundhaltung und Achtsamkeit sowie kognitiv-behavioralen Behandlungsstrategien und der biosozialen Theorie. Sie ist das Behandlungsprogramm, dessen Wirksamkeit für die Behandlung der BPS am besten evaluiert ist (Linehan, 1993a; Linehan et al., 1993; Linehan et al., 2006; Verheul et al., 2003; Stoffers et al., 2012; Mehlum et al., 2014; Mehlum et al., 2016; McCauley et al., 2018; Wagner et al., 2014). Das Family Connections-Programm vermittelt Angehörigen individuelle Skills der Standard-DBT (Hoffman et al., 1999) und Skills, die speziell für Familien entwickelt wurden (Fruzzetti & Hoffman, 2002; Fruzzetti & Fruzzetti, 2003; Fruzzetti, 2006). Basierend auf der Dialektik von Akzeptanz und Veränderung können Angehörige lernen, ein Gleichgewicht zwischen ihren Bedürfnissen und denen ihres Familienmitglieds mit einer BPS herzustellen (Fruzzetti et al., 2007; Fruzzetti & Iverson, 2006).

Der zweite theoretische Ansatz, auf den sich das Family Connections-Programm stützt, ist das transaktionale Stressmodell. Es wurde zur Erklärung der Auswirkungen von Stressoren sowie deren Verarbeitung auf die psychische Gesundheit entwickelt. Danach ist nicht der Stressor selbst, sondern die Bewertung des Stressors im Verhältnis zur Bewertung der eigenen Bewältigungsmöglichkeiten für die Entstehung von Stress verantwortlich. Stuft die Person einen Stressor als bedrohlich und die eigenen Bewältigungsmöglichkeiten als unzureichend ein, dann entsteht Stress. Dieser kann Belastungssymptome verursachen und die Handlungsfähigkeit mindern. Um den Stress zu regulieren, setzt die Person Bewältigungsstrategien ein (Lazarus & Folkman, 1984). Dabei passt die Person ihre Bewältigungsstrategien der jeweiligen Herausforderung an. Fruzzetti und Hoffman (2004) haben die Erkenntnisse des transaktionalen Stressmodells über Stress und Stressbewältigung auf die Angehörigen von Menschen mit einer Borderline-Persönlichkeitsstörung übertragen. Vor dem Hintergrund des transaktionalen Modells sind die Merkmale der Borderline-Persönlichkeitsstörung wie suizidales oder selbstverletzendes Verhalten Stressoren für Betroffene und Angehörige. Durch die Borderline-Persönlichkeitsstörung können Beeinträchtigungen der Gesundheit, Lebensqualität oder des Wohlbefindens der Angehörigen und Einschränkungen des Familienlebens entstehen (Bailey & Grenyer, 2014; Hoffmann et al., 2005; Lawn & McMahon, 2015). Inwieweit die Angehörigen die Verhaltensweisen der Betroffenen als belastend empfinden, hängt von ihren eigenen Bewertungsprozessen und Bewältigungsmöglichkeiten ab. Um diesen Erkenntnissen Rechnung zu tragen, fördert das Family Connections-Programm wirksame kognitive, emotionale und verhaltensmäßige Kompetenzen bei Angehörigen von Menschen mit einer Borderline-Persönlichkeitsstörung, damit diese besser mit Stressoren und Belastungen in ihrem familiären Umfeld umgehen können (Hoffman et al., 2007).

Das Family Connections-Programm greift Struktur und Aufbau der Psychoedukations- und Bildungsprogramme für Angehörige und deren Familienmitglieder mit psychischen Störungen auf. Psychoedukationsprogramme für Angehörige von Patientinnen mit einer psychischen Störung haben als wichtigste Zielsetzungen die Verringerung der Rückfallquote und die Verbesserung des Krankheitsverlaufs von Patientinnen mit einer psychischen Störung. Diese Ziele sollen durch eine umfassende Aufklärung der Patientinnen und ihrer Angehörigen über die psychische Erkrankung erreicht werden. Psychoedukative Gruppen erfolgen immer im Rahmen störungsspezifischer Behandlungen von Patientinnen und haben störungsrelevante Informationen zum Inhalt, z. B. über Schizophrenie, Depression oder Angststörungen. Die Gruppen werden von Fachkräften in Kliniken geleitet. Neben der Wissensvermittlung lernen Angehörige und Patientinnen Bewältigungsstrategien im Umgang mit der Erkrankung und erfahren soziale Unterstützung sowie Verständnis durch die Gruppe. Dies wirkt sich positiv auf das Befinden der Betroffenen und Angehörigen wie auch auf das Familienklima aus.

Bildungsprogramme haben im Unterschied zu den Psychoedukationsprogrammen die Bedürfnisse und das Wohlergehen der Angehörigen psychisch kranker Patientinnen als Hauptanliegen. Wesentliche Komponenten der Bildungsprogramme sind deshalb neben der Aufklärung von Angehörigen über verschiedene Störungsbilder, die Erweiterung von Verhaltenskompetenzen und die emotionale Unterstützung und Entlastung durch den gemeinsamen Erfahrungsaustausch. Die Leitung der Bildungsprogramme erfolgt durch Angehörige in Gemeinden (Hoffman et al., 2007). Nachdem die existierenden Psychoedukations- und Bildungsprogramme nicht den Bedürfnissen von Angehörigen mit einem Familienmitglied mit einer BPS gerecht wurden, weil störungsspezifische Aspekte wie die Störung der Emotionsregulation, Selbstverletzungen, affektive Instabilität oder Beziehungsprobleme nicht Teil der existierenden Programme waren, entwickelten Hoffman und Fruzzetti gemeinsam mit den beiden Angehörigen Penney und Woodward das Family Connections-Programm (Fruzzetti & Hoffman, 2004).

Dieses Programm wendet sich ausschließlich an Angehörige wie Eltern, Ehepartnerinnen, Partnerinnen und Freundinnen von Menschen mit einer Borderline-Persönlichkeitsstörung. Das Programm ist insofern einzigartig, als es für Angehörige individuelle Skills sowie Familien- und Beziehungsskills bietet. Mithilfe dieser Skills können sie besser mit emotionalen Reaktionen und auftretenden Schwierigkeiten umgehen, die mit der Borderline-Persönlichkeitsstörung ihres Familienmitglieds einhergehen. Im Zentrum des Family Connections-Programms stehen die Verringerung von Belastungen, Leid, Kummer und Depression von Familienangehörigen, die Verbesserung ihres Wohlbefindens, der familiären Interaktion und der Beziehung mit dem betroffenen Kind oder der Partnerin. All dies hat auch einen günstigen Einfluss auf die Borderline-Persönlichkeitsstörung des erkrankten Familienmitglieds (Hoffman et al., 2007). Die Forschungsergebnisse zum Family Connections-Programm legen die Bedeutung und Wirksamkeit dieses Programms nahe (vgl. Kapitel 1.4).

Das Programm besteht aus zwölf Sitzungen à zwei Stunden und wird von zwei Gruppenleiterinnen auf Gemeindeebene durchgeführt. Ursprünglich waren ausschließlich betroffene Angehörige als Gruppenleiterinnen des Programmes vorgesehen. Hoffman und ihre Mitarbeiterinnen (Fruzzetti & Hoffman, 2004) gingen davon aus, dass Gruppenleiterinnen, die selbst Angehörige von Familienmitgliedern mit einer BPS sind, durch ihre persönlichen Erfahrungen besonders glaubwürdig und verständnisvoll sind. Gleichwohl können Family Connections-Gruppen auch von Fachkräften geleitet werden (Fruzzetti et al., 2014). Studien zeigen, dass Angehörige Family Connections-Gruppen genauso effektiv leiten wie Fachpersonal (Hoffman & Fruzzetti, 2007). Alle Gruppenleiterinnen müssen an einem Training teilgenommen haben. Dieses ist standardisiert und umfasst die Teilnahme am Family Connections-Programm, ein Family Connections-Gruppenleiterinnentraining und wöchentliche Supervision, sobald die Gruppenleiterinnen eine Gruppe beginnen. Die Zertifizierung zu Family Connections-Gruppenleiterinnen erfolgt durch die National Educational Alliance for Borderline Personality Disorder (NEA-BPD), den weltweit wichtigsten Interessenverband für Menschen mit einer Borderline-Persönlichkeitsstörung (Hoffman et al., 2005; Krawitz et al., 2016).

Kennzeichnend für das Family Connections-Programm ist die Ausrichtung auf borderline- und familienspezifische Themen. Es beinhaltet die Aufklärung über die Borderline-Persönlichkeitsstörung gemäß der Dialektisch-Behavioralen Therapie (DBT) und die Informationsvermittlung über Familienfunktionalität (vgl. Tabelle 1). Angehörige sollen dadurch ein besseres Verständnis für die Borderline-Persönlichkeitsstörung, für störungsbedingte Verhaltensweisen des betroffenen Familienmitglieds und für Zusammenhänge zwischen der BPS und der Familienfunktionalität erhalten. Ferner enthält das Programm individuelle Skills des DBT-Skillstrainings, insbesondere Emotionsregulations- und Kommunikationsskills sowie Skills zur Achtsamkeit. Diese individuellen Skills sollen Angehörige darin unterstützen, ihre Gefühle gegenüber dem betroffenen Familienmitglied besser zu steuern und das eigene Wohlbefinden zu steigern. Darüber hinaus wurden zusätzliche spezifische Familienskills entwickelt: Achtsamkeit in der Beziehung, Validierung, Problemmanagement und Akzeptanz und Nähe. Diese familienbezogenen Skills sollen den Angehörigen zu einem besseren Verstehen des betroffenen Familienmitglieds und zum Aufbau von Vertrauen befähigen. Ferner sollen sie die Interaktionsfähigkeit der Angehörigen sowie die Familienbeziehung verbessern und einen wirkungsvollen Umgang mit Problemen fördern. Das Family Connections-Programm schafft einen Erfahrungsraum, in dem Angehörige Unterstützung, Verständnis und Anteilnahme durch Gruppenmitglieder erleben können, die die gleichen Schwierigkeiten wie sie selbst durchleben. Die Teilnehmerinnen haben die Möglichkeit, ein soziales Netzwerk zur fortwährenden gegenseitigen Unterstützung aufzubauen. Das Family Connections-Programm ist ein manualisiertes Gruppentraining und besteht aus sechs Modulen (Fruzzetti & Hoffman, 2004; Fruzzetti et al., 2014). Alle Module beinhalten Übungen und Hausaufgaben. Die folgende Tabelle veranschaulicht die Module von Family Connections, ihre Ziele und Inhalte (Fruzzetti & Hoffman, 2004; Payne, 2017).

Tabelle 1: Das Family Connections-Programm im Überblick

Modul	Ziele	Inhalte
Einführung	• Überblick über das Programm	• Vorstellung des Programms
	• Aufklärung über die Ziele von Family Connections	• Ziele: Wissen, Skills, Unterstützung
	• Vermittlung der Sitzungsstruktur und Gruppenregeln	• Sitzungsstruktur, Gruppenregeln
	• Beachtung der eigenen Grenzen, um gesund zu bleiben	• Rechte von Angehörigen
	• Aufklärung darüber, dass die BPS eine komplexe schwerwiegende Störung ist	• Merkmale der BPS
	• Erklärung der Grundannahmen	• Grundannahmen des Family Connections-Programms
Wissensvermittlung	• Aufklärung über den Forschungsstand zu Symptomen, Ursachen und Therapie der BPS	• Informationen zur BPS, Therapieformen und zur Ätiologie der BPS, v. a. Störung der Emotionsregulation, Invalidierung

Tabelle 1: Fortsetzung

Modul	Ziele	Inhalte
	• Erarbeitung der Bedeutung der emotionalen Anteilnahme für den Therapieerfolg	• Was ist emotionale Anteilnahme?
	• Aufklärung über die Stigmatisierung von Angehörigen	• Austausch über Erfahrungen mit Stigmatisierung
	• Kenntnisvermittlung über das transaktionale Modell	• Das transaktionale Modell
Achtsamkeit in der Beziehung	• Aufklärung darüber, was ein validierendes familiäres Umfeld ist	• Was ist ein validierendes familiäres Umfeld?
	• Begreifen der Bedeutung von Achtsamkeit in der Beziehung für eine ausgewogene Beziehung	• Achtsamkeit in der Beziehung: Gefühle, Gedanken, Wünsche usw. von sich selbst und anderen Personen wahrnehmen • Die andere Person beobachten, beschreiben, etwas gemeinsam machen
	• Verringerung invalidierender Reaktionen, Förderung einer nichtbewertenden Haltung	• Achtsamkeit gegenüber eigenen Gefühlen
	• Förderung des Umgangs mit unangenehmen Gefühlen	• Primäre und sekundäre Gefühle erkennen, Ausrichtung auf primäre Gefühle
	• Minderung der emotionalen Verwundbarkeit	• Selbstfürsorge auf den Ebenen körperlich, emotional, kognitiv
	• Verringerung emotionaler Reaktionen • Lernen, Gefühle zu verändern, die wir verändern wollen	• Wise Mind, entgegengesetzt handeln
Familien-skills	• Erkenntnisgewinn, dass das Wohlbefinden der einzelnen und das der Familie voneinander abhängig sind	• Das Wohlbefinden der einzelnen und das der Familie hängen voneinander ab

Tabelle 1: Fortsetzung

Modul	Ziele	Inhalte
	• Aufklärung darüber, was einem funktionierenden Familienleben entgegensteht	• Welche Faktoren erschweren ein funktionierendes Familienleben?
	• Verzicht auf Schuldzuweisungen	• Achtsamkeit in der Beziehung • Anwendung des transaktionalen Modells: Das eigene Handeln und die eigene Reaktion beeinflussen das Handeln und die Reaktion der anderen
	• Einsicht, dass es immer verschiedene Sichtweisen gibt, eine Situation zu betrachten oder ein Problem zu lösen	• Dialektik: Akzeptanz ermöglicht Veränderung
	• Einsicht, dass sich Leid verringert, wenn die Situation akzeptiert wird, wie sie gerade ist	• Radikale Akzeptanz
Validierung	• Lernen, zu validieren, um (a) andere zu verstehen und wertzuschätzen, (b) Vertrauen zu schaffen, (c) eigene Gefühle, Gedanken angemessen auszudrücken, (d) Problemmanagement zu ermöglichen	• Was ist Validierung? • Warum ist Validierung wichtig? • Was und wie können wir validieren? • Sieben Stufen der Validierung • Was hindert uns daran, zu validieren? • Anzeichen für Invalidierung
	• Eigene Grenzen wahrnehmen, setzen und beachten	• Selbstvalidierungsskills • Zwischenmenschliche Skills: Orientierung auf das Ziel, die Beziehung oder die Selbstachtung
Problemmanagement	• Zusammenfassung aller gelernten Skills sowie Umsetzung des Gelernten in konkreten Situationen	• Zusammenfassung (Was wurde gelernt?) • Welche Skills sollten weiter geübt werden?

Tabelle 1: Fortsetzung

Modul	Ziele	Inhalte
	• Problemmanagement	• Unterschied zwischen Problemlösung und Problemmanagement • Vier Handlungsmöglichkeiten bei Beziehungsproblemen • Acht Schritte des Problemmanagements • Akzeptanz oder Veränderung, um Kummer zu beenden
	• Problemmanagement ist gemeinsam, allein oder (aktuell) gar nicht möglich	• Problemmanagement gemeinsam: Acht Schritte des Problemmanagements • Problemmanagement allein: Zwischenmenschliche Skills • Wenn keine Zusammenarbeit möglich ist, dann Akzeptanz durch: Achtsamkeit, Radikale Akzeptanz, innerlich einen Schritt zurücktreten
	• Lösung praktischer Probleme	• Vier Schritte zum praktischen Problemlösen
	• Lösung zwischenmenschlicher und emotionaler Probleme	• Problemanalyse: Doppelte Kettenanalyse: War es eine gelungene Interaktion? Welche Skills haben geholfen, welche nicht? Welche Skills kann ich in Handlungspläne einbauen?

3 DBT-Familientherapie

Nachdem sich der Einbezug der Angehörigen in die Behandlung durch die Vermittlung der Familienskills in Angehörigengruppen im Family Connections-Programm bewährt hatte, erweiterte Fruzzetti diesen Ansatz auf verschiedene therapeutische Settings (Fruzzetti, 2018). Die Familienskills werden hier in der Regel nicht nur den Angehörigen, sondern auch den Betroffenen vermittelt. Die Vermittlung erfolgt durch Therapeuten. Dies kann in Sitzungen mit dem Paar oder der einzelnen Familie erfolgen. Es kann jedoch auch in Gruppen von mehreren Familien oder Paaren oder auch mit mehreren Eltern(paaren) erfolgen. In manchen Situationen bietet es sich sogar an, Familienskills nur an die betroffene Person selbst zu vermitteln. Die Betroffenen erhalten parallel eine DBT-Einzeltherapie. Auch die DBT-Familientherapie nutzt das transaktionale Modell als Basis. Ziel der DBT-Familientherapie ist, die Effizienz einer individuellen DBT zu verbessern und ein validierendes Familienumfeld zu etablieren. Es werden, wie oben bereits beschrieben, individuelle und beziehungsbasierte Fertigkeiten vermittelt, die gegenseitige Unterstützung soll verstärkt und die familiäre Beziehung verbessern werden (Greer & Cohen, 2018). Darüber hinaus hat Fruzzetti für die DBT-Familientherapie spezielle Skills für Psychotherapeuten entwickelt, um diesen zu ermöglichen, auch in hoch emotionalen Familien eine dialektische Haltung zu behalten und alle Beteiligten ins Boot zu holen (vgl. Kapitel 3.1). Die speziell für Familien oder Paare entwickelte Hierarchie der Therapieziele soll den Therapeuten helfen, eine Priorisierung der verschiedenen Schritte in der Therapie vorzunehmen (vgl. hierzu auch Kapitel 4).

Tabelle 2 gibt einen Überblick über die Lernziele, die in der DBT-Familientherapie verfolgt werden, und über die Skills, die zur Erreichung der Lernziele in der Therapie vermittelt werden. Diese Aufteilung der Familienskills entspricht auch der Darstellung der Skills im Kapitel 5.

Die Einbeziehung der Familie in die Therapie und die Vermittlung von Familienskills sind laut Fruzzetti (2018) vor allem indiziert, wenn Angehörige

- Auslöser für dysfunktionales Verhalten der Betroffenen sind,
- dysfunktionales Verhalten der Betroffenen verstärken,
- Fortschritte der Betroffenen bestrafen oder ignorieren.

Tabelle 2: Lernziele der DBT-Familientherapie und zugehörige Familienskills

Lernziele	Familienskill
Lernen, die Borderline-Persönlichkeitsstörung und deren Ursachen und damit einhergehende Probleme zu verstehen	Psychoedukation
Lernen, sich selbst und andere Personen bewusst wahrzunehmen, um in Beziehungen besser miteinander umgehen zu können	Achtsamkeit Achtsamkeit in der Beziehung
Lernen, Gefühle besser wahrzunehmen, zu identifizieren, zu steuern und adäquat auszudrücken	Emotionsmanagement und angemessener Gefühlsausdruck
Lernen, eine freundliche, wertschätzende und respektvolle Haltung sich selbst und den anderen gegenüber einzunehmen	Validierung
Lernen, die Freude, die sie als Familie oder Paar in der Vergangenheit miteinander hatten, wiederzubeleben	Wiederaufbau der Beziehung
Lernen, Gespräche vorzubereiten und konstruktiv durchzuführen sowie praktische, zwischenmenschliche und emotionale Probleme zu managen oder zu lösen	Problemmanagement
Lernen, Akzeptanz als eine Möglichkeit zu entwickeln, mit dem Verhalten der anderen Person Frieden zu schließen und dadurch wieder Nähe in der Beziehung entstehen zu lassen	Akzeptanz und Nähe

Neben dem Einbezug von Partnern oder Elternteilen können auch andere Angehörige, wie z. B. Geschwister, Großeltern oder Schwiegereltern, in die Therapie einbezogen werden. Die DBT-Familientherapie mit ihren Familienskills kann in der Einzel- und Familientherapie sowie in verschiedenen Gruppen modifiziert angewendet werden. Diese Settings können und sollten mit einer Standard-DBT-Therapie für die Borderline-Betroffenen kombiniert werden.

Prinzipiell gibt es vier Möglichkeiten die Kombinationstherapie aus Standard-DBT und Familientherapie personell zu gestalten (Fruzzetti et al., 2019):

1. Der DBT-Einzeltherapeut bietet für seine Patienten und dessen Familie auch DBT-Familientherapie an.
2. Der Patient und die Familie werden von unterschiedlichen DBT-Therapeuten des gleichen DBT-Konsultationsteams behandelt.

3. Es wird ein eigenes DBT-Familientherapie-Team mit einem eigenen Konsultationsteam aufgebaut.
4. Die Familientherapie wird von DBT-freundlichen Familientherapeuten angeboten.

Alle vier Möglichkeiten haben Vor- und Nachteile. Bietet der Einzeltherapeut auch die Familientherapie an, kann er das dysfunktionale Verhalten eines Patienten und die darauffolgenden Reaktionen der Familie beobachten. Andererseits kann es für ihn schwer sein, eine neutrale Rolle einzunehmen und beizubehalten. Angehörige können sich unter Umständen benachteiligt fühlen, was einen ungünstigen Einfluss auf deren Motivation zur Teilnahme an der Familientherapie haben könnte.

Wenn andererseits ein anderer Therapeut eines Konsultationsteams die Familientherapie übernimmt, ist dieser nicht mit dem Muster und den Details des dysfunktionalen Verhaltens des Patienten vertraut. Er kann daher nicht darauf achten. Außerdem könnte sich der Patient möglicherweise gegenüber seinen Angehörigen zurückgesetzt fühlen.

Widmet sich ein ganzes Team ausschließlich der DBT-Familientherapie, dann kann das Zeit- und Ressourcenaufwand bedeuten. Das Team benötigt Grundkenntnisse der DBT, um eine gute Versorgung zu gewährleisten.

Werden Angehörige vom DBT-Einzeltherapeuten zu einem externen Familientherapeuten geschickt, der die DBT und DBT-Familientherapie nicht kennt, ist die Gefahr groß, dass an unterschiedlichen Zielen und möglicherweise gegeneinander gearbeitet wird. Externe Familientherapeuten sollten also unbedingt mit der Arbeit nach dem DBT-Ansatz vertraut sein. Optimal ist, wenn in einem DBT-Netzwerk DBT-Familientherapie-Kompetenz entsteht.

3.1 Therapeutische Strategien

Die grundlegende Voraussetzung für eine gute Arbeit mit den Angehörigen, genau wie mit den Patienten, ist eine gute therapeutische Beziehung. Machen Sie sich klar, dass die Angehörigen oft mit schwierigen Gefühlen in die Therapie kommen, insbesondere wenn es die Eltern der Patienten sind. Sie haben Scham- und Schuldgefühle, haben Angst, verurteilt oder mit ihrer Wahrnehmung nicht gehört zu werden. Viele haben bereits schlechte Erfahrungen im Kontakt mit professionellen Helfern gemacht. Die folgenden DBT-Strategien helfen, auch mit den Angehörigen eine gute Beziehung und damit ein gutes Arbeitsbündnis aufzubauen.

3.1.1 Klassische DBT-Strategien

Grundannahmen für Angehörige

Die Arbeitsgruppe um Fruzzetti hat für die Arbeit mit den Angehörigen eigene Grundannahmen aufgestellt (Hoffmann, Fruzzetti & Swenson, 1999). Diese lauten:

- Es ist notwendig, die Dinge in einer gütigen und milden Weise zu interpretieren.
- Es gibt keine absolute Wahrheit.
- Alle geben in diesem Moment ihr Bestes.
- Alle müssen sich noch stärker anstrengen.

An diesen Grundannahmen sollten sich die Therapeuten genauso wie die Angehörigen orientieren. Seien Sie in der Interpretation der Verhaltensweisen der Angehörigen gütig und milde. Machen Sie sich klar, dass schwierige Verhaltensweisen in der Regel aus einer Hilflosigkeit und Verzweiflung oder Angst heraus geschehen. Erinnern Sie sich daran, dass es keine absolute Wahrheit gibt. Dies bedeutet, dass es innerhalb der Familie nicht darum geht, festzustellen, wer Recht hat. Es bedeutet auch, dass der Therapeut der Familie auf Augenhöhe begegnet, die Wahrnehmung der einzelnen Familienmitglieder ernst nimmt und seine Wahrnehmung nicht über die der Familienmitglieder stellt.

Gehen Sie davon aus, dass alle ihr Bestes geben. Versuchen Sie, zu verstehen, warum bestimmte Verhaltensweisen noch nicht gelingen, gehen Sie davon aus, dass es gute Gründe hierfür gibt. Gleichzeitig ist Ihr Anliegen als Therapeut, der Familie zu helfen. Dies bedeutet, dass alle hart an sich arbeiten müssen und sich noch stärker anstrengen müssen als bisher. Ihre Aufgabe ist also auch, die Familie zur Veränderung zu bewegen und nicht zu schonen.

Achtsamkeit

Eine achtsame, annehmende und nichtbewertende Haltung des Therapeuten ist die Grundlage für die Arbeit mit Borderline-Patienten und deren Familien. Alle therapeutischen Interventionen können nur auf dieser Basis fruchten. Als Therapeut sind Sie ein Modell für die Familie – Sie verkörpern die Therapie (Fruzzetti & Payne, 2015). Da Sie als Therapeut mit starken Gefühlen der Patienten und Angehörigen konfrontiert sind, löst dies natürlich auch bei Ihnen starke Bewertungen und starke Gefühle aus. Sie müssen also gut darin trainiert sein, Ihre eigenen Bewertungen wahrzunehmen, sich von diesen zu lösen und ihre eigenen Gefühle zu regulieren. Üben Sie sich regelmäßig in Achtsamkeit, um in der Lage zu sein, zu beschreiben, zu verstehen und zu validieren, statt selbst in einen Angriffsmodus zu gelangen. Versuchen Sie, zu bemerken, ob und wann Sie beginnen, zu bewerten und ob und wann starke Gefühle auftreten. Erkennen Sie an, dass Sie sich aktuell in einer herausfordernden Situation befinden. Versuchen Sie, Beschreibungen für das, was gerade in der Familie und in Ihnen selbst passiert, zu finden. Suchen Sie nach Ihren eigenen primären Gefühlen und validieren Sie sich selbst für diese Gefühle. Seien Sie nicht vorwurfsvoll und streng zu sich selbst. Wenn Ihnen dies gelingt, werden Sie zu einer achtsamen Haltung der Familie gegenüber zurückfinden. Seien Sie sich darüber klar, wie schwer das zeitweise für Sie sein kann.

Dialektik

Schon in den Grundannahmen wird die dialektische Haltung, die der Therapeut benötigt, deutlich. Es gibt keine absolute Wahrheit. Verschiedene Standpunkte haben, auch wenn sie widersprüchlich scheinen, gleichzeitig ihre Berechtigung.

Die letzten beiden Grundannahmen bilden zusammen die Dialektik von Akzeptanz und Veränderung, von Verständnis und Fordern ab. Sie sollten verstehen und validieren, warum bestimmte Veränderungsschritte noch nicht möglich sind und die Familie gleichzeitig so fordern, dass sie genau diese Veränderungsschritte geht.

Wahren Sie insgesamt der Familie gegenüber eine dialektische Haltung. Halten Sie eine Balance von Akzeptanz und Veränderung. Suchen Sie bei einer einseitigen Darstellung nach der Seite, die fehlt. Vermitteln Sie durch Ihre Wortwahl und Ihr Verhalten eine Haltung von „gleichzeitig" statt „entweder - oder", und versuchen Sie, eine Synthese von gegensätzlichen Polen zu finden. Bleiben Sie auch in Ihrem Kommunikationsstil dialektisch, indem Sie einen warmen, verständnisvollen Kommunikationsstil mit einem eher frechen und konfrontativen Kommunikationsstil abwechseln. Diese Wechsel können und müssen manchmal sehr schnell stattfinden. Nutzen Sie Metaphern, Bilder und Geschichten, um Inhalte verständlicher und erlebbarer zu machen (vgl. Fruzzetti & Payne, 2015). Helfen Sie den Familienmitgliedern, Verstand und Gefühl in eine Balance zu bringen.

Validieren

Validieren Sie alle Familienmitglieder ausreichend. Genau wie für unsere Patienten gilt auch für die Angehörigen, die Voraussetzung für eine gute Beziehung ist eine authentische und passende Validierung. Validieren Sie die Angehörigen so oft es möglich ist. Machen Sie sich klar, dass es in der Regel zu Beginn für die Angehörigen schwer ist, zu Ihnen zu kommen. Sie wissen nicht, was auf sie zukommt. Vielleicht haben sie schlechte Erfahrungen mit Therapeuten gemacht. Vielleicht wurden ihnen Vorwürfe gemacht. Ganz unabhängig davon, haben insbesondere Eltern von Borderline-Patienten Schuld- und Schamgefühle. Versuchen Sie, zu erkennen, welche Gefühle die Angehörigen haben. Suchen Sie nach den primären Gefühlen und validieren Sie diese. Oft werden Sie erleben, dass die Angehörigen Ärger ausdrücken – Ärger ihrem Angehörigen gegenüber oder Ärger Ihnen gegenüber. Ist der Angehörige dabei, so müssen Sie Vorwürfe und Bewertungen möglichst schnell blockieren (vgl. Kapitel 3.2). Wenn es um Sie als Therapeuten geht, versuchen Sie, den Ärger an sich abgleiten zu lassen, nach dem primären Gefühl zu forschen und dieses zu validieren. Wenn Ihnen dies gelingt, werden Sie die Erfahrung machen, dass der Ärger schnell verpufft und Sie in einen echten Kontakt mit den Angehörigen kommen. Wenn die Angehörigen Sie beispielswiese angreifen, weil die Behandlung aus ihrer Sicht nicht die notwendigen Fortschritte bringt, validieren Sie die Sorge und Ohnmacht dahinter und den Wunsch, dass es ihrem Angehörigen schnell besser geht. Machen Sie sich klar, mit welchen Gefühlen die Angehörigen wahrscheinlich zu Ihnen kommen und dass sie Ihnen diese vermutlich nicht sofort zeigen. Wenn sie dennoch schaffen, die primären Gefühle zu entdecken und zu validieren, werden die Angehörige sich Ihnen gegenüber öffnen und es Ihnen mit der Zeit leichter machen, sie zu validieren. Validieren Sie die Anstrengung, die bisher schon im Ergreifen verschiedener Maßnahmen lag, die Verzweiflung, die Hoffnungslosigkeit, die Sorge, den Schmerz und die Verletzungen, die die Angehörigen bisher erfahren haben. Achten Sie jedoch darauf, den Patienten selbst dabei nicht zu verletzen. Diese Dialektik ist oft schwer zu wahren. Daher sind anfangs meist Gespräche mit dem Patienten allein oder mit den Angehörigen allein notwendig, um alle Seiten ausreichend validieren zu können, ohne die andere Seite zu verletzten oder deren Gefühle zu invalidieren.

Helfen Sie den Familienmitgliedern, sich gegenseitig zu validieren. Mit der Zeit sollte es auch in den gemeinsamen Gesprächen immer besser möglich sein, die einzelnen Personen zu validieren, ohne dass sich eine andere Person verletzt oder nicht gesehen fühlt. In dieser Situation sind Sie ein Modell für Validierung. Ziel ist hierbei, die Angehörigen selbst darin anzuleiten, sich gegenseitig zu validieren. Machen Sie es vor, nutzen Sie Formulierungen, die die Angehörigen übernehmen können. Fordern Sie die einzelnen Familienmitglieder auf, sich konkret in diesem Moment gegenseitig zu validieren, auch gerade dann, wenn sie in alte Muster verfallen.

Beispiel

Herr Müller beginnt, sich vor seiner Frau zu rechtfertigen, ohne sie validiert zu haben. Der Therapeut unterbricht ihn freundlich: „Herr Müller, ich unterbreche Sie mal kurz. Bevor Sie Ihre Seite zu dieser Situation schildern, können Sie einmal kurz innehalten?" *[Kurze Pause]* „Können Sie nachvollziehen, was Ihre Frau gerade sagt?" Herr Müller wird etwas ruhiger, nachdenklicher: „Ja, das kann ich schon." Therapeut: „Können Sie das in Worte fassen? Können Sie Ihre Frau validieren?" Herr Müller: „Ich kann es ja mal versuchen ..." Danach kann der Therapeut dann die Situation umkehren und Herrn Müller bitten, seine Gefühle und Gedanken zu der entsprechenden Situation zu äußern. Anschließend kann er Frau Müller fragen: „Können Sie das nachvollziehen und validieren, was Ihr Mann gesagt hat?" Der Therapeut kann auch jeweils fragen, ob die Validierung sich auch validierend angefühlt hat. Wenn dies nicht der Fall ist, kann er dabei helfen, die richtige Formulierung zu finden.

3.1.2 Zusätzliche Strategien

Doppelte Kettenanalysen

Doppelte Kettenanalysen dienen dazu, das Verhalten der beiden beteiligten Personen für alle nachvollziehbar zu machen und auch die „verdeckten" Aspekte, also Gefühle und Gedanken, die nicht ausgesprochen werden, sichtbar zu machen. So bietet die Kettenanalyse zunächst die Grundlage für Verständnis und Validierung. Gleichzeitig zeigt sie jedoch auf, an welchen Stellen die einzelnen Personen aus diesem Verhaltensmuster aussteigen könnten. Sie bietet daher die Grundlage dafür, konkrete Skills zu erarbeiten, um einer Interaktion in Zukunft eine neue Richtung geben zu können. Damit bildet die doppelte Kettenanalyse die Grundlage für Veränderungen.

Bei der doppelten Kettenanalyse sieht der Therapeut sich mit zwei Familienmitgliedern die einzelnen aber ineinander verwobenen Ketten in einer bestimmten Situation an (vgl. Fruzzetti & Payne, 2015). Wie in der Abbildung 4 ersichtlich, werden hierbei Kettenglieder betrachtet, die offen sichtbares Verhalten abbilden (grau unterlegt). Es werden jedoch auch die Kettenglieder erfragt, die für Außenstehende nicht sichtbar sind (Gedanken und Gefühle der einzelnen Personen).

Sollten Sie eine doppelte Kettenanalyse mit einem Jugendlichen und einem Elternteil besprechen, ist es sinnvoll, mit dem Jugendlichen schon vorab seine einfache Kettenanalyse zu dieser Situation besprochen zu haben. So haben Sie be-

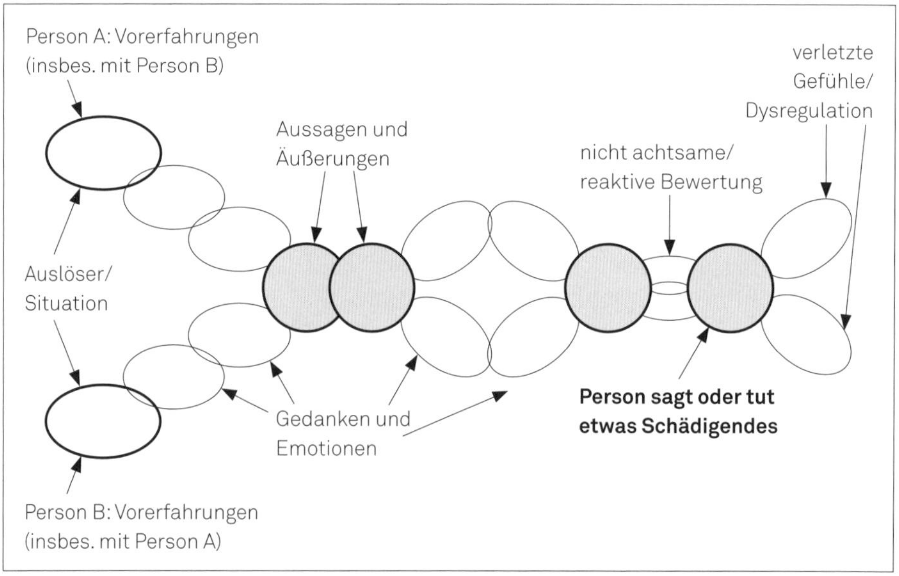

Abbildung 4: Doppelte Kettenanalyse

reits Kenntnis von der Situation des Jugendlichen und konnten diesen bereits ausgiebig validieren. Sie können den Jugendlichen darauf vorbereiten, dass Sie im gemeinsamen Gespräch mit dem Elternteil auch dessen Gefühle und Gedanken validieren werden und der Jugendliche sich in manchen Momenten dann vielleicht von Ihnen nicht ausreichend gesehen fühlt. Damit nehmen Sie ein möglicherweise auftretendes Problem vorweg. Die Toleranzschwelle des Jugendlichen wird dadurch in der Regel eher größer, und er fühlt sich in den Prozess stärker einbezogen.

Bevor Sie die doppelte Kettenanalyse mit beiden Beteiligten besprechen, sollten Sie einige Gesprächsregeln festlegen. Bitten Sie alle, möglichst zu beschreiben und nicht zu bewerten und Vorwürfe und Verletzungen zu unterlassen. Weisen Sie darauf hin, dass es darum geht, beide Seiten zu verstehen, und nicht darum, wer Recht hat. Erläutern Sie, dass Sie unterbrechen werden, falls jemand beginnt, bewertend zu sprechen – auch bei nonverbalen Bewertungen, wie z. B. Augenrollen. Erläutern Sie dies alles auf eine humorvolle, leichte Art und Weise.

„Wir üben jetzt hier ja ein ganz neues Verhalten für Sie beide. Es wird Ihnen bestimmt einmal passieren, dass Sie in alte Muster fallen. Das ist nicht schlimm. Ich werde Sie dann aber ganz schnell stoppen. Nehmen Sie mir das bitte nicht übel *[freundliches, etwas freches Lächeln]*."

Die Art, wie Sie dies tun, muss natürlich zu Ihnen und auch zu der Situation mit der Familie passen. Dies ist nur eine Möglichkeit. Holen Sie sich ein Commitment zu dem Vorgehen ein. Bitten Sie dann eine der beiden Personen (Person A), zu beschreiben, in welcher Verfassung sie war, als sie auf die andere Person traf. Welche Gedanken, Gefühle und evtl. auch Anspannung war zu diesem Zeitpunkt vorhanden? Vielleicht war die Person durch vorausgegangene Bedingungen bereits gestresst. Lassen Sie dann die andere Person (Person B) Ihre Verfassung beim Zusammentreffen schildern. Wenn Sie mit einem Elternteil und einem Jugendlichen arbeiten, dann lassen Sie den Jugendlichen mit dem Bericht beginnen.

Arbeiten Sie jedes einzelne Kettenglied durch und lassen Sie jeden Beteiligten seine Gefühle, Gedanken und Verhaltensweisen identifizieren. Blockieren Sie bewertendes und eskalierendes Verhalten sofort und unterstützen Sie die Gesprächspartner dabei, Gefühle und Gedanke angemessen auszudrücken. Helfen Sie jeder Person herauszufinden, was dazu geführt hat, dass sie in eine Dysregulation geraten ist. Validieren Sie nach jedem Bericht valide Gedanken, Gefühle und Wünsche. Überprüfen Sie, ob Person B nachvollziehen kann, wie es Person A ging und umgekehrt. Nutzen Sie jede Möglichkeit, die beiden Personen darin anzuleiten, sich gegenseitig zu validieren oder nachzufragen, wenn sie etwas nicht verstanden haben (was auch eine Form der Validierung darstellt). Versuchen Sie so, das Verständnis von Person A und B füreinander zu erhöhen und alte Bewertungsmuster zu durchbrechen. Überlegen Sie dann gemeinsam, an welchen Stellen die Kette durch den Einsatz von Familienskills hätte unterbrochen werden können. Versuchen Sie, möglichst früh in der Kette schon nach alternativen Verhaltensweisen zu suchen, die die Eskalation beim nächsten Mal verhindern könnten. Oft ist es gar nicht erforderlich, die gesamte Kette darzustellen. Wenn schon an einem frühen Zeitpunkt der Kette alternative Verhaltensweisen gefunden werden können, ist dies möglicherweise schon ausreichend. Besprechen Sie konkret, welche Skills die einzelnen Personen beim nächsten Mal einsetzen wollen. Holen Sie sich ein Commitment von jeder Person ein, in der nächsten ähnlichen Situation mindestens einen Skill einzusetzen. Überlegen Sie gemeinsam, was den Einsatz von Skills in der nächsten Situation erschweren könnte und was dabei helfen könnte, den Vorsatz dennoch einzuhalten.

3.2 Vermittlung von Familienskills im Familiengespräch

Nutzen Sie jede Gelegenheit, Skills zu vermitteln. Fordern Sie die Familienmitglieder auf, innezuhalten, achtsam für sich und die anderen zu sein, ihr Gefühl angemessen auszudrücken oder den anderen zu validieren, wenn dies möglich ist.

Merke

Geben Sie konkrete Hausaufgaben auf, damit die Familienmitglieder auch zu Hause üben und die Skills auf ihren Alltag übertragen. Lassen Sie sich die Erfahrungen beim nächsten Mal schildern, loben Sie, wenn neues Verhalten eingesetzt wurde, und versuchen Sie zu erkennen, was neues Verhalten verhindert hat. Erarbeiten Sie dann erneut Lösungsstrategien für die nächste Situation.

Blockieren

Blockieren Sie sofort, wenn ein Familienmitglied sich entwertend, verletzend oder invalidierend verhält. Dysfunktionales Verhalten wird zu Hause ausreichend praktiziert, sollte hier nicht weiter praktiziert werden, schadet dem Verlauf des Gesprächs, den familiären Beziehungen und verschwendet Zeit in der Therapie (vgl. Fruzzetti & Payne, 2015). Erläutern Sie zu Beginn der Therapie, dass Sie diese Verhaltensweisen unterbrechen werden. Nehmen Sie vorweg, dass es normal ist, wenn diese Dinge noch geschehen und Sie davon ausgehen, dass Sie ab und zu unterbrechen werden.

Dysfunktionales Verhalten kann durch verschiedene Strategien blockiert werden. Wenn ein Familienmitglied eine Bewertung äußert, können Sie freundlich sagen:

„Versuchen Sie doch, dies noch mal zu beschreiben."

Wenn es eine verletzende oder invalidierende Äußerung gibt, können Sie freundlich sagen:

„Ich könnte mir vorstellen, dass Ihre Äußerung von ... als verletzend/invalidierend empfunden wird. Könnten Sie versuchen, nach einem angemessenen Gefühlsausdruck bei sich zu suchen."

Manchmal entsteht ein Redefluss bei einer Person, der für die andere Person verletzend wird und schwer zu stoppen ist. Dann müssen Sie der Person evtl. ins Wort fallen. Sprechen Sie die Person mit ihrem Namen an:

„Frau ..., ich stoppe Sie jetzt mal kurz. Können Sie versuchen, ..."

Manchmal ist es möglich, dieses Blockieren durch eine körperliche Geste zu unterstützen. Sie können die Person z. B. kurz am Arm berühren. Dies kann den Redefluss durchbrechen und gleichzeitig eine Verbundenheit symbolisieren. Nutzen Sie auch die Sitzordnung, um Angriffe unterbrechen zu können. Setzen Sie sich zwischen Beteiligte, die schnell mit Anspannung aufeinander reagieren. Sollte ein Angriff schwer zu unterbrechen sein, können Sie sich nun so dazwischensetzen, dass der Blickkontakt unterbrochen ist. In dieser Situation können Sie sich in der Regel der Person, die dysreguliert ist, zuwenden und die andere Person durch Zuwenden Ihres Rückens schützen. Der Einsatz dieser Strategien ist bisweilen schwierig, da wir damit die gängigen Höflichkeitsregeln durchbrechen: Für Sie als Therapeut bedeutet dies, dass Sie ggf. entgegengesetzt zu Ihrem Handlungsimpuls handeln müssen.

Für eine Person sprechen

Wenn Sie den Eindruck haben, dass eine Person noch nicht in der Lage ist, neue Formulierungen oder validierende Reaktionen zu finden und ihre Gefühle angemessen auszudrücken, können Sie für diese Person sprechen. Dafür müssen Sie sich in die Person hineinversetzen und sich mit ihr verbinden. Forschen Sie nach den primären Gefühlen der Person, nach Sorge, Trauer, Hilflosigkeit, Verletzung, Scham usw. Vertrauen Sie darauf, dass auch diese Person „eine innere Weisheit" besitzt und sprechen Sie diese aus, z. B.:

„Ich vermute, Sie wollen sagen, dass Sie sich große Sorgen um Ihre Tochter machen, weil Sie sie sehr lieben und sich nichts mehr wünschen, als dass es ihr besser geht."

Eine solche Aussage führt meist dazu, dass beide Seiten weicher und offener werden. Interessanterweise werden Ihre Worte in der Regel als eine Botschaft von der Person verstanden, für die Sie gesprochen haben (vgl. Fruzzetti & Payne, 2015).

Drehtür

Wenn es nicht möglich ist, die Familienmitglieder zu einer skillsbasierten Kommunikation anzuleiten, während sie zusammen in einem Raum sitzen, können Sie die Drehtür-Strategie einsetzen. Diese besteht darin, dass Sie einzelne Personen aus dem Zimmer schicken, während Sie mit der oder den verbleibenden Personen eine skillsbasierte Kommunikation erarbeiten (vgl. Fruzzetti & Payne, 2015).

Sie können die Person, die gerade verletzt oder invalidiert wurde oder eine Validierung benötigt, aus dem Zimmer schicken. Teilen Sie dies der Person validierend und freundlich mit (z. B.: „Ich will jetzt mit deiner Mutter arbeiten."). Helfen Sie der Person, die mit Ihnen im Raum geblieben ist, sich zu regulieren, indem sie Skills einsetzt. Üben Sie dann mit dieser Person, wie diese die andere Person validieren oder ihre eigenen Gefühle angemessen ausdrücken kann. Möchten Sie die Gefühle von Familienmitglied A stärker validieren und haben dabei Sorge, Familienmitglied B damit zu beschämen oder zu verletzten, können Sie auch hier Familienmitglied B kurz rausschicken, um genügend Raum dafür zu haben, Familienmitglied A zu validieren. Empfindet beispielsweise ein Elternteil große Angst oder Hoffnungslosigkeit aufgrund von selbstverletzendem Verhalten des Kindes, schicken Sie das Kind nach draußen, um bei ihm das Gefühl von Scham oder eine Verteidigungshaltung nicht zu verstärken. Des Weiteren können Sie die Drehtür-Strategie einsetzen, wenn Sie eine Person stärker blockieren oder nachdrücklicher eine Veränderung von ihr fordern wollen. So bringen Sie diese Person nicht vor der anderen Person in Verlegenheit.

Sollten sich beide Personen dysfunktional verhalten, können Sie beide nacheinander aus dem Zimmer schicken und mit der jeweils verbleibenden Person einen angemessenen Gefühlsausdruck oder eine Validierung erarbeiten. Wenn alle Personen reguliert sind und ihr Commitment dazu geben, sich ab jetzt skillsbasiert zu verhalten, können Sie sie wieder zusammenführen und dabei begleiten, ihr neu erarbeitetes Verhalten auszuüben.

Bevor Sie die Drehtür-Methode einsetzen, sollten Sie diese mit allen Beteiligten besprochen haben, sodass die verschiedenen Vorgehensweisen und das Ziel bekannt sind. Stellen Sie die Strategie als etwas „Normales" dar, was Sie nutzen, um neue Dinge zu üben. Es ist erstaunlich, wie gut die Methode akzeptiert wird.

Beispiel

Die Tochter weint und benötigt eine Validierung. Der Vater beginnt, sich zu rechtfertigen und spürt nicht, was die Tochter aktuell braucht. Sie bitten die Tochter, kurz rauszugehen, und sprechen mit dem Vater.

Th.: Wenn Sie jetzt einmal kurz innehalten, wie geht es Ihrer Tochter gerade?

Vater: Sie ist traurig und verzweifelt.

Th.: Ja, genau. Was glauben Sie, was Ihre Tochter sich jetzt von Ihnen wünscht?

Vater: Wahrscheinlich, dass ich darauf eingehe und sehe, wie es ihr geht.

Th.: Ja, genau. Sie braucht jetzt von Ihnen, dass Sie ihre Gefühle validieren. Wie könnten Sie das tun?

Vater: Hm, da bin ich jetzt sehr unsicher.

Th.: Sie könnten z. B. sagen: „Ich sehe, wie traurig dich das gemacht hat. Das tut mir leid. Das wollte ich so nicht."

Vater: Ja, das könnte ich sagen. Meinen Sie nicht, dass es etwas komisch ist, wenn meine Tochter jetzt reinkommt und ich das sage? Sie weiß ja, dass wir das so besprochen haben.

Th.: Wir können sie ja einfach fragen, oder?

Der Vater stimmt zu. Die Therapeutin holt die Patientin wieder in den Raum.

Th.: Dein Vater und ich haben überlegt, wie er dich validieren könnte. Er hat Sorge, dass du es komisch findest, wenn er das nun tut. Möchtest du das?

Tochter (verweint): Ja, doch.

Der Vater sagt der Tochter, was vereinbart war. Die Therapeutin lässt ihr etwas Zeit und erkundigt sich dann bei der Tochter:

Th.: Wie war das jetzt für dich?

Tochter: Doch, das hat sich gut angefühlt.

Bei der Arbeit mit Jugendlichen und Eltern können Sie natürlich auch den Elternteil aus dem Zimmer schicken, wenn der Jugendliche sich invalidierend verhält, um mit diesem ein skillsorientiertes Verhalten zu erarbeiten.

Merke: Was Therapeuten dringend beachten müssen

All diese Strategien können dann gut eingesetzt werden, wenn Sie es schaffen, eine gute Beziehung zu allen Familienmitgliedern aufzubauen. Finden Sie eine Möglichkeit, alle Familienmitglieder zu mögen (vgl. Fruzzetti, 2018). Wenn es Ihnen gelingt, hinter Angriffen und Ärger die primären Gefühle zu entdecken und zu validieren, werden Sie auch die weicheren und verletzlicheren Seiten der Personen kennenlernen. Dann wird es immer leichter, alle Personen zu mögen. Verstehen Sie die Verhaltensweisen aller Personen in deren Kontext. Suchen Sie nach den Gründen für das

Verhalten, die für Sie verständlich sind und Ihnen ermöglichen, authentisch zu validieren. Sehen Sie die Verzweiflung, das Leid und die mangelnden Skills auf allen Seiten. Bleiben Sie dialektisch, nicht bewertend und nicht reaktiv. Nutzen Sie selbst alle Familienskills, um reguliert und achtsam für die Beziehung zu bleiben. Lassen Sie alle Familienmitglieder gut aussehen, dies ist speziell in der Arbeit mit Eltern wichtig. Gehen Sie nicht in Konkurrenz und stellen Sie deren Autorität nicht infrage. Wenn Sie eine mitfühlende und wertschätzende Haltung allen Familienmitgliedern gegenüber einnehmen, werden alle Beteiligten akzeptieren, dass Sie frech und spielerisch blockieren.

4 Hierarchie der Therapieziele in der Arbeit mit Familien

Während Sie in einer Gruppentherapie mit Angehörigen oder Familien in der Regel einem vorstrukturierten Ablauf folgen, orientieren Sie sich bei der Arbeit mit einer Familie oder einem Paar allein an einer Hierarchie. Genau wie die Hierarchie der Therapieziele in der Standard-DBT, bestimmt auch diese Hierarchie, welche Themen zu welchem Zeitpunkt in der Therapie bearbeitet werden. Es gilt, dass in der Arbeit immer auf das am höchsten priorisierte Verhalten fokussiert wird. Gefährliche Verhaltensweisen werden grundsätzlich zuerst behandelt.

Während die Angehörigen daran arbeiten, Verhalten zu verringern, welches dysfunktionales Verhalten bei der Patientin auslöst oder verstärkt sowie zudem lernen, häufiger Verhalten zu zeigen, welches funktionales Verhalten bei der Patientin verstärkt und fördert, müssen natürlich auch die Patientinnen an ihrem Verhalten arbeiten. Sie müssen lernen, sich besser zu regulieren, damit auch von ihrer Seite aus die Situation nicht eskaliert.

Fruzzetti (2018) schlägt für die erste Phase der Therapie, in der dysfunktionale Verhaltensweisen der Patientinnen noch im Vordergrund stehen, folgende Hierarchie der Therapieziele für die Arbeit mit Familien, Eltern oder Partnerinnen von BPS-Patientinnen vor:

1. Stellen Sie Sicherheit her: Eliminieren Sie physische oder sexuelle Gewalt.
2. Entfernen Sie Verstärkung für Suizidalität und anders selbstschädigende Verhalten.
3. Reduzieren Sie zunächst invalidierendes Verhalten von Familienangehörigen oder Partnerinnen, welches (a) als Auslöser für lebensbedrohliches Verhalten benannt wird oder (b) so belastend ist, dass der Wegfall dieses Verhaltens der Angehörigen/Partnerinnen nach lebensbedrohlichen Verhaltensweisen der Patientin als negative Verstärkung für das lebensbedrohliche Verhalten fungiert.
4. Reduzieren Sie generell alle invalidierenden Verhaltensweisen innerhalb der Familie.
5. Steigern Sie Verhaltensweisen in der Familie, welche funktionales, skillsorientiertes Verhalten der identifizierten Patientin fördern (z. B. angemessene Wärme und Aufmerksamkeit, validierende Reaktionen, gutes Problemlöseverhalten).

Sicherheit herstellen. Sollte es in der Familie oder Partnerschaft noch zu physischer oder sexueller Gewalt kommen, muss diese selbstverständlich zunächst beendet werden, bevor irgendeine andere therapeutische Arbeit möglich ist (vgl. Kapitel 4.1). Geht es um Gewalt gegen Kinder oder Jugendliche, kann eine vorübergehende oder dauerhafte außerfamiliäre Unterbringung notwendig werden. Dies ist vom Ausmaß und der Art der Gewalt sowie der Einsichts- und Veränderungsbereitschaft der Eltern abhängig.

Verstärkung für Suizidalität und anderes selbstschädigendes Verhalten entfernen. Zeigt die BPS-Patientin suizidales oder schwer selbstschädigendes Verhalten und wird in den Kettenanalysen deutlich, dass dieses Verhalten beispielsweise durch Zuwendung der Eltern oder der Partnerin verstärkt wird, muss hier schnell eine Veränderung erfolgen. Die Eltern oder die Partnerin müssen verstehen, welche Auswirkungen ihr eigenes Verhalten auf das Verhalten des Kindes oder der Partnerin hat. Alle müssen lernen, funktionales Verhalten zu verstärken (vgl. Kapitel 4.4).

Beispiel

Hat beispielsweise der Vater selten Zeit für seine Tochter, sagt aber nach einem Suizidversuch der Tochter alle anderen Termine ab und bleibt lange an ihrem Bett in der Klinik sitzen, so lernt die Tochter, dass der Vater ihr dann Zeit und Zuwendung widmet, wenn sie suizidales Verhalten zeigt. Diese Zusammenhänge müssen beide verstehen und ändern. So könnte der Vater z. B. beschließen, sich regelmäßige Zeitfenster für seine Tochter einzuplanen, die immer dann genutzt werden, wenn sie aktuell kein lebensbedrohliches oder selbstschädigendes Verhalten gezeigt hat.

Invalidierendes Verhalten von Angehörigen, welches lebensbedrohliches Verhalten auslöst, reduzieren. Über individuelle oder doppelte Kettenanalysen (vgl. Kapitel 3.1 und Kapitel 5.7) können Sie erkennen, ob Invalidierungen durch die Angehörigen als Auslöser für lebensbedrohliches Verhalten fungieren.

Beispiele

Sie könnten z. B. in Kettenanalysen herausgearbeitet haben, dass die Mutter auf eine schlechte Note des Sohnes häufig mit der Aussage: „Du bist eben doch einfach nur faul und egoistisch" reagiert und diese Aussage beim Sohn (verständlicherweise) zu Selbstentwertungen und Selbsthass führt. Diese resultieren dann in starken Suizidgedanken oder lebensbedrohlichem Verhalten. Wichtig wäre es also in diesem Fall, so schnell wie möglich mit der Mutter an der Veränderung dieser Aussage zu arbeiten.

Kettenanalysen könnten auch ergeben haben, dass die Partnerin einer Patientin ihr immer wieder vorhält, dass sie im Haushalt versagt und ihre Aufgaben nicht gut genug erfüllt. Sobald die Patientin jedoch einen Suizidversuch begangen hat, stoppt die Partnerin ihr Vorhaltungen sofort und erledigt selbst die Aufgaben im Haushalt, ohne sich zu beschweren. Das Verhalten der Patientin hat also die Invalidierungen gestoppt und wird dadurch negativ verstärkt. Auch in diesem Fall müsste mit der Partnerin daran gearbeitet werden, das invalidierende Verhalten zu unterlassen – und zwar unabhängig vom Verhalten der Patientin.

An der Reduktion von invalidierenden Verhaltensweisen arbeiten. Erläutern Sie, was mit Invalidierung und Validierung gemeint ist. Erläutern Sie den Zusammenhang zwischen unangemessenem Gefühlsausdruck und invalidierender Reaktion. Nutzen Sie dazu die Materialen aus dem Kapitel 5.4 und aus dem Kapitel 5.5.

Aufbau von Verhaltensweisen bei Angehörigen, die funktionales Verhalten der Betroffenen fördern. Vermitteln Sie diejenigen Familienskills, die in einer Familie besonders gebraucht werden. Nutzen Sie dazu die Materialen im Kapitel 5. Entdecken Sie jedes Verhalten der Angehörigen, welches funktionales Verhalten bei der Betroffenen verstärkt und verstärken Sie wiederum die Angehörigen für dieses Verhalten. Heben Sie dieses Verhalten hervor, loben Sie, lächeln Sie und zeigen Sie Freude über dieses Verhalten.

4.1 Sicherheit herstellen

Die Sicherheit aller Beteiligten ist in der DBT-Familientherapie von zentraler Bedeutung. Bevor Sie andere Therapieziele anstreben können, muss das familiäre Umfeld eine sichere Umgebung für alle Beteiligten sein (Fruzzetti & Fruzzetti, 2003). Eine Vielzahl von Menschen mit einer BPS ist von häuslicher Gewalt betroffen. Umgekehrt kann auch von den Patientinnen körperliche und sexuelle Gewalt, Sachbeschädigung oder psychische Gewalt wie Drohungen und Einschüchterungen ausgehen (Fruzzetti & Levensky, 2000). Neben Fremdaggressivität kann bei den Betroffenen und ihren Angehörigen suizidales oder anderes selbstschädigendes Verhalten vorliegen. In der DBT-Familientherapie werden all diese Handlungen als lebensbedrohlich eingeordnet und deshalb in der Hierarchie der Therapieziele am höchsten priorisiert. Sie müssen unverzüglich bearbeitet werden (Fruzzetti & Levensky, 2000; Fruzzetti, 2018). Wir konzentrieren uns im Folgenden auf den Abbau von fremdschädigendem Verhalten im Einzelsetting und/oder singulären Familiensetting. Auch wenn Sie die Strategien zum Abbau von fremdschädigendem Verhalten auf die Eltern-Kind-Beziehung übertragen können, sind diese schwerpunktmäßig für die Arbeit mit Paaren entwickelt worden. Hilfestellungen zum Abbau von verbaler Gewalt und Konflikten im Gruppensetting finden Sie in Berger und Gunia (2019). Zum therapeutischen Vorgehen bei suizidalem und selbstschädigendem Verhalten verweisen wir auf die weiterführende Literatur der DBT (Bohus & Wolf-Arehult, 2013; Linehan, 1996a; Stiglmayr & Gunia, 2017).

4.2 Sensibilisierung für physische und sexuelle Gewalt

Es kann sein, dass sich Ihnen gewaltbetroffene oder gewaltausübende Personen anfangs nicht anvertrauen oder Gewalt von ihnen nicht als solche erkannt und darum nicht benannt wird. Deshalb ist es wichtig, dass Sie an die Möglichkeit häuslicher Gewalt denken, in der Anamneseerhebung danach fragen und aufmerksam für Warnsignale sind. Die folgenden Auffälligkeiten können auf häusliche Gewalt hindeuten (BMWFJ, 2010; Hagemann-White & Bohne, 2003):

- Körperliche Verletzungen,
- chronische Beschwerden, die keine offensichtliche physische Ursache haben,
- psychische Belastungen, die nicht klar zugeordnet werden können,
- Stresssymptomatik, insbesondere Schlafprobleme,
- gynäkologische Auffälligkeiten,
- Hinweise auf Vernachlässigung bei Schutzbefohlenen,
- kontrollierende Begleitperson(en).

Detaillierte Warnzeichen von häuslicher Gewalt finden Sie u.a. im Leitfaden der Landesärztekammer Baden-Württemberg (2012) oder des BMWFJ (2010). Haben Sie den Eindruck, dass jemand der Beteiligten Gewalt erlebt oder ausübt, dann schlagen wir folgende Schritte vor:

- Stellen Sie Informationsmaterialen zur Verfügung und legen Sie im Wartezimmer Flyer, Broschüren und Checklisten zu häuslicher Gewalt aus.
- Signalisieren Sie Gesprächsbereitschaft. Laden Sie zu Einzelgesprächen ein. Hören Sie zu und bedrängen Sie Ihr Gegenüber nicht. Machen Sie den Betreffenden Mut, mit Ihnen zu sprechen. Ist Ihr Gegenüber gesprächsbereit, dann klären Sie, ob Gewalt erlebt oder ausgeübt wird.
- Schildert Ihr Gegenüber häusliche Gewalt, dann erklären Sie ihm die rechtliche Situation, Ihre berufliche Schweigepflicht, Melderechte und -pflichten sowie Schutzpflicht gegenüber Kindern.
- Wenn das Opfer Anzeige erstatten will, explorieren Sie die Gewalterfahrung nicht genauer, sondern empfehlen Sie, die Erstaussage bei der Polizei zu machen, um die Glaubwürdigkeitsbeurteilung für ein eventuelles Verfahren nicht zu gefährden.
- Klären Sie die akute Eigen- oder Fremdgefährdung ab. Veranlassen Sie bei akuter Gefährdung geeignete Maßnahmen, wie z.B. medizinische Versorgung, Krankenhauseinweisung oder polizeiliche Maßnahmen.
- Vermitteln Sie die Kontaktdaten von spezialisierten Opfer- und Täterberatungsangeboten, Frauenhäusern, Frauenberatungsstellen, Frauennotrufen, der Opferhilfe Weißer Ring und Notrufnummern.

Merke: Kinder und Jugendliche sind besonders schutzwürdig!

- Erfahren sie Vernachlässigung, sexuelle oder körperliche Gewalt, sind Sie gefordert, Kontakt mit dem Jugendamt aufzunehmen, um auf Schutz- und Unterstützungsmaßnahmen hinzuwirken.
- Sobald Sie unsicher sind, ob das Kindeswohl gegeben ist, müssen Sie das Jugendamt einbeziehen.

4.3 Physische oder sexuelle Gewalt beseitigen

Gibt es Gewalt in der Familie oder in der Paarbeziehung, explorieren und erfassen Sie das gewalttätige Verhalten möglichst genau und umfassend. Befragen Sie die gewaltausübende Person und deren Angehörige, studieren Sie die Akten (Berichte, Anzeigen, Urteile) und befragen Sie auch das Opfer. Darüber hinaus eignet sich der Einsatz von Fragebögen und standardisierten Prognoseinstrumenten zur Erfassung von gewalttätigen Verhaltensmustern. Wenn Sie die Möglichkeit haben, Opfer zu befragen, tun Sie dies in Abwesenheit der gewaltausübenden Person, um die Ausübung von Druck auf das Opfer zu vermeiden. Zur Erfassung von Aggressivität, Erregbarkeit, Impulsivität etc. können Sie u.a. den Deutschen Aggressionsfragebogen (Werner & von Collani, 2004), den Kurzfragebogen zur Erfassung von Aggressivitätsfaktoren (K-FAF; Heubrock & Petermann, 2008) oder die Barratt-Impulsivitätsskala (BIS-11; Patton et al., 1995) nutzen. Außerdem empfiehlt es sich, ein standardisiertes Prognoseinstrument zur Einschätzung erneuter Gewalt anzuwenden. Hier könnten z.B. das Ontario Domestic Assault Risk Assessment (ODARA; Hilton et al., 2004, 2014) oder das Spousal Assault Risk Assessment (SARA-V3; Kropp et al., 2015), zur Anwendung kommen, wobei ein Training und eine Supervision für deren korrekte Anwendung erforderlich ist.

Informieren Sie die Betroffenen über die folgenden hierarchischen Therapieziele zur Eliminierung von Gewalt (Galietta & Rosenfeld, 2012; McCann et al., 2007), nachdem Sie alle Details zur Gewalt erfasst haben:

- Abbau von fremdschädigendem Verhalten,
- Reduktion von therapiestörendem Verhalten,
- Aufbau eines Verständnisses zur Entstehung von gewalttätigem Verhalten,
- Förderung gewaltfreier Einstellungen,
- Verbesserung der Impulskontrolle,
- Förderung der zwischenmenschlichen Fertigkeiten,
- Aufbau eines gewaltfreien Verhaltens durch den Einsatz von Stresstoleranzskills, Achtsamkeit, Gefühlsmanagement, v.a. des Neulernens emotionaler Reaktionen, Verstärkung von gewaltfreiem Verhalten und eines Rückfallpräventionsplans.

Die Verhaltensweisen der gewaltausübenden Person werden in diese Zielhierarchie eingeordnet und bearbeitet. Zur Erreichung obiger Ziele können Sie folgende DBT-Behandlungsstrategien anwenden:

- Commitmentstrategien,
- Validierungsstrategien,
- Veränderungsstrategien:
  - Kontingenzmanagement,
  - Selbstbeobachtung (Wochenkarte, Gefühlsprotokolle, Rückfallpräventionsplan etc.),
  - Methoden kognitiver Umstrukturierung,
- Kettenanalysen und Verhaltensanalysen (= Veränderungsstrategien und Validierungsmöglichkeiten),
- Dialektische Strategien.

Wir gehen im Folgenden auf einige der genannten Behandlungsstrategien näher ein. In der Therapie gewalttätiger Personen sind die mangelnde Veränderungsbereitschaft und fremdschädigende sowie therapiestörende Handlungen besondere Herausforderungen. Sie verhindern oft den Therapiefortschritt oder führen manchmal zur Beendigung der Therapie. Für den Umgang mit diesen Herausforderungen bedarf es eines klaren Vorgehens und des Einsatzes der DBT-Behandlungsstrategien.

Mangelnde Veränderungsbereitschaft

Gewaltausübende Personen haben mitunter zu Therapiebeginn ein eingeschränktes Problembewusstsein und eine ambivalente Therapie- und Veränderungsmotivation. Sie kommen z.B. zur Therapie, weil ein Familienmitglied in ihrem aggressiven Verhalten ein Problem und einen Veränderungsbedarf sieht oder auch aufgrund einer gerichtlichen Auflage. Die Therapie kann auch auf dieser Basis begonnen werden. Es ist Ihre Aufgabe als Therapeutin, die Gründe für eine ambivalente Veränderungsmotivation zu verstehen und gleichzeitig die innere Bereitschaft für Veränderungen zu wecken. Ihre therapeutische Haltung sollte einerseits von Respekt, Fürsorge sowie Zugewandtheit und andererseits durch eine wachsame Haltung und klare Ablehnung von Gewalt gekennzeichnet sein.

Therapiestörendes Verhalten

Während der Therapie kann auf Seiten der gewaltausübenden Person therapiestörendes Verhalten auftreten. Folgende Verhaltensweisen würden als therapiestörend eingestuft werden:

- Keine Zustimmung, auf Gewalt zu verzichten,
- Lügen oder mangelnde Offenheit in Bezug auf fortgesetzte Gewaltausübung,

- Vermeidung, sich mit gewalttätigem Verhalten und den zugehörigen Gefühlen, auseinanderzusetzen,
- nicht oder zu spät zu den Therapiesitzungen erscheinen,
- Hausaufgaben nicht erledigen,
- fortwährendes Stören in der Skillsgruppe,
- sich nicht an die Schweigepflicht halten etc.

Bei therapiestörendem Verhalten sollten Sie als Therapeutin unbedingt reagieren. Setzen Sie konsequent Grenzen und pausieren oder beenden Sie ggf. die Therapie. Zeigt sich auf Seiten der Therapeutin therapiestörendes Verhalten, sollte dies im Konsultationsteam behandelt werden. Dies wäre z. B. dann der Fall, wenn die Therapeutin sich nicht an die DBT-Hierarchie hielte oder nicht darauf bestehen würde, dass die gewaltausübende Person Verhaltensanalysen zu Gewaltverhalten anfertigt.

Achten Sie bei aggressivem Verhalten genau darauf, was Sie validieren. Validieren Sie nie das Invalide, in diesem Fall die Gewalt. Validieren Sie stattdessen Gedanken oder Gefühle, die aus Ihrer Sicht valide sind. Der Gedanke „Ich lasse mich nicht bevormunden" ist z. B. in gewissem Maße nachvollziehbar und validierbar. Jemanden zu schlagen, um nicht schwach auszusehen, ist hingegen dysfunktional und somit nicht valide. Zudem können Sie das primäre Gefühl validieren, das eine Handlung hervorruft (Galietta & Rosenfeld, 2012).

Beispiel

Herr M. berichtet: Meine Frau und ich hatten einen lautstarken Streit in Anwesenheit meiner Tochter. Ich habe meiner Tochter in gereiztem Ton gesagt, dass sie zu wenig für die Schule macht und die Noten zu schlecht sind. Meine Frau hat mir widersprochen. Sie hat zu mir gesagt, dass ich selbst ein schlechter Schüler war, meine Ansprüche an unsere Tochter zu hoch sind und ich den Erwartungen, die ich an unsere Tochter stelle, selbst nie entsprochen habe. Ich bin wütend geworden und habe meine Frau als blöde Kuh bezeichnet und ihr einen Schlag in den Nacken versetzt.

Th.: Ich kann mir vorstellen, dass Sie sich geschämt haben, als Ihre Frau Ihnen vor der Tochter widersprochen hat und sagte, dass Sie selbst ein schlechter Schüler waren, *und gleichzeitig* ist es nicht in Ordnung, dass Sie Ihre Frau beleidigt und geschlagen haben.

Damit die betroffene Person den Teufelskreis von Invalidierungen durchbrechen kann, lassen Sie sie Skills einsetzen, wie z. B. auf dem „Druck, anzugreifen" surfen, Achtsamkeit, Achtsamkeit in der Beziehung, Selbstberuhigung und Selbstvalidierung (vgl. Kapitel 5.5). Unterstützen Sie die gewaltausübende Person darin, Selbstvalidierung nur in Bezug auf valide Gedanken, Handlungen und primäre Gefühle vorzunehmen und auf Selbstvalidierung von Invalidem wie Wut, Gewalt, Drohung oder Einschüchterung zu verzichten.

Beispiel

Th.: Herr K., was war Ihr primäres Gefühl als Sie das Gerücht hörten, dass Ihre Frau Sie betrügt?

Herr K.: Traurigkeit und Angst, dass sie mich verlässt.

Th.: Können Sie sich für Ihre primären Gefühle validieren?

Herr K.: Es hat mich traurig gemacht, als mein Bekannter mir sagte, dass meine Frau mich betrügt. Und ja, ich habe gerade ganz schön Angst.

Verstärkung für aggressive Handlungen abbauen

Aggressive Handlungen können unter der Kontrolle positiver oder negativer Verstärkung stehen. Finden Sie zusammen mit den Betroffenen heraus, welche Verhaltenskonsequenzen gewalttätige Handlungen verstärken, und passen Sie das Kontingenzmanagement entsprechend an. Helfen Sie, aggressives Verhalten nicht und angemessenes Verhalten umso mehr zu verstärken. Gewalt wird positiv verstärkt, wenn die gewaltausübende Person dadurch ihr Ziel erreicht. Wenn sie also z. B. dadurch Macht und Kontrolle und die Unterordnung des Gegenübers erlebt. Eine negative Verstärkung gewalttätigen Handelns liegt vor, wenn durch Gewalt ein unangenehmer Zustand beendet oder eine bedrohliche Situation entschärft wird. Es kann z. B. sein, dass eine Gewalthandlung Hochanspannung oder unangenehme Gefühle abbaut oder ein Streit dadurch beendet wird. Kurzfristig kann Gewalt möglicherweise auch dazu führen, dass die andere Person die Beziehung nicht verlässt. Bleiben diese verstärkenden Konsequenzen bestehen, wird es für die gewalttätige Person extrem schwierig, ihr Verhalten zu ändern. Verstärken Sie jede Annäherung an alternatives, gewaltfreies Verhalten positiv (i. S. eines Shapings).

Lassen Sie den Drang zur und die tatsächliche Ausübung von Gewalt auf der Wochenkarte dokumentieren. Auch risikorelevante Ereignisse, wie z. B. Alkoholkonsum, sollten dokumentiert werden. Nehmen Sie anhand der Wochenkarte zu Beginn jeder Sitzung eine Risikoeinschätzung von Gewalt vor. Sollte Ihnen die Deeskalation eines Verhaltens einer oder mehrerer Familienmitglieder innerhalb der Sitzung nicht gelingen, schätzen Sie das akute Gewaltrisiko erneut gegen Ende der Sitzung ein (Fruzzetti, 2018). Wenn Gewalt in der vergangenen Woche aufgetreten oder erlebt worden ist, behandeln Sie diese Verhaltensweisen in der Sitzung mit oberster Priorität. Nehmen Sie über den gesamten Therapieverlauf eine kontinuierliche sorgfältige Beurteilung der Sicherheit der Beteiligten vor.

Erstellen Sie mit der gewaltausübenden Person eine möglichst präzise und ausführliche Kettenanalyse zur aktuellen gewalttätigen Handlung, um die Quantität und Qualität und die Gefährlichkeit der Gewalt oder Bedrohungen einzuschätzen sowie gewaltfördernde Bewertungen, Gefühle und Handlungsmuster zu identifizieren. Achten Sie darauf, dass die Kettenanalyse lückenlos ist. Gleichen Sie die

Angaben der gewaltausübenden Person mit den offiziellen Dokumentationen, Angaben des Opfers und Fremdangaben ab. Explorieren Sie Unstimmigkeiten oder Lücken im Ablauf und hinterfragen Sie die Aussagen auf Grundlage der Angaben des Opfers. Nur so ist eine vollständige Verantwortungsübernahme der gewaltausübenden Person und eine Erstellung eines effektiven Rückfallpräventionsplans möglich. Sollten Bagatellisierungen und Rechtfertigungen sichtbar sein, wird um eine erneute Überarbeitung der Kettenanalyse gebeten. Bleibt die Kettenanalyse weiterhin lückenhaft, dann sollte im Konsultationsteam darüber beraten werden, ob die Therapie weitergeführt werden kann.

Identifizieren Sie anhand der Kettenanalyse rückfallbegünstigende Faktoren für aggressives Verhalten wie labilisierende Bedingungen, Bewertungen, Gefühle und Handlungen. Arbeiten Sie gemeinsam mit der betroffenen Person daran, labilisierende Bedingungen wie Schlafmangel, Alkoholkonsum, Langeweile usw. abzubauen. Arbeiten Sie verzerrte Wahrnehmungen, Einstellungen und Erwartungen heraus, die aggressives Verhalten fördern und aufrechterhalten. Hier einige Beispiele für in diesem Kontext mögliche Überzeugungen und Wünsche (Andrews & Bonta, 1998; Bush, 1995):

- Der Wunsch nach Macht, Dominanz oder Kontrolle,
- das vermeintliche Recht, Forderungen mit Gewalt durchsetzen zu dürfen,
- der Glaube, die andere Person habe es verdient,
- die Überzeugung, sich nicht kontrollieren zu können,
- das Gefühl, missachtet zu werden,
- eine hohe Anspruchshaltung an das Gegenüber,
- die Sicht, man selbst sei das Opfer und das Gegenüber sei für die eigene Gewalt verantwortlich,
- die Überzeugung, Härte sei gut.

Hinterfragen Sie gewaltfördernde Bewertungen und Überzeugungen durch Techniken der kognitiven Umstrukturierung. Betroffene sollen lernen, ihre Bewertungen zu relativieren und alternative Denkmuster zu entwickeln. Darüber hinaus sollte die gewaltbereite Person Einsicht in die Dysfunktionalität ihrer Gewaltbereitschaft entwickeln, Bagatellisierungen der Konsequenzen von Gewalt bearbeiten und so die Verantwortung für ihr Handeln übernehmen. Erläutern Sie die Konsequenzen gewaltfördernder Bewertungen wie beispielsweise, dass sie anderen schaden, eine Beziehung zerstören und zu Konflikten mit dem Gesetz führen. Thematisieren Sie die primären Gefühle anhand der Kettenanalyse. Oft ist Wut das sekundäre Gefühl, das dazu dient, primäre Gefühle wie Frustration, Angst, Scham oder Kränkung zu kompensieren. Helfen Sie der Person, in der Kettenanalyse die Stelle zu finden, an der sie in Zukunft Skills einsetzen kann. Die Person sollte so die Kette unterbrechen und zu einem funktionalen Handlungsausgang gelangen. Diese Skills finden Sie bei Bohus und Wolf-Arehult (2013) vor allem in den Modulen Stresstoleranz, Umgang mit Gefühlen, zwischenmenschliche Fertigkeiten und Achtsamkeit. Durch den Einsatz und ständiges Üben dieser Skills sollen Betroffene lernen, ihr gewalttägiges Verhalten langfristig abzubauen. Lassen Sie die Betreffenden zu jeder weiteren aggressiven Handlung (körperlich oder psychisch) eine Kettenanalyse erstellen.

Damit die gewaltausübende Person langfristig eine eigenständige Wachsamkeit gegenüber gewaltrisikorelevanten Ereignissen entwickeln kann, sollte sie dauerhaft Wochenkarten führen. Erstellen Sie gemeinsam einen Rückfallpräventionsplan. Dieser sollte folgende Aspekte enthalten:

- Frühwarnzeichen aggressiver Handlungen und Impulse,
- die Auflistung von Risikofaktoren,
- die Auflistung rückfallbegünstigender Ereignisse,
- jeweils dazugehörige risikosenkenden Strategien (Skillsketten),
- Telefonnummern von professionellen und privaten Bezugspersonen, die informiert sind, und bei denen Unterstützung eingeholt werden kann.

Der Einsatz des Rückfallpräventionsplans wird mit der gewaltausübenden Person geübt und nachbesprochen. Der Plan wird kontinuierlich in der Einzeltherapie überprüft und an neue gewaltbezogene Erkenntnisse angepasst.

Ist eine Person Opfer von häuslicher Gewalt, erarbeiten Sie mit ihr zusammen eine Kettenanalyse zur letzten erlebten Gewalt oder der erlebten Bedrohung. Informieren Sie die gewalterlebende Person über die möglichen gesundheitlichen physischen und psychischen sowie sozialen Folgen von Gewalt. Erfassen Sie auch hier die Quantität und Qualität und die Gefährlichkeit der Gewalt, das Ausmaß der Angst und des Gefühls der Bedrohung. Das Opfer hält auf der Wochenkarte fest, ob es weiter Gewalt erlebt. Thematisieren Sie fortgesetzte erlebte Gewalt vorrangig in der Sitzung. Schätzen Sie die akute Gefährdung des Opfers ein und leiten sie gegebenenfalls die erforderlichen Schritte ein. Klären Sie das Opfer über die Dynamik von Gewalt in Beziehungen auf. Veranschaulichen Sie den Kreislauf der Gewalt und die Dynamik häuslicher Gewalt (Walker, 1994). Sprechen Sie mit dem Opfer offen über die Ambivalenz in der Paarbeziehung. Thematisieren Sie Gründe, die das Opfer in der Beziehung halten. Hierzu können gehören:

- Angst vor Statusverlust,
- Angst vor Einsamkeit,
- finanzielle Abhängigkeit,
- das Gefühl, jemanden im Stich zu lassen,
- Werte,
- Hoffnung auf Besserung,
- Täterstrategien wie Isolation und in Folge der Wegfall von Unterstützung oder der Wechsel zwischen Gewalt und Zuwendung.

Diskutieren Sie Gründe, die gegen die Beziehung sprechen:

- körperliche und psychische Gewalt,
- Traumatisierung,
- Abhängigkeit,

- Angst,
- Verlust von Selbstwert.

Besprechen Sie mit dem Opfer, wann der Zeitpunkt gekommen ist, zu gehen und welche Voraussetzungen gegeben sein müssen, damit ein Ende der Beziehung gelingen kann (Helfferich & Kavemann, 2004). Erstellen Sie gemeinsam mit dem Opfer einen Notfallplan zur sofortigen Beendigung akuter Gewalt. Dieser sollte möglichst klare Handlungsanweisungen für verschiedene Szenarien beinhalten, wie z.B.:
- flüchten,
- sich Hilfe holen,
- eine Flucht planen,
- nach der Trennung sicher sein.

Durch diesen Plan ist die Person besser auf Krisensituationen vorbereitet und weiß, wie sie sich schützen kann (Fruzzetti & Payne, 2015). Sobald der Abbau von physischer oder sexueller Gewalt und selbstschädigendem Verhalten erreicht ist, wenden Sie sich dem Ziel der Entfernung von Verstärkung für Suizidalität und anderes selbstschädigendes Verhalten zu. Sollte im Therapieverlauf erneut fremd- oder selbstschädigendes Verhalten auftreten, wird in der Therapie erneut auf dieses Ziel in der Hierarchie zurückgegangen.

4.4 Veränderung von Konsequenzen, die Suizidalität und anderes selbstschädigendes Verhalten verstärken

Auf jedes Verhalten folgen positive oder negative Konsequenzen, die wiederum das vorhergehende Verhalten beeinflussen, es entweder fördern, stabilisieren oder verändern. Das heißt, wir lernen aus den Konsequenzen unseres Verhaltens. Auf suizidales oder selbstschädigendes Verhalten reagiert das Umfeld häufig auf eine Weise, die das Verhalten unbeabsichtigt fördert und aufrechterhält. Man unterscheidet hierbei vier Möglichkeiten:
- *Dysfunktionales Verhalten wird positiv verstärkt:* Die Angehörigen schenken ihrem Familienmitglied immer genau dann Aufmerksamkeit, Zuwendung oder Fürsorge, wenn es sich suizidal oder selbstschädigend verhält.
- *Dysfunktionales Verhalten wird negativ verstärkt:* Aufgrund zunehmender Suizidalität oder Selbstverletzungen der Betroffenen stellen die Angehörigen „aversive Verhaltensweisen“ ein (z.B. Die Eltern schimpfen, wenn ihr Kind eine schlechte Note nach Hause bringt. Verletzt das Kind sich aber auf dem Heimweg, fällt das Schimpfen aufgrund der schlechten Note weg).
- *Skillsbasiertes Verhalten wird NICHT verstärkt:* Erfolgreiches Selbstmanagement bzw. der Einsatz von Skills wird von den Angehörigen übersehen oder ignoriert.

- *Skillsbasiertes Verhalten wird bestraft:* Die Angehörigen kritisieren den aufkeimenden Einsatz von Skills, weil er nicht sofort zum Erfolg führt und sich das Familienmitglied trotz der Anwendung von Skills weiter selbstverletzt. Nach den ersten Therapiefortschritten formulieren die Angehörigen sofort höhere Erwartungen an die Betroffene.

Verhalten kann durch Lernerfahrung aufgebaut, aufrechterhalten und durch neue Lernerfahrungen verändert werden. Mit Kontingenzen sind die Zusammenhänge zwischen Verhalten und Verhaltenskonsequenzen gemeint. Im Kontingenzmanagement wird Verhalten durch die gezielte Veränderung der Kontingenzen beeinflusst. Verändern Sie die Kontingenzen im familiären Umfeld der Betroffenen, um dysfunktionales Verhalten zu reduzieren und skillsbasiertes Verhalten zu fördern. Helfen Sie den Angehörigen dabei, dysfunkionales Verhalten weniger und skillsbasiertes Verhalten schon im kleinsten Ansatz und umso mehr zu verstärken.

4.4.1 Verschiebung positiver Verstärker für dysfunktionales Verhalten

Oft richten Angehörige ihre Aufmerksamkeit stark auf suizidales oder selbstverletzendes Verhalten der Betroffenen und wenig auf deren funktionales Verhalten. Das ist menschlich und nachvollziehbar. Validieren Sie die Gründe für diese Aufmerksamkeitsverteilung. Fördern Sie jedoch gleichzeitig das Verständnis der Angehörigen dafür, welche Auswirkungen diese Aufmerksamkeitslenkung langfristig hat. Klären Sie Angehörige und Betroffene zunächst über die Lerngesetze, Verstärker und das Kontingenzmanagement auf. Identifizieren Sie im Anschluss anhand einer doppelten Kettenanalyse positive Verstärker für dysfunktionales Verhalten. Klären Sie, an welchen Stellen der Kette die Angehörigen hilfreicher handeln könnten, um selbstschädigendes Verhalten zu verhindern oder abzubauen und funktionales Verhalten positiv zu verstärken (zur Anwendung der doppelten Kettenanalyse vgl. Kapitel 3.1.2). Erklären Sie, wie sich die Beteiligten gegenseitig durch ihr Verhalten beeinflussen, wie dysfunktionales Verhalten auf beiden Seiten aufrechterhalten wird und wie sie Kontingenzen ändern können. Um diesen Sachverhalt zu verdeutlichen, können Sie ein allgemeines Beispiel verwenden.

Beispiel

Wenn die Eltern z. B. dem Wutanfall ihrer 16-jährigen Tochter nachgeben, weil sie länger abends ausgehen will, dann verstärkt dies das Verhalten der Tochter positiv und sie wird auch künftig Wutanfälle einsetzen, um ihre Interessen durchzusetzen. Gleichzeitig wird das Nachgeben der Eltern negativ verstärkt, weil dadurch der aversive Zustand (Anspannung aufgrund des Wutanfalls der Tochter) der Eltern beendet wird.

Die Schlussfolgerung aus diesen Erkenntnissen soll nicht sein, auf liebevolles, beruhigendes, zugewandtes und fürsorgliches Verhalten gegenüber den Betroffenen zu verzichten. Im Gegenteil: Die Angehörigen sollten ihre positiven Reaktionen gegenüber ihrem kranken Familienmitglied durch Validierung, Wärme und Aufmerksamkeit erhöhen. Dies ist insbesondere dann sinnvoll, wenn die Betroffenen zurzeit eher wenig Zuwendung erhalten. Der Einsatz positiver Verstärker in Form von Zuwendung und Aufmerksamkeit sollte dann erfolgen, wenn es der Betroffenen gut geht, sie sich funktional und skillsbasiert verhält und natürlich auch, wenn es ihr schlecht geht, sie dies jedoch angemessen ausdrückt oder adäquat den Wunsch nach Nähe oder Gesellschaft äußert. Wenn die Betroffene suizidal kommuniziert oder sich selbst verletzt, dann sollte diesem Verhalten nur die Aufmerksamkeit geschenkt werden, die notwendig ist (z. B. Erinnerung an Notfallplan, ärztliche Versorgung gewährleisten). Machen Sie deutlich, dass diese „Verschiebung der positiven Verstärkung“ entscheidend dazu beiträgt, dysfunktionales Verhalten wie Suizidalität oder Selbstverletzungen ab- und funktionales Verhalten aufzubauen. Unterstützen Sie die Angehörigen darin, funktionales Verhalten ihres Familienmitglieds zu erkennen und ihren Fokus darauf zu richten. Ergänzend können sich die Angehörigen den Betroffenen anhand eines vereinbarten Plans zuwenden. Sie könnten z. B. vereinbaren, täglich eine Stunde Zeit mit der Betroffenen zu verbringen.

4.4.2 Das Entfernen negativer Verstärker für dysfunktionales Verhalten

Achten Sie bei der Kettenanalyse darauf, ob eine negative Verstärkung von dysfunktionalem Verhalten vorliegt. Dies wäre dann der Fall, wenn die Angehörigen z. B. „unangenehmes“ Verhalten einstellen, sobald dysfunktionales Verhalten auftritt. D. h. am Ende der Kette steht der Wegfall einer unangenehmen Konsequenz (vgl. Beispiel oben). Erläutern Sie den Angehörigen, dass genau dieser Wegfall das dysfunktionale Verhalten der Betroffenen verstärkt. Vergessen Sie dabei nicht, zu validieren, dass das Verhalten der Angehörigen sehr wohl nachvollziehbar ist. In der Regel wollen Sie die Betroffene schützen und unterstützen. Gleichzeitig ist in der Regel vor dem dysfunktionalen Verhalten der Betroffenen eine Situation entstanden, die aversiv für sie ist und die sie daher gern beenden möchte.

Beispiel

Die Tochter wünscht sich Nähe und Zuwendung von Ihren Eltern. Die Eltern sind jedoch verunsichert und haben Angst, etwas falsch zu machen. Daher suchen sie kaum noch den Kontakt zur Tochter. Verletzt die Tochter sich jedoch selbst, sind die Eltern da, trösten sie, fahren mit ihr zur chirurgischen Versorgung in die Klinik und lassen sie an diesem Tag nicht mehr aus den Augen. Die Distanziertheit der Eltern trägt in diesem Fall dazu bei, dass das selbstschädigende Verhalten der Tochter durch den Wegfall genau dieser Distanziertheit negativ verstärkt wird.

Achten Sie auch darauf, ob die Angehörigen sich häufig so verhalten, dass die Situation für die Betroffene unangenehm wird. Wenn die Angehörigen z. B. häufig kritisieren, viele Anforderungen stellen, sich bei nicht erwünschtem Verhalten distanziert zeigen oder invalidierend werden, kann eine Selbstverletzung oder suizidales Verhalten auch zu einer „Escape-Strategie“ werden. Strafendes und invalidierendes Verhalten der Angehörigen könnte somit fördern, dass die Betroffenen dysfunktionales Verhalten zeigen, weil das unangenehme Verhalten der Angehörigen dann aufhört. Ihre Aufgabe wird also meist sein, den Angehörigen zu vermitteln, insgesamt weniger strafendes Verhalten zu zeigen und mehr zu validieren, um aus diesem Teufelskreis auszubrechen.

Beispiel

Die Eltern möchten gern, dass ihre Tochter in der Schule bessere Noten schreibt. Immer wenn sie eine schlechte Note schreibt, schimpfen sie mit ihr und sie muss in der kommenden Woche viele Stunden am Tag lernen. Wird sie dann suizidal, wollen sie sie aufmuntern. Sie unternehmen dann schöne Dinge mit ihr, und sie muss nicht mehr lernen.

In diesem Beispiel kann man davon ausgehen, dass die Tochter aufgrund des Drucks und der Gefühle, die dabei entstehen, suizidal wird und nicht, um ihre Eltern dazu zu bewegen, die unangenehmen Konsequenzen auszusetzen. Dennoch führt die Suizidalität zur Aufhebung der unangenehmen Konsequenzen und wird dadurch negativ verstärkt. Dieses Beispiel zeigt, dass die Lösung nicht wäre, die Tochter auch bei Suizidalität weiterhin viele Stunden am Tag lernen zu lassen. Die Lösung muss an anderer Stelle gesucht werden. Es könnte z. B. eine klare Absprache dazu geben, wie viele Stunden die Tochter lernt und wie sie dabei gut unterstützt werden kann, unabhängig von den Noten, die sie schreibt.

Treten viele Konflikte auf, wird das Gegenüber nach einiger Zeit nur noch mit unangenehmen Gefühlen und Streit in Verbindung gebracht. Die Beteiligten nehmen einander jeweils als aversiven Reiz wahr. Aufgrund dessen hören die Beteiligten auf, gemeinsame Zeit zu verbringen. Sie haben vor weiteren negativen Interaktionen mit ihrem Familienmitglied Angst. Damit ist die Balance gestört. Es gibt keine Möglichkeit mehr, negative Interaktionen durch positive auszugleichen. Die Beziehung wird immer schlechter. Um diesen Teufelskreis umzukehren, müssen die aversiven Handlungen der Angehörigen aus der Kette entfernt und durch funktionale ersetzt werden. Unterstützen Sie die Angehörigen darin, ihre Skills in den Bereichen Achtsamkeit in der Beziehung, Validierung und Emotionsmanagement zu verbessern (vgl. Kapitel 5.3 bis Kapitel 5.5), um Bewertungen und negative emotionale Reaktionen zu verringern und funktionales Verhalten aufzubauen. Optimal ist natürlich, wenn Suizidalität und Selbstverletzungen bei den Betroffenen dann auch weniger werden, weil dies die Verhaltensveränderung der Angehörigen negativ verstärkt.

4.4.3 Positive Verstärkung von skillsbasiertem Verhalten

Neben der Verstärkung von schädlichem Verhalten ist ein häufiges Problem, dass die Angehörigen angemessenes, funktionales Verhalten der Betroffenen nicht verstärken. Weil dieses Verhalten ja „normal" und „selbstverständlich" ist, wird darauf oft gar nicht reagiert. Die Reaktionen erfolgen dann eher auf das schädliche Verhalten, wie oben beschrieben.

Klären Sie mithilfe einer doppelten Kettenanalyse, ob und wie Angehörige durch ihr Verhalten funktionale Handlungen der Betroffenen ignorieren. Suchen Sie nach jeder gegebenen Möglichkeit, skillsbasiertes Verhalten zu verstärken. Erinnern Sie die Angehörigen daran, wie wichtig die Anerkennung von Anstrengungen für den Aufbau neuer Verhaltensweisen ist. Die Angehörigen sollen erkennen, was ihr Familienmitglied durch Problemlösestrategien gerade zu erreichen versucht, unabhängig davon, ob es damit erfolgreich ist oder nicht (Fruzzetti, 2018).

4.4.4 Abbau von Bestrafung von skillsbasiertem Verhalten

Manchmal denken Angehörige, dass sich die Betroffene nicht genug anstrengt und nicht schnell genug Fortschritte macht oder sogar, dass ihre Angehörige Skills einsetzt, um unangenehme Dinge zu vermeiden oder besondere Aufmerksamkeit zu bekommen. Das kann dazu führen, dass Angehörige Anstrengungen der Betroffenen, sich skillsbasiert zu verhalten, nicht nur ignorieren, sondern bestrafen. Diese Bestrafungen erfolgen meist nicht bewusst. So kann ein Familienmitglied, das zu wenig Informationen über den Einsatz von Skills hat, über das neue Verhalten irritiert sein, es vielleicht sogar als Vermeidungsverhalten einstufen und dieses abwerten oder bestrafen. Um dies zu verhindern, sollten die Angehörigen über den Einsatz neuer Skills ihres Familienmitglieds gut informiert sein. Damit wird nicht nur eine Bestrafung verhindert. Es wird für die Angehörigen leichter, aufmerksam zu sein und zu bemerken, wenn sie den Auftritt von neuem, skillsbasiertem Verhalten verstärken können.

5 Familienskills

In den folgenden Kapiteln werden die einzelnen Familienskills erläutert. Skills für folgende Bereiche werden vorgestellt:

- Psychoedukation (vgl. Kapitel 5.1),
- Achtsamkeit (vgl. Kapitel 5.2),
- Achtsamkeit in der Beziehung (vgl. Kapitel 5.3),
- Emotionsmanagement und angemessener Gefühlsausdruck (vgl. Kapitel 5.4),
- Validierung (vgl. Kapitel 5.5),
- Wiederaufbau der Beziehung (vgl. Kapitel 5.6),
- Problemmanagement (vgl. Kapitel 5.7),
- Akzeptanz und Nähe (vgl. Kapitel 5.8).

In jedem Modul wird zunächst im Rahmen der Einführung Hintergrundwissen zum jeweiligen Skill vermittelt. Im Abschnitt zur Didaktik gehen wir auf die Ziele des Moduls ein und geben Hinweise zum allgemeinen didaktischen Vorgehen. Anschließend wird im Abschnitt „Einsatz der Handouts" aufgezeigt, wie Therapeuten die Familienskills mithilfe der einzelnen Info- und Übungsblätter vermitteln können. Daran schließt sich jeweils die Darstellung der Info- und Übungsblätter an.

5.1 Modul Psychoedukation

5.1.1 Einführung

Die Borderline-Persönlichkeitsstörung (BPS)

Die Borderline-Persönlichkeitsstörung (BPS) ist eine schwere und chronische psychische Erkrankung, die zu den Persönlichkeitsstörungen gezählt wird. Wir begreifen die BPS im Wesentlichen als Störung der Gefühlsregulation. Zentrale Kennzeichen der BPS sind sehr schnell auslösbare, übermäßig starke und langanhaltende emotionale Zustände. Je nach Intensität haben Betroffene Schwierigkeiten, diese emotionalen Zustände differenziert wahrzunehmen. Sie werden oft als unkontrollierbar erlebt. Emotionen werden insbesondere unter hoher Anspannung als diffuses Gefühl innerer Anspannung erlebt. Zusätzlich wird häufig dissoziatives Erleben berichtet (Bohus, 2019). Betroffene haben oft gelernt, diese als höchst unangenehm erlebten Spannungs- und dissoziativen Zustände mithilfe schnell wirksamer, aber dysfunktionaler Verhaltensweisen, wie z. B. Selbstverletzungen oder Suizidversuchen, schnell zu beenden (Kleindienst & Bohus, 2009). Auch impulsives Verhalten in Form von erhöhtem Alkohol- oder Substanzkonsum, Hochrisikoverhalten (z. B. auf Bahngleisen spazieren gehen oder U-Bahnsurfen) oder Essattacken können einer dysfunktionalen Affektregulation dienen. Häufig leiden Betroffene unter Selbsthass, manche auch unter heftigen Wutausbrüchen.

Im DSM-5 (APA/Falkai et al., 2018) ist die Störung durch neun Kriterien gekennzeichnet, von denen fünf für eine Diagnosestellung erfüllt sein müssen (vgl. Kasten).

Diagnostische Kriterien der Borderline-Persönlichkeitsstörung (BPS) gemäß DSM-5 (APA, Falkai et al., 2018)[1]

Ein tiefgreifendes Muster von Instabilität in zwischenmenschlichen Beziehungen, im Selbstbild und in den Affekten sowie von deutlicher Impulsivität. Der Beginn liegt im frühen Erwachsenenalter und das Muster zeigt sich in verschiedenen Situationen. Mindestens fünf der folgenden Kriterien müssen erfüllt sein:

1. Verzweifeltes Bemühen, tatsächliches oder vermutetes Verlassenwerden zu vermeiden. (*Beachte:* Hier werden keine suizidalen oder selbstverletzenden Handlungen berücksichtigt, die in Kriterium 5 enthalten sind.)
2. Ein Muster instabiler und intensiver zwischenmenschlicher Beziehungen, das durch einen Wechsel zwischen den Extremen der Idealisierung und Entwertung gekennzeichnet ist.

1 Abdruck erfolgt mit Genehmigung aus der deutschen Ausgabe des Diagnostic and Statistical Manual of Mental Disorders, Fifth Edition © 2013, Dt. Ausgabe: © 2018, American Psychiatric Association. Alle Rechte vorbehalten.

3. Identitätsstörung: ausgeprägte und andauernde Instabilität des Selbstbildes oder der Selbstwahrnehmung.
4. Impulsivität in mindestens zwei potenziell selbstschädigenden Bereichen (Geldausgaben, Sexualität, Substanzmissbrauch, rücksichtsloses Fahren, „Essanfälle"). (*Beachte:* Hier werden keine suizidalen oder selbstverletzenden Handlungen berücksichtigt, die in Kriterium 5 enthalten sind.)
5. Wiederholte suizidale Handlungen, Selbstmordandeutungen oder -drohungen oder Selbstverletzungsverhalten.
6. Affektive Instabilität infolge einer ausgeprägten Reaktivität der Stimmung (z.B. hochgradige episodische Dysphorie, Reizbarkeit oder Angst, wobei diese Verstimmungen gewöhnlich einige Stunden und nur selten mehr als einige Tage andauern).
7. Chronische Gefühle von Leere.
8. Unangemessene, heftige Wut oder Schwierigkeiten, die Wut zu kontrollieren (z.B. häufige Wutausbrüche, andauernde Wut, wiederholte körperliche Auseinandersetzungen).
9. Vorübergehende, durch Belastungen ausgelöste paranoide Vorstellungen oder schwere dissoziative Symptome.

International wird von einer Prävalenz der BPS bei Erwachsenen zwischen 0,7% bis 2,7% ausgegangen (Ellison et al., 2018). In Deutschland liegt die Prävalenz zwischen 1% und 2% (Bohus, 2019). Bei Jugendlichen ist die Prävalenzrate 3% (Guilé, et al., 2018). Eine kumulative Studie zeigt, dass die Prävalenz der BPS im Alter von 16 Jahren 1,4% beträgt und bis zum 22. Lebensjahr auf 3,2% ansteigt (Johnson et al., 2008). In klinischen Populationen liegen die Prävalenzraten für Erwachsene im ambulanten Setting bei 12% und im stationären Setting bei 22%. Bei Jugendlichen ist die Prävalenz ambulant 11% und stationär 35% (Ellison et al., 2018). Bei der BPS finden sich in 70% bis 80% der Fälle selbstverletzende Handlungen und bei 7% bis 10% finden sich vollendete Suizide (Bohus, 2019; Stiglmayr & Gunia, 2017). Allerdings gibt es eine hohe Anzahl von Suizidversuchen (Bohus, 2019). Oft bestehen neben einer BPS noch weitere psychiatrische Erkrankungen, wie affektive Störungen (80%), Angststörungen (80%), eine Essstörungen (70%), ein Substanzmissbrauch (60%), eine Posttraumatische Belastungsstörung (60%), eine Aufmerksamkeitsdefizit-/Hyperaktivitätsstörung (30%) sowie bei ca. 80% eine weitere Persönlichkeitsstörung (Bohus, 2019; Sipos & Schweiger, 2003). Zusätzlich finden sich bei Borderline-Patientinnen auch dissoziative Störungen und Symptome (vgl. Priebe et al., 2014).

Die BPS beginnt oft in der Adoleszenz mit einem Gipfel der Symptomatik mit Mitte 20 (Winograd et al., 2008). Die Ausprägung der BPS nimmt häufig im Laufe des Lebens ab (Zanarini et al., 2003, 2006). Eine Metaanalyse von Studien über Erwachsene mit BPS ergab eine Remissionsrate von 50% bis 70% (Alvarez-Thomás et al., 2017). Dabei besteht ein Zusammenhang zwischen jungem Durchschnittsalter bei Studienbeginn und einer erhöhten Wahrscheinlichkeit hoher Remissionsraten. Bezüglich der Entstehungsmodelle der BPS verweisen wir auf Kapitel 1.1.

Die Dialektisch Behaviorale Therapie (DBT)

Die DBT wurde als ambulante Therapieform von Marsha Linehan anfangs zur Behandlung von chronisch suizidalen Frauen entwickelt (Linehan, 1993a). Sie besteht aus den vier Therapiebausteinen: Einzeltherapie, Skillstraining in der Gruppe, Telefonkontakt im Notfall und regelmäßige Intervision (Konsultationsteam) bzw. Supervision der Therapeutinnen.

Die DBT basiert auf der dialektischen Integration von veränderungsbasierten und akzeptanzbasierten Methoden. Sie lässt sich in unterschiedliche Stadien einteilen. Nach Bohus (2019) wird das *Stadium 0,* das zur Orientierung von schwer beeinträchtigten aber noch nicht zur Therapie motivierten oder fähigen Patientinnen dient, vorgeschaltet. In *Stadium I* der Therapie steht die Verhaltenskontrolle über dysfunktionale Verhaltensweisen, die der Affekt- und Spannungsregulation dienen, im Vordergrund. Hierzu gehört z. B. suizidales oder schwer selbstverletzendes Verhalten, Risikoverhalten, Gewalttaten und jedes Verhalten, das zu einer Krisenintervention führt. In *Stadium II* der Therapie wird an der Reduktion von komorbiden Störungen, der allgemeinen Verbesserung der Emotionsregulation und der Verbesserung der sozialen Fertigkeiten gearbeitet. In *Stadium III* geht es um den Aufbau eines sinnerfüllten Lebens, um von der Krankheit unabhängige Ziele und Werte.

Unabhängig vom Therapiestadium, gilt immer eine *dynamische Hierarchisierung der Therapieziele* (vgl. Bohus, 2019, S. 35). Hier steht die Lebensgefahr an oberster Stelle. Sie wird gefolgt vom Therapieabbruch oder therapiezerstörendem Verhalten, schweren Krisen und den Therapiefortschritt behindernden Verhalten. Basierend auf einem kognitiv-behavioralen Grundkonzept, bestimmt das Behandlungsteam oder Konsultationsteam mittels Zielanalyse gemeinsam mit der Patientin, welche Verhaltensweisen fokussiert werden und priorisiert diese anhand der dynamischen Hierarchisierung der Therapieziele. Über *Verhaltensanalysen* (VA) werden die Faktoren, die das fokussierte Verhalten auslösen und aufrechterhalten herausgearbeitet. Die VA ermöglicht Verhaltensmuster und Verhaltensdefizite zu erkennen. Diese Erkenntnisse gehen in die Lösungsanalyse ein, die zum Ziel hat, alternative Verhaltensweisen zu erarbeiten. Der *Aufbau neuer Fertigkeiten* (Skills) erfolgt über die konkrete Vermittlung und Einübung von Skills in der Skillsgruppe und der Einzeltherapie. Im stationären Setting erfolgt sie auch in den Bezugspersonenstunden durch das Pflegepersonal oder durch eine konkrete Anleitung in der Anwendung von Skills im Stationsalltag. Über *Tagebuchkarten* wird der Therapiefortschritt bezüglich der identifizierten Verhaltensweisen überprüft. Auch andere Methoden der kognitiven Verhaltenstherapie, wie z. B. kognitive Umstrukturierungsprozesse oder Konfrontationsverfahren, kommen zum Einsatz. Ein gutes *Kontingenzmanagement* ist sowohl im ambulanten als auch im stationären Setting von besonderer Bedeutung. Grundsätzlich gilt, dass möglichst keine Verstärkung (durch soziale Zuwendung) von dysfunktionalem Verhalten durch die Mitarbeiter des Behandlungsteams erfolgen sollte. Gleichzeitig wird zielführendes Verhalten durch Zuwendung und Interesse gefördert.

Das Gegengewicht zu den *veränderungsorientierten Methoden* bilden *akzeptanzbasierte Methoden*. Hierzu zählen *Achtsamkeit* und eine *nichtbewertende, annehmende Haltung*. Das Team übt sich in einer nichtbewertenden, beschreibenden und mitfühlenden Haltung. Dies erfolgt über regelmäßige Achtsamkeitsübungen, das Einhalten bestimmter Teamregeln auch in Besprechungen (vgl. Bohus, 2019) und das Verinnerlichen der *Grundannahmen* (vgl. Linehan, 1996a). Eine zentrale Akzeptanzstrategie in der DBT ist die *Validierung*. Validierung vermittelt der Patientin, dass ihre subjektive Sicht der Dinge, ihre Gefühle, Gedanken und Verhalten, nachvollziehbar, jedoch nicht die einzig mögliche Alternative sind (vgl. Linehan, 1996a). Eine *dialektische Grundhaltung* ist die Antwort der DBT auf rigide und polarisierende Positionen. Sie akzeptiert das gleichzeitige Bestehen widersprüchlich erscheinender Pole und versucht aus einer „Entweder-oder"-Sicht eine „Sowohl-als-auch"-Perspektive zu formen. Eine Balance der Akzeptanz- und Veränderungsstrategien schafft die Basis für eine stabile Beziehung zur Patientin und macht einen Veränderungsprozess möglich.

Detaillierte Darstellungen und Erläuterungen zur DBT finden sich in Bohus (2019). Die Inhalte des Skillstrainings lassen sich im „Interaktiven Skillstraining für Borderline-Patienten" (Bohus & Wolf-Arehult, 2013) oder im „Interaktives Skillstraining für Jugendliche mit Problemen der Gefühlsregulation (DBT-A)" (von Auer & Bohus, 2017) nachlesen.

Das erste DBT-spezifische Programm für Angehörige, Family Connections, wurde von Hoffman et al. (1999) entwickelt (vgl. Kapitel 2) und enthält alle Familienskills. Ziel dieses Programms ist eine höhere Zufriedenheit und Stabilität der Patientinnen und ihrer Angehörigen sowie eine Verbesserung der Interaktion und Beziehung.

5.1.2 Didaktik

Ziele des Moduls

Die Teilnehmerinnen sollen über das Krankheitsbild aufgeklärt werden. Sie erhalten relevante Informationen über die Diagnostik, die Häufigkeit des Vorkommens der Störung in der Bevölkerung, den Verlauf und die Prognose. Zusätzlich erfahren sie, wie eine Borderline-Persönlichkeitsstörung aus dem Zusammenwirken von biologischen und psychosozialen Faktoren entsteht. Sie lernen das Transaktionsmodell von Fruzzetti kennen und sollen die Rolle von Invalidierung in der Entstehung einer BPS verstehen.

Didaktisches Vorgehen

Es ist besonders wichtig, die Entstehung der Borderline-Persönlichkeitsstörung behutsam und validierend darzustellen. Vermeiden Sie das Zuweisen von Schuld. Besprechen und diskutieren Sie zu Beginn die Grundannahmen mit den Teilnehmerinnen (vgl. Infoblatt 2). Achten Sie auf eine wohlwollende und annehmende Gruppenatmosphäre.

In der Regel werden die Teilnehmerinnen bereits Wissen über die DBT haben. Je nach der Gruppe, mit der Sie arbeiten, können Sie die oben angeführten Beschreibungen zur DBT aufgreifen und vermitteln. Beziehen Sie die Gruppe ein. Fragen Sie nach dem Wissen über die DBT und sammeln Sie die Fakten am Flipchart. Wenn nötig und sinnvoll, greifen Sie auf die Materialien aus den oben genannten Quellen zurück.

5.1.3 Einsatz der Handouts

Infoblatt 1: Gruppen- und Feedbackregeln

Ziel: Die Teilnehmerinnen sollen die Gruppen- und Feedbackregeln kennenlernen.

Didaktik: Im Infoblatt 1 finden Sie die Gruppenregeln. Passen Sie diese Regeln bitte an Ihr Setting und an Ihre Gruppe an. Lassen Sie die Gruppen- und Feedbackregeln vorlesen und diskutieren Sie diese mit der Gruppe. Schaffen Sie eine vertrauenswürdige Gruppenumgebung ohne Schuldzuweisungen.

Infoblatt 2: Der Sinn einer DBT-Familientherapie und Grundannahmen

Ziel: Die Teilnehmerinnen sollen die Ziele einer DBT-Familientherapie verstehen. Auch sollen sie verstehen, was mit dialektisch-behavioraler Therapie gemeint ist. Die Teilnehmerinnen sollen die DBT-Grundannahmen kennenlernen und zu einer gemeinsamen DBT-Haltung finden.

Didaktik: Fragen Sie die Teilnehmerinnen, warum eine DBT-Familientherapie sinnvoll ist, sammeln Sie die Antworten auf einem Flipchart und diskutieren sie diese. Erläutern Sie den Begriff und die wichtigsten Komponenten der DBT anhand der Informationen, die Sie aus der Einführung oder zusätzlicher Literatur (z.B. Bohus, 2019) haben. Falls die Teilnehmerinnen bereits Erfahrung mit der DBT haben, können Sie diese Erfahrungen gern in die Erläuterungen einbeziehen.

Besprechen Sie anschließend die DBT-Grundannahmen für Paare und Familien. Fragen Sie, welche Regeln und Grundnahmen für die Teilnehmerinnen leicht und welche eher schwer nachvollziehbar sind. Achten Sie darauf, dass Sie nach der gemeinsamen Diskussion das Commitment der Teilnehmerinnen haben, auf der Basis dieser Grundannahmen miteinander zu arbeiten.

Infoblatt 3: Diagnostische Kriterien der Borderline-Persönlichkeitsstörung (BPS)

Ziel: Die Teilnehmerinnen sollen die diagnostischen Kriterien der BPS kennenlernen. Sie lernen, dass Betroffene aus einer inneren Not heraus handeln und dass viele Symptome als Bewältigungsversuch zu verstehen sind.

Didaktik: Besprechen Sie die neun Kriterien der BPS gemäß DSM-5 (APA/Falkai et al., 2018) auf dem Infoblatt 3. Versuchen Sie, die Kriterien sachlich und validierend zu vermitteln. Diskussionen über die Kriterien sind erwünscht. Achten Sie auch bei den Teilnehmerinnen auf eine nichtbewertende und annehmende Haltung.

Infoblatt 4: Was ist eine Störung der Gefühlsregulation und welche Probleme gehen mit ihr einher?

Ziel: Die Teilnehmerinnen sollen die BPS als Störung der Gefühlsregulation verstehen. Sie sollen begreifen, welche Folgeprobleme eine Störung der Gefühlsregulation auslösen kann und dass diese wiederum die Störung der Gefühlsregulation verstärken. Weiterhin soll ein Verständnis dafür entstehen, dass nicht nur die Betroffenen, sondern auch die Angehörigen leiden. Den Teilnehmerinnen soll vermittelt werden, dass Angehörige von Borderline-Betroffenen ein erhöhtes Risiko haben, selbst an einer psychischen Störung zu erkranken.

Didaktik: Diskutieren Sie mit den Teilnehmerinnen, warum die BPS in erster Linie als Störung der Emotionsregulation gesehen wird und welche Implikationen das auf andere Symptome hat. Da die Störung der Emotionsregulation später im Programm noch einmal vertieft dargestellt wird, reicht es an dieser Stelle, einen Überblick zu geben.

Referieren und diskutieren Sie mit den Teilnehmerinnen psychische Belastungen, die im Zusammenleben mit einem Borderline-Betroffenen entstehen können. Achten Sie insbesondere darauf, dass keine Schuldzuweisungen gemacht werden. Arbeiten Sie heraus, dass Angehörige häufig die eigenen Bedürfnisse vernachlässigen, um Betroffenen zu helfen. Besprechen Sie, dass sich alle (Patientinnen und Angehörige) zunächst um sich selbst kümmern müssen, einfach damit es allen bessergeht. Ein Resultat daraus ist natürlich auch, dass sich dann auch die Interaktion mit dem Gegenüber verbessern wird.

Infoblatt 5: Erklärungsmodell der Borderline-Persönlichkeitsstörung – Biosoziale Theorie

Ziel: Anhand des Infoblattes 5 lernen die Teilnehmerinnen biologische und soziale Faktoren kennen, die zur Entstehung einer BPS beitragen können.

Didaktik: Sie können die Inhalte des Infoblattes 5 vortragen und die biosoziale Theorie am Flipchart anhand der Informationen aus Kapitel 1.1 entwickeln. Bei Bedarf, Zeit und Interesse können Sie Hintergrundwissen aus Kapitel 5.1.1 ergänzen. Die Integration neuer Forschungsergebnisse ist dabei ausdrücklich erwünscht.

Bei der Besprechung des Erklärungsmodells können auf Seiten der Angehörigen Schuld- und Schamgefühle oder ein schlechtes Gewissen ausgelöst werden, da sie laut Erklärungsmodell durch Invalidierungen zur Entstehung und Aufrechterhaltung der Borderline-Symptomatik der Betroffenen beigetragen haben könnten. Betroffene wiederum könnten Vorwürfe gegenüber ihren Angehörigen äußern und Ärger aber auch Schuld und Scham empfinden. Bleiben Sie in Ihrer Haltung dialektisch und unparteiisch. Validieren Sie alle Seiten, achten Sie darauf, dass die Teilnehmerinnen achtsam in ihrer Wortwahl bleiben und nicht bewerten, sondern beschreiben. Unterstützen sie die Angehörigen und Betroffenen darin, die Geschehnisse und damit verbundenen Gedanken und Gefühle offen anzunehmen, ohne sie gutheißen zu müssen. Erst dann ist eine Veränderung möglich. Erinnern Sie die Teilnehmerinnen an die DBT-Grundannahmen für Familien, um gegenseitige Vorwürfe, Vorurteile zwischen Angehörigen und Betroffenen und Schuldgefühle zu verringern. Nehmen Sie insbesondere Bezug auf die beiden Annahmen, „Es ist notwendig, die Dinge in einer gütigen und milden Weise zu interpretieren“ und „Alle geben in diesem Moment ihr Bestes“. Angehörige und Betroffene sind nicht perfekt und machen Fehler.

Infoblatt 6: Das transaktionale Modell sowie Infoblatt 7: Teufelskreis zwischen erhöhter emotionaler Erregung, unangemessenem Gefühlsausdruck und invalidierenden Reaktionen

Ziel: Die Teilnehmerinnen lernen das transaktionale Modell kennen. Sie lernen, wie es durch ein Zusammenwirken von biologischen und psychosozialen Faktoren, Bewertungen (i.S. von Abwertungen oder Verurteilungen) und Invalidierungen aus der sozialen Umgebung zu einer Eskalation von Anspannung und letztlich zu dysfunktionalem Verhalten kommen kann.

Didaktik: Besprechen Sie das transaktionale Modell anhand des Infoblatts 6. Entwickeln Sie dann den Teufelskreis von Infoblatt 7 zusammen mit den Teilnehmerinnen anhand des Beispiels einer Teilnehmerin am Flipchart. Betonen Sie, dass die Teilnehmerinnen den Teufelskreis unterbrechen und verhindern können, wenn Sie Familienskills einsetzen.

5.1.4 Psychoedukation: Info- und Übungsblätter

Infoblatt 1 **Psychoedukation**

Gruppen- und Feedbackregeln

Gruppenregeln

1. Bitte kommen Sie pünktlich.
2. Bitte achten Sie auf Vertraulichkeit: Was in der Gruppe gesagt wird, muss in der Gruppe bleiben.
3. Bitte kommen Sie zuverlässig und regelmäßig. Wenn Sie nicht da sind, betrifft das die ganze Gruppe. Bitte rufen Sie uns an, wenn Sie nicht kommen können, damit wir uns keine Sorgen machen müssen.
4. Wir bitten Sie, die wöchentlichen Aufgaben zu erledigen und Ihre Unterlagen mitzubringen. Nur dann können Sie den größtmöglichen Nutzen aus der Gruppe ziehen.
5. Wir bitten Sie, aktiv mitzuarbeiten. Je aktiver Sie sind, desto leichter wird es für uns und desto mehr können Sie voneinander lernen.

Feedbackregeln

In der Gruppe ist es wichtig, in geordneter Form Rückmeldung zu geben. Das erleichtert das gemeinsame Lernen und verhindert, dass Sie andere vor den Kopf stoßen.

Feedback geben:

- Geben Sie Ihre Rückmeldung in Bezug auf konkretes Verhalten in konkreten Situationen und nicht in Bezug auf Eigenschaften oder Charaktermerkmale.
- Äußern Sie bitte immer zunächst Lob, bevor Sie Kritik äußern.
- Vertreten Sie Ihre Sichtweise als Ihre persönliche Sichtweise. Verwenden Sie keine Verallgemeinerungen.
- Denken Sie daran, dass ein Feedback den anderen oder die andere unterstützen soll.

Feedback annehmen:

- Machen Sie sich klar, dass jede Person, die Ihnen Feedback gibt, Sie unterstützen möchte.
- Bedanken Sie sich kurz für das Feedback. Rechtfertigen Sie sich nicht.

Infoblatt 2 — Psychoedukation

Der Sinn einer DBT-Familientherapie und Grundannahmen

Der Sinn einer DBT-Familientherapie

- Sie können Erfahrungen austauschen.
- Sie können sich gegenseitig unterstützen.
- Sie werden sich und Ihr Familienmitglied besser verstehen.
- Sie erfahren, wie eine Borderline-Störung entsteht und welche Faktoren daran beteiligt sind.
- Sie lernen, mit den eigenen Gefühlsschwankungen, Belastungen und zwischenmenschlichen Problemen oder denen Ihres Familienmitglieds, umzugehen.
- Sie erwerben Fertigkeiten, um schwierige und schmerzhafte Situationen mit Ihrem Familienmitglied zu bewältigen.
- Sie lernen, auf eigene Bedürfnisse zu achten und Grenzen zu setzen.
- Sie erarbeiten Wege zur Verbesserung der familiären Verständigung und Beziehung.

DBT-Grundannahmen

- Es ist notwendig, die Dinge in einer gütigen und milden Weise zu interpretieren.
- Es gibt keine absolute Wahrheit.
- Alle geben in diesem Moment ihr Bestes.
- Alle müssen sich noch stärker anstrengen.
- Alle benötigen einen gesunden Egoismus.
- Alle müssen lernen, „Nein“ zu sagen.
- Alle brauchen ein eigenes unterstützendes soziales Netzwerk.
- Alle müssen akzeptieren, dass sie nicht die Probleme ihres/ihrer Angehörigen lösen können.
- Alle müssen akzeptieren, dass sie ihre Gelassenheit immer mal wieder verlieren.
- Zusammenarbeiten ist wirkungsvoller als es nicht zu tun.

Infoblatt 3 Psychoedukation

Diagnostische Kriterien der Borderline-Persönlichkeitsstörung (BPS)

Die Diagnosestellung der Borderline-Persönlichkeitsstörung (BPS) kann nach dem Diagnostischen und Statistischen Manual Psychischer Störungen (DSM) der American Psychiatric Association (APA) erfolgen. Im Folgenden sind die Kriterien einer BPS aus dem DSM-5 dargestellt. Fünf Kriterien müssen für eine Diagnosestellung erfüllt sein.

Die Borderline-Persönlichkeitsstörung (BPS) gemäß DSM-5[1]

Ein tiefgreifendes Muster von Instabilität in zwischenmenschlichen Beziehungen, im Selbstbild und in den Affekten sowie von deutlicher Impulsivität. Der Beginn liegt im frühen Erwachsenenalter und das Muster zeigt sich in verschiedenen Situationen.

Mindestens fünf der folgenden Kriterien müssen erfüllt sein:

1. Verzweifeltes Bemühen, tatsächliches oder vermutetes Verlassenwerden zu vermeiden. (*Beachte:* Hier werden keine suizidalen oder selbstverletzenden Handlungen berücksichtigt, die in Kriterium 5 enthalten sind.)
2. Ein Muster instabiler und intensiver zwischenmenschlicher Beziehungen, das durch einen Wechsel zwischen den Extremen der Idealisierung und Entwertung gekennzeichnet ist.
3. Identitätsstörung: ausgeprägte und andauernde Instabilität des Selbstbildes oder der Selbstwahrnehmung.
4. Impulsivität in mindestens zwei potenziell selbstschädigenden Bereichen (Geldausgaben, Sexualität, Substanzmissbrauch, rücksichtsloses Fahren, „Essanfälle“). (*Beachte:* Hier werden keine suizidalen oder selbstverletzenden Handlungen berücksichtigt, die in Kriterium 5 enthalten sind.)
5. Wiederholte suizidale Handlungen, Selbstmordandeutungen oder -drohungen oder Selbstverletzungsverhalten.
6. Affektive Instabilität infolge einer ausgeprägten Reaktivität der Stimmung (z. B. hochgradige episodische Dysphorie, Reizbarkeit oder Angst, wobei diese Verstimmungen gewöhnlich einige Stunden und nur selten mehr als einige Tage andauern).
7. Chronische Gefühle von Leere.
8. Unangemessene, heftige Wut oder Schwierigkeiten, die Wut zu kontrollieren (z. B. häufige Wutausbrüche, andauernde Wut, wiederholte körperliche Auseinandersetzungen).
9. Vorübergehende, durch Belastungen ausgelöste paranoide Vorstellungen oder schwere dissoziative Symptome.

1 Abdruck erfolgt mit Genehmigung aus der deutschen Ausgabe des Diagnostic and Statistical Manual of Mental Disorders, Fifth Edition © 2013, Dt. Ausgabe: © 2018, American Psychiatric Association. Alle Rechte vorbehalten.

Infoblatt 4 (Seite 1/2) **Psychoedukation**

Was ist eine Störung der Gefühlsregulation und welche Probleme gehen mit ihr einher?

Die Borderline-Störung ist eine **Störung der Gefühlsregulation.** Die Störung der Gefühlsregulation fördert das Erleben sehr intensiver, oft schmerzhafter Gefühle und hoher innerer Anspannung.

Wenn Gefühle und Anspannung so stark, schmerzhaft und quälend sind, dann richtet sich die Aufmerksamkeit der betroffenen Person ausschließlich oder fast ausschließlich darauf, diesen Zustand zu verändern, zu verringern, zu vermeiden oder sich ihm zu entziehen.

Eine solche starke Anspannung führt zu Beeinträchtigungen im Denken und Handeln. Menschen in Hochanspannung sind nicht in der Lage, sich ausreichend auf andere Dinge zu konzentrieren oder kontrolliert zu handeln. In diesem Zustand ist ein Mensch **emotional dysreguliert.**

Um diesen Zustand zu beenden, setzen Menschen mit BPS oft *Strategien* ein, die kurzfristig hilfreich und langfristig problematisch sind (z. B. Selbstverletzungen, Substanzkonsum). Problematisch sind die Strategien deshalb, weil sie gefährlich sein können oder sich ungünstig auf Beziehungen, schulische und berufliche Leistungen oder andere Bereiche auswirken. Diese Schwierigkeiten verstärken wiederum die Störung der Gefühlsregulation. Es entsteht ein Teufelskreis.

Mögliche Folgen der Störung der Gefühlsregulation

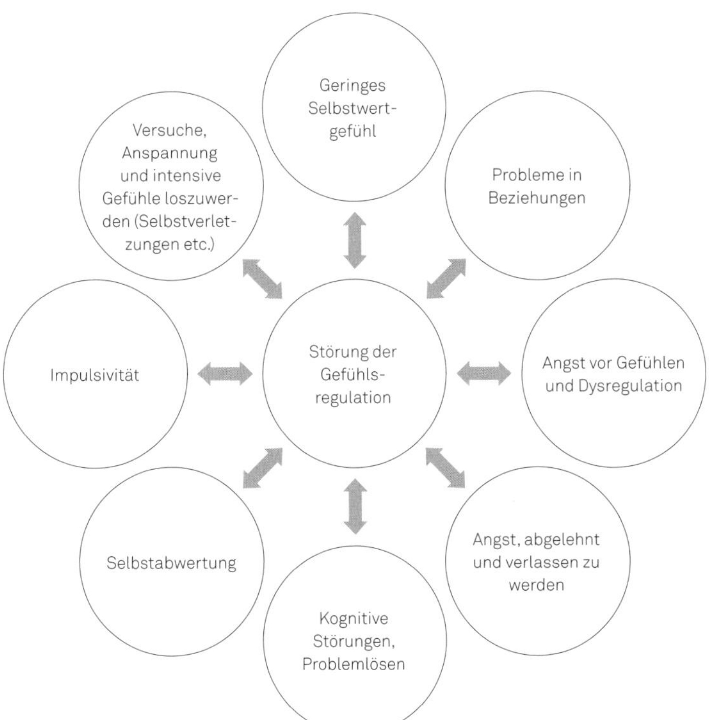

Infoblatt 4 (Seite 2/2) **Psychoedukation**

Was ist eine Störung der Gefühlsregulation und welche Probleme gehen mit ihr einher?

Auch Angehörige leiden

Viele Angehörige von Menschen mit einer Borderline-Störung sind mitbetroffen. Sie reagieren nicht selten mit ähnlichen Stresssymptomen wie Menschen mit einer Borderline-Störung, z.B.:

- Sie erleben dauerhafte Anspannung, Schmerzen, Erschöpfung, Herz-Kreislauf-Probleme oder Schlafstörungen.
- Sie sind unausgeglichen.
- Ihr Denken ist blockiert.
- Sie verhalten sich impulsiv oder aggressiv, oder sie vermeiden den Kontakt zur anderen Person, um sich zu schützen.

Infoblatt 5 **Psychoedukation**

Erklärungsmodell der Borderline-Persönlichkeitsstörung – Biosoziale Theorie

Haben Sie sich schon einmal gefragt, wie die Borderline-Störung bei Ihnen bzw. bei Ihrem Familienmitglied entstanden sein könnte?

Die Antwort auf diese Frage finden wir in unterschiedlichen biologischen und sozialen Faktoren, die zur Entstehung der Borderline-Störung beitragen.

Die Faktoren können unterschiedlich stark ausgeprägt sein. Erst wenn alle Teile zusammengesetzt sind, treten Schwierigkeiten im Umgang mit heftigen Gefühlen, mit anderen Menschen und mit sich selbst auf.

Biosoziale Theorie als Erklärungsmodell der BPS

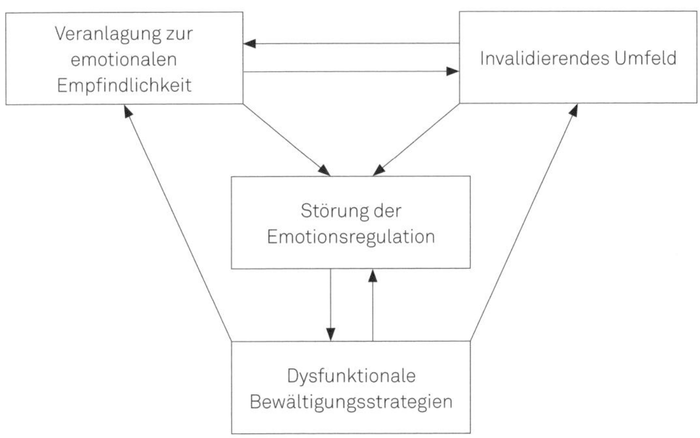

Infoblatt 6 — Psychoedukation

Das transaktionale Modell

Nach dem **transaktionalen Modell** von Fruzzetti, Shenk und Hoffman (2005) entsteht eine erhöhte emotionale Spannung durch das Zusammenwirken dreier Faktoren:

1. einer emotionalen Vulnerabilität (entstanden durch biologische Parameter und einer Geschichte fortwährender invalidierender Reaktionen im sozialen Umfeld),
2. das Eintreten eines unerwünschten Ereignisses und
3. einer Bewertung im Sinne einer Abwertung oder Verurteilung dieses Ereignisses.

Die hohe Spannung erhöht die Wahrscheinlichkeit, dass Gefühle unangemessenen ausgedrückt werden. Dies führt bei den Angehörigen oder Mitgliedern des sozialen Netzes nicht selten zu Missverständnissen und macht es ihnen schwer, zu validieren. Häufig führt der unangemessene Gefühlsausdruck der/des Betroffenen zu einem Spannungsanstieg bei der/dem Angehörigen. Dieser Spannungsanstieg verhindert eine validierende Reaktion und ergänzt die Geschichte invalidierender Reaktionen.

Transaktionales Modell zur Erklärung des Anstiegs von Anspannung und zur Aufrechterhaltung dysfunktionaler familiärer Interaktionen

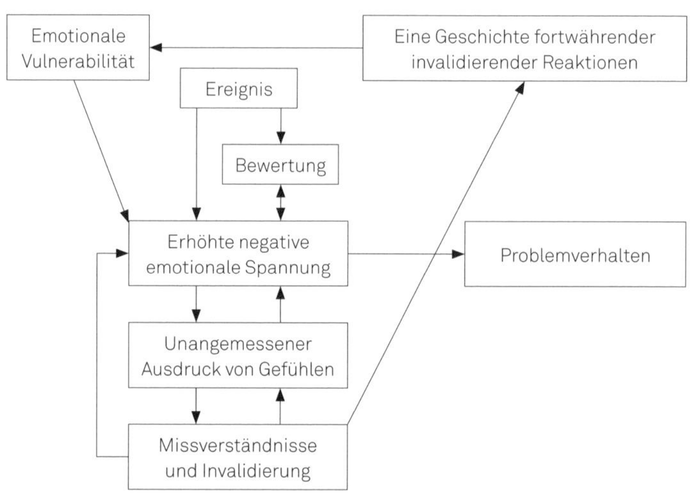

Infoblatt 7 — Psychoedukation

Teufelskreis zwischen erhöhter emotionaler Erregung, unangemessenem Gefühlsausdruck und invalidierenden Reaktionen

Wenn Sie oder Ihre Angehörige bzw. Ihr Angehöriger emotional stark erregt sind, kann dies zu einem unangemessenen Gefühlsausdruck führen (z. B. zu einem heftigen Vorwurf). Dieser unangemessene Gefühlsausdruck führt dazu, dass Sie Ihre Angehörige bzw. Ihren Angehörigen nicht verstehen und invalidierend reagieren (z. B. Abwertung). Bei Ihrem Angehörigen bzw. Ihrer Angehörigen kann infolgedessen wiederum die emotionale Erregung verstärkt werden und ein erneuter inadäquater Ausdruck von Gefühlen folgen.

Dies kann in einem **Teufelskreis** aus hoher emotionaler Erregung, unangemessenem Gefühlsausdruck und Invalidierungen münden und so Symptome der Borderline-Störung verstärken:

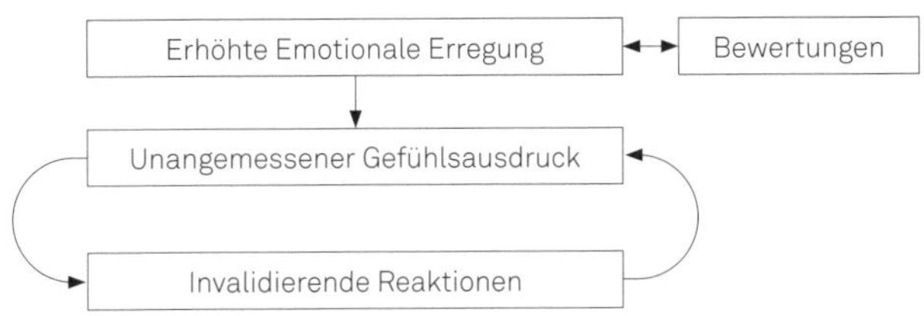

Ein zentrales Ziel der DBT-Familienskills ist, den **Teufelskreis** von unangemessenem Gefühlsausdruck und invalidierender Reaktion zu **durchbrechen** und stattdessen einen positiven Kreislauf von angemessenem Gefühlsausdruck und validierender Reaktion einzuüben. Dazu dienen Skills aus verschiedenen Bereichen.

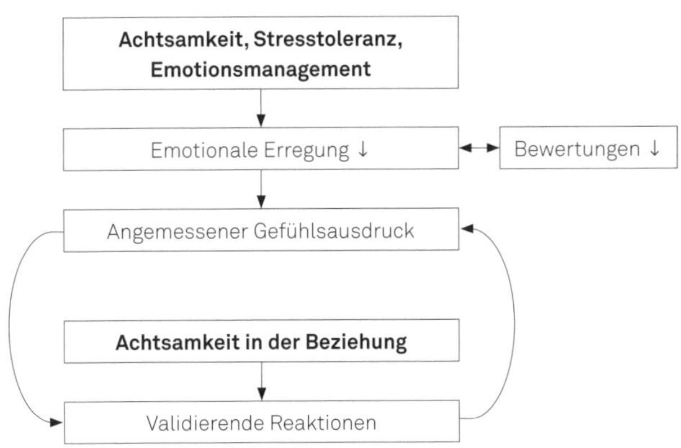

5.2 Modul Achtsamkeit

5.2.1 Einführung

Das Konzept der Achtsamkeit stammt ursprünglich aus der buddhistischen Meditation. Es ist in vielen psychotherapeutischen Konzepten der sog. „Dritten Welle“ der Verhaltenstherapie integriert. Vorreiter waren hier Kabat-Zinn und Linehan, die die Prinzipien der Achtsamkeit auf nichtspirituelle psychotherapeutische Strategien übertragen haben. Bei Kabat-Zinn (2004) findet sich das Konzept in der achtsamkeitsbasierten Stressreduktion (Mindfulness-Based Stress Reduction [MBSR]) und bei Linehan (1993a,b, 1996a,b, 2015a,b, 2016a,b) in der Dialektisch-Behavioralen Therapie (DBT) wieder. Achtsamkeit ist für die gesamte Behandlung in der DBT-Familientherapie von fundamentaler Bedeutung. Sie ist die Voraussetzung für die Anwendung der anderen Familienskills.

Kabat-Zinn (2004) beschreibt Achtsamkeit als „das Bewusstsein, das entsteht, indem man der sich entfaltenden Erfahrung von einem Moment zum anderen bewusst seine Aufmerksamkeit widmet, und zwar im gegenwärtigen Augenblick und ohne dabei ein Urteil zu fällen“ (S. 107). Achtsamkeit dient dazu, mehr Bewusstheit im Alltag zu erreichen und sich selbst besser zu steuern. Um dies zu erreichen, ist es notwendig, „ganz präsent zu sein, ganz lebendig im Hier und Jetzt“ (Thích Nhất Hạnh, 2009, S. 22).

Achtsamkeit wirkt in verschiedenen Bereichen: Sie fördert und verändert die Wahrnehmung des äußeren (Umwelt) und des inneren Erlebens (z. B. Gedanken, Gefühle, Körperempfindungen, Erinnerungen), schafft Abstand zum inneren Erleben und vermittelt eine offene, akzeptierende, nichtbewertende Grundhaltung. Langfristig verbessern sich durch Achtsamkeit die Selbstwahrnehmung, Steuerung der Gefühle, Anspannung und Handlungsfähigkeit, das individuelle Befinden und Beziehungen (Lammers, 2007).

Achtsamkeit führt dazu, dass wir unsere Gedanken, Gefühle, Körperempfindungen und Handlungsimpulse mit unserer ganzen Aufmerksamkeit aus einer Beobachterposition wahrnehmen und beschreiben, ohne diese zu bewerten. Wir spüren, wie es uns im Moment geht, z. B. dass wir gerade angespannt oder erschöpft sind, und entwickeln so ein besseres Verständnis für uns selbst.

Durch eine achtsame Haltung werden wir uns der Vergänglichkeit unseres inneren Erlebens bewusst. Wir lernen, dass Gedanken, Gefühle, Körperempfindungen und Handlungsimpulse kommen und gehen und sich unaufhörlich verändern. Durch diese Erkenntnis gewinnen wir zunehmend die Gewissheit, dass sich schmerzhaftes inneres Erleben immer wieder auflöst, so schlimm es im gegenwärtigen Moment auch sein mag. Achtsamkeit ermöglicht uns, Distanz zu Gefühlen und Gedanken zu gewinnen („Ich bin nicht mein Gefühl. Ich habe ein Gefühl.“). Dadurch erfahren wir, dass ein Gedanke nur ein Gedanke und ein Gefühl nur ein Gefühl ist und nicht die Wirklichkeit. Hierdurch wird es leichter, mit unangenehmen Gefühlen oder Anspannung zurechtzukommen und Hochanspannung weitgehend zu vermeiden.

Achtsamkeit vermittelt die Grundhaltung, das gegenwärtige Erleben offen, neugierig, akzeptierend und nichtbewertend anzunehmen (Huppertz, 2006). Durch eine offene und annehmende Grundhaltung können wir automatische bzw. impulsive Denk-, Gefühls- und Verhaltensmuster reduzieren. Infolgedessen können wir uns bewusster für oder gegen ein Verhalten in einer bestimmten Situation entscheiden und somit flexibler handeln (Bohus, 2019).

Achtsamkeit als Familienskill soll allen Beteiligten ermöglichen, ihr inneres Erleben wahrzunehmen, angemessen auszudrücken, Auslöser für emotionale Erregung zu erkennen, mehr Kontrolle über sich selbst durch bessere Steuerung der eigenen Gedanken, Gefühle oder Erregung zu bekommen und dadurch in schwierigen Situationen oder Interaktionen Eskalationen zu vermeiden.

Borderline-Patienten und auch ihren Angehörigen kann es sehr schwerfallen, ihr inneres Erleben, also eigene Gedanken und Gefühle, wahrzunehmen, zu benennen und einzuordnen. Sie haben oft den Eindruck, dass Anspannung, Gedanken, Bewertungen oder Gefühle plötzlich gleichzeitig vorhanden sind bzw. blitzschnell auftauchen (z. B. „Ich weiß nicht, warum ich wütend werde, es kommt aus dem Nichts ohne erkennbaren Grund."). Auch wenn es so erscheint, als kämen Gefühle aus dem Nichts, haben Gefühle Ursachen. Es ist besonders wichtig, dass die Teilnehmer durch Achtsamkeit die zeitlichen Abstände zwischen Wahrnehmung, Gedanken und Gefühlen erleben. Durch diese Erfahrung realisieren sie, dass ihre Gedanken ihre Gefühle und ihr Handeln beeinflussen. Sie lernen, zu beobachten, wie von Moment zu Moment ein Gedanke nach dem anderen kommt und wieder geht. Sobald sie dieses Prinzip erkannt haben, können sie Gedanken unterbrechen, die ihre Gefühle verstärken und zu dysfunktionalem Verhalten führen. Ein Gedanke wie „Es ist hoffnungslos, ich werde mich immer so fühlen" fühlt sich wahr an, und es ist schwer, dagegen zu argumentieren. Dennoch ist dieser Gedanke lediglich eine Bewertung, eine Erfindung des Verstandes und keine Tatsache. Durch Achtsamkeit kann es gelingen, Gedanken als Gedanken wahrzunehmen. Das Beschreiben eines Gedankens kann diesen entschärfen und mehr geistige Flexibilität bewirken (z. B. „Ich bemerke, ich habe den Gedanken, dass ich furchtbar bin."). Zudem haben die Beteiligten oft dichotome Denkmuster (Schwarz-Weiß-Denken) erworben. Diese äußern sich in Form von vorschnellen, rigiden und extremen Bewertungen, die sich direkt auf Gefühle, Anspannung und Handlungen auswirken und zwischenmenschliche Konflikte und Gefühlsausbrüche begünstigen. Durch eine achtsame Haltung lernen die Beteiligten, dichotome Denkmuster zu erkennen und Zwischentöne wahrzunehmen, die ihnen als Grundlage für ein flexibleres Handeln dienen können.

Ferner werden Betroffene und ihre Angehörigen häufig von starken Gefühlen überrannt, wodurch das Risiko für eskalierende familiäre Konflikte steigt. Gerade weil

Betroffene Gefühle sehr stark, schmerzhaft und unkontrollierbar erleben und diese mit Hochanspannung verbunden sind, vermeiden sie es, sich auf sich selbst zu konzentrieren. Wenn sie das Ansteigen eines Gefühls wahrnehmen, geraten sie oft in Panik und kämpfen mit Problemverhalten gegen das Gefühl an. Typische Gedanken in einer solchen Situation können sein: „Ich halte das Gefühl nicht aus und muss es loswerden" oder „Wenn ich das Gefühl zulasse, wird es mich überwältigen und nie aufhören". Durch Achtsamkeit bekommen die Beteiligten mehr Kontrolle über ihre Gefühle. Sie lernen, typische Auslöser und Primärgefühle zu erkennen, zu beschreiben und zuzulassen (vgl. Kapitel 5.4). So können sie ihre Toleranz für primäre Gefühle verbessern und müssen diese nicht jedes Mal vermeiden oder durch Problemverhalten beenden. Sie werden Gefühlen generell weniger ausgeliefert sein, können Hochanspannung verhindern und bedachter entscheiden.

Das Zusammenleben mit Borderline-Patienten kann eine große Herausforderung für Angehörige darstellen. Neben den Alltagspflichten erleben und erleiden sie die Krisen der Betroffenen mit. Sie müssen funktionieren und oftmals Entscheidungen für ihre betroffenen Familienmitglieder treffen. Ihre permanente Verfügbarkeit, die Verantwortung und der Umgang mit den Merkmalen der Erkrankung können Angehörige an die Grenzen der Belastbarkeit führen. Hier sind Symptome wie Suizidalität, Selbstverletzungen, Stimmungsschwankungen oder Instabilität in Beziehungen besonders belastend. Oft fühlen sich Angehörige genauso mit alltäglichen Situationen überfordert wie die Betroffenen selbst. Langfristig entstehen automatische Denk-, Gefühls- und Verhaltensmuster gegenüber dem Betroffenen. So können sich in ähnlichen Situationen immer wieder Schuldgefühle, Hilflosigkeit, Angst, Selbstvorwürfe oder Unverständnis einstellen. Angehörige reagieren teilweise auch mit Ablehnung oder Wut, wofür sie sich meist im Anschluss schämen. Durch die chronischen Belastungen können sich bei den Angehörigen Symptome wie Erschöpfung, Schlafstörungen, Depressionen, Angst, Gereiztheit, innere Unruhe oder Isolation bemerkbar machen (Bailey & Grenyer, 2014; Hoffman et al., 2005; Lawn & McMahon, 2015). Eigene Bedürfnisse und Lebensziele werden vernachlässigt. Gefühle oder Gedanken zu täglichen Geschehnissen können unter der andauernden Belastung nicht mehr bewusst wahrgenommen werden. Achtsamkeit soll die Beteiligten für die eigenen Wünsche, Bedürfnisse, Lebensziele und Grenzen sensibilisieren.

Achtsamkeit ist die Voraussetzung dafür, den Kreislauf zwischen erhöhter emotionaler Erregung und unangemessenem Gefühlsausdruck sowie invalidierenden Reaktionen zu durchbrechen (Fruzzetti & Shenk 2008) (vgl. Abbildung 5): Durch Achtsamkeit lernen die Beteiligten zu beschreiben, statt zu bewerten. Das verringert ihre emotionale Erregung. Aufgrund dessen können sie ihre Gefühle besser steuern und angemessener ausdrücken, anstatt Vorwürfe zu äußern oder verbal anzugreifen. Durch den angemessenen Gefühlsaudruck bleibt die emotionale Erregung beim Gegenüber im moderaten Bereich. Das Gegenüber kann besser verstehen und validieren.

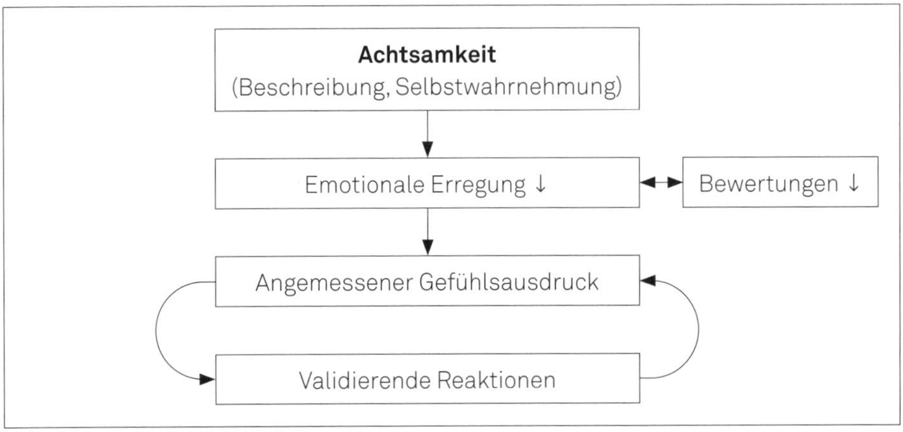

Abbildung 5: Kreislauf zwischen Achtsamkeit, moderater emotionaler Erregung und angemessenem Gefühlsausdruck und Validierung (Fruzzetti & Shenk 2008)

Um Achtsamkeit trainierbar zu machen, werden in der DBT Skills vermittelt, die in der Therapie und im Alltag angewendet und geübt werden (Bohus, 2019; Lammers & Stiglmayr, 2004). Diese Skills nennt Linehan die Was- und Wie-Fertigkeiten. *Was* tue ich, um achtsam zu sein und *wie* tue ich es. Zu den drei Was-Fertigkeiten gehören „Wahrnehmen", „Beschreiben" und „Teilwerden", zu den drei Wie-Fertigkeiten ein „nichtbewertendes", „konzentriertes" und „wirkungsvolles" Denken und Handeln (ausführlicher vgl. Kapitel 5.2.2 und 5.2.3). Während Achtsamkeitsmeditation im Sitzen stattfindet, ist Achtsamkeit in der DBT im Alltag meistens durch kurze und aktive Übungen anwendbar. Um Achtsamkeit effektiv in das tägliche Leben zu integrieren, ist ein konsequentes Training erforderlich. Die Achtsamkeitsübungen beziehen sich auf die Wahrnehmung von außen über alle fünf Sinne (Hören, Sehen, Fühlen, Riechen, Schmecken) oder von inneren Vorgängen (Gedanken, Gefühle). Achtsamkeit wird mit Humor, Freundlichkeit und Neugier geübt. Zahlreiche Übungen zur Achtsamkeit in der DBT finden Sie u.a. im Buch „Interaktives Skillstraining für Borderline-Patienten" (Bohus & Wolf-Arehult, 2013) oder „Interaktives Skillstraining für Jugendliche mit Problemen der Gefühlsregulation (DBT-A)" (von Auer & Bohus, 2017).

Die Wirksamkeit von Achtsamkeit ist gut belegt. Studien dokumentieren ihren positiven Effekt auf Lebensqualität, Wohlbefinden und Lebenszufriedenheit (Brown & Ryan 2003; Gotink et al., 2015). Neurobiologische Untersuchungen sprechen dafür, dass das Praktizieren von Achtsamkeit verschiedene Hirnareale beeinflusst, die für Gedächtnisfunktionen und Angst zuständig sind. Auch gibt es Untersuchungen, die Veränderungen des Blutbildes nachweisen, die mit Verbesserungen des Immunstatus und des psychischen Befindens einherzugehen scheinen. Zudem sind positive Auswirkungen auf verschiedene psychische und physische Krankheiten belegt. So ließ sich z.B. eine Verringerung von Stress, Depressionen, Angststörungen, Persönlichkeitsstörungen oder chronischen Schmerzen nachweisen (Koerner & Dimeff, 2000; Heidenreich & Michalak, 2004). Im Folgenden findet sich ein Beispiel für den Einsatz von Achtsamkeit (und weiteren Skills) im Alltag:

> **Beispiel**
>
> Frau M. geht in ihrer Mittagspause im Supermarkt einkaufen. Sie stellt sich mit ihrem gefüllten Einkaufswagen in der Schlange zur Kasse an. Als eine neue Kasse öffnet, will sie dorthin wechseln. Plötzlich prescht eine Kundin von hinten an ihr vorbei und stellt sich vor sie an die neue Kasse. Frau M. denkt: „So eine Frechheit! Mich übersieht jeder! Mit mir kann man es ja machen! Sie stiehlt mir meine Zeit." Sie reagiert sofort wütend und wirft der Kundin in scharfem Ton vor, sich vorgedrängelt zu haben. Diese weigert sich, Frau M. als länger Wartendende vorher an die Reihe kommen zu lassen. Nachdem die Frau sich wehrt, versucht Frau M., den anderen Einkaufswagen mit ihrem beiseitezuschieben. Die Kundin reagiert wütend und ruft nach dem Filialleiter. So verbringt Frau M. mehr Zeit im Supermarkt als geplant und erscheint zu spät bei der Arbeit.

Wie die Situation unter Anwendung von Skills für Achtsamkeit hätte ausgehen können, wird im Folgenden exemplarisch beschrieben (die angewandten Skills sind in eckige Klammern gesetzt):

Beispiel (Fortsetzung unter Anwendung von Familienskills)

Frau M. lenkt ihre Aufmerksamkeit auf ihr inneres Erleben. Sie nimmt wahr, dass sie angespannt und unter Zeitdruck ist, weil sie nach ihrer Mittagspause pünktlich am Arbeitsplatz erscheinen muss.	*[Achtsamkeit: Wahrnehmen]*
Als die andere Kundin sich vor ihr an die Kasse stellt, nimmt Frau M. wahr, dass ihr Bewertungen durch den Kopf schießen. Sie nimmt wahr, wie ihr Herz schneller schlägt, ihr Nacken angespannt ist und ihr heiß wird.	*[Achtsamkeit: Wahrnehmen]*
Sie zählt einige Male bis zehn und drückt ihre Hände links und rechts fest gegen den Einkaufswagengriff.	*[Stresstoleranz]*
Sie löst sich von den Bewertungen und beschreibt innerlich: „Die andere Kundin hat sich vor mir an der Kasse angestellt."	*[Achtsamkeit: nichtbewertend, beschreiben]*
Frau M. überlegt, was ihre primären Gefühle in der Situation sind. Sie stellt fest, dass sie enttäuscht ist und Scham empfindet, weil ihr eine andere Kundin zuvorgekommen ist.	*[Emotionsmanagement und Achtsamkeit: Wahrnehmen der primären Gefühle]*

Sie sagt sich innerlich: „Es ist wie es ist … Ich nehme mir die Zeit, die es braucht …“.	*[Stresstoleranz: Annehmen der Realität]*
Sie sagt sich innerlich: „Die Warteschlange verkürzt sich von allein.“, anstatt daran zu denken, dass sie möglicherweise verspätet aus ihrer Mittagspause zurückkehrt.	*[Selbstberuhigung]*
Frau M. lässt die Kundin vor ihr in Ruhe.	*[Achtsamkeit: wirkungsvolles Handeln]*
Frau M. wendet sich dem Warten in der Schlange zu.	*[Achtsamkeit: Teilwerden]*
Frau M. versetzt sich in die Kundin vor ihr und denkt: „Sie muss vielleicht schnell nach Hause und hat noch weniger Zeit als ich.“	*[Achtsamkeit in der Beziehung]*

5.2.2 Didaktik

Ziele des Moduls

Die Teilnehmer sollen lernen, ihre Aufmerksamkeit auf das Hier und Jetzt zu richten. Sie sollen inneres und äußeres Erleben wahrnehmen und sich darin üben, dieses anzunehmen. Ziel ist weiterhin, Abstand zu Gedanken und Gefühlen zu gewinnen, weniger zu bewerten und eine unterstützende und wohlwollene Haltung sich selbst gegenüber einzunehmen (von Auer & Bohus, 2017). Darüber hinaus sollen die Teilnehmer durch Achtsamkeit in die Lage versetzt werden, den Teufelskreis von Bewertung, erhöhter emotionaler Erregung und unangemessenem Gefühlsausdruck sowie invalidierenden Reaktionen zu durchbrechen und damit die Interaktion zu verbessern. Im günstigsten Fall lernen die Teilnehmer, ihren eigenen Unzulänglichkeiten wohlwollend zu begegnen und dieses Wohlwollen auch anderen Menschen gegenüber entgegenzubringen.

Didaktisches Vorgehen

Vermitteln Sie, dass das Ziel von Achtsamkeit ist, mehr Bewusstheit im Alltag zu erreichen und sich selbst besser steuern zu können. Heben Sie hervor, dass Achtsamkeit nicht darauf abzielt, äußeres oder inneres Erleben zu verändern. Es geht vielmehr darum, alles an vorhandenen äußeren oder inneren Reizen wahrzunehmen und anzunehmen, statt dagegen anzukämpfen. Beginnen Sie mit dem Üben von Achtsamkeit nach außen (Umwelt), da dies am Anfang einfacher zu üben ist als Achtsamkeit nach innen (Gedanken, Gefühle). Zentrale Idee ist, die in Bezug auf äußere Reize gelernte Achtsamkeit auch auf innere Reize anzuwenden. Das Training innerer Achtsamkeit sollte daher bald folgen.

Beginnen und beenden Sie die Übungen jeweils durch das Anschlagen einer Klangschale. Leiten Sie Achtsamkeitsübungen z.B. folgendermaßen an (Bohus et al., 2016, S. 21):

> Nehmen Sie eine gerade Körperhaltung ein – viele Menschen finden es angenehm, sich auf die Vorderkante eines Stuhles zu setzen und die Füße parallel auf den Boden zu stellen, da sich die Wirbelsäule dabei automatisch aufrichtet. Die Hände finden auf den Oberschenkeln Platz, die Augen können Sie offen lassen oder, wenn es für Sie angenehmer erscheint, auch schließen.

Leiten Sie die Übungen in ruhiger und langsamer Sprache an. Benennen Sie vor jeder Übung die Dauer der Achtsamkeitsübung und halten Sie die Zeitangabe ein. Besprechen Sie jede Übung nach, indem Sie die Teilnehmer ihre Beobachtungen mitteilen lassen. Dazu fragen Sie beispielsweise:

> Welche Erfahrungen haben Sie gemacht? Was haben Sie wahrgenommen? Wie gut ist es Ihnen gelungen, sich ganz auf diese Tätigkeit einzulassen?

Wenn Teilnehmer berichten, dass sie während der Übung gedanklich abgeschweift sind, normalisieren Sie diese Erfahrung und erläutern sie, dass Menschen auch genau dann achtsam sind, wenn sie das Abschweifen wahrnehmen und sich wieder auf die Übung konzentrieren (von Auer & Bohus, 2017). Validieren Sie die Übenden, wenn es ihnen schwerfällt, die Übungen durchzuführen.

Die Teilnehmer sollten Achtsamkeit regemäßig zu Hause üben, um die Wirksamkeit von Achtsamkeit zu erleben. Klären Sie, zu welchen Achtsamkeitsübungen die einzelnen Teilnehmer einen leichteren Zugang haben. Ermutigen Sie die Teilnehmer, mit einfachen Übungen anzufangen und diese täglich über einen längeren Zeitraum zu praktizieren. Beim Üben zu Hause sollten sich die Teilnehmer einen Wecker stellen und die vorgegebene Zeit berücksichtigen. Sie können die Achtsamkeitsbungen auf einem Tonträger aufnehmen und den Teilnehmern zum Üben zu Hause mitgeben. Darüber hinaus können Sie die aufgeführten Übungen oder Achtsamkeitsübungen aus der Literatur nutzen (u.a. Thích Nhất Hạnh & Schmidt, 2007; Thích Nhất Hạnh, 1988, 1998; Bohus & Wolf-Arehult, 2013; Burkhard, 2015; Brahm & Kornfield, 2006). Mittlerweile gibt es auch verschiedene Achtsamkeits-Apps, die sich gut einsetzen lassen.

5.2.3 Einsatz der Handouts

Infoblatt 1: Definition und Funktion von Achtsamkeit

Ziel: Die Teilnehmer sollen eine Vorstellung darüber entwickeln, was Achtsamkeit ist und wozu sie wichtig ist. Außerdem sollen die Teilnehmer begreifen, dass Achtsamkeit eine Voraussetzung dafür ist, die eigene emotionale Erregung zu verringern und damit Gefühle angemessen auszudrücken.

Didaktik: Fragen Sie die Teilnehmer, ob sie schon etwas über Achtsamkeit wissen und ob sie eine Idee haben, wie Achtsamkeit ihnen nutzen könnte. Sammeln Sie die Antworten der Teilnehmer am Flipchart. Oft kann der eine oder andere Teilnehmer schon etwas zu Achtsamkeit sagen.

Sie können folgendermaßen in Achtsamkeit einleiten:

> Achtsamkeit meint ein extremes Im-Moment-Sein und sich auf das zu konzentrieren, was gerade hier und jetzt ist. Ich möchte mit Ihnen eine erste Übung zum Wahrnehmen machen. Nehmen Sie dazu bitte einen Gegenstand, der vor Ihnen liegt, vielleicht Ihren Bleistift, einen Teller, einen Teelöffel oder einen beliebigen anderen Gegenstand. Die Übung dauert drei Minuten. Nehmen Sie eine achtsame Haltung an ... Wenn ich die Klangschale gleich anschlage, beginnt die Übung.

Schlagen Sie die Klangschale zum ersten Mal an und die Übung beginnt.

> Versuchen Sie, sich auf diesen Gegenstand zu konzentrieren, versuchen Sie, ihn möglichst mit allen Sinnen wahrzunehmen. Schauen Sie sich den Gegenstand genau an, befühlen Sie ihn mit den Händen. Hören Sie, ob der Gegenstand Geräusche macht, riechen Sie daran. Probieren Sie aus, welche Geräusche Sie mit dem Gegenstand machen können. Wenn Ihnen Gedanken kommen oder Sie abgelenkt sind, lassen Sie die Gedanken vorbeiziehen, und kommen Sie zur Übung zurück.

Schlagen Sie jetzt die Klangschale zum zweiten Mal an und beenden Sie die Übung.

Besprechen Sie die Übung nach. Weisen Sie darauf hin, dass Achtsamkeit zum Ziel hat, im gegenwärtigen Moment zu sein und wahrzunehmen, was gerade geschieht und wie es uns geht. Die Teilnehmer sollen sich darüber austauschen, welchen Vorteil Achtsamkeit für sie haben könnte. Es soll deutlich werden, dass Achtsamkeit einen bewussten Umgang mit eigenen Gedanken und Gefühlen fördert. Damit ermöglicht sie uns auch darüber eine bewusste Entscheidung zu treffen, wie wir uns in einer bestimmten Situation verhalten.

Wiederholen Sie mit den Teilnehmern den Kreislauf aus Bewertungen, hoher emotionaler Erregung, unangemessenem Gefühlsausdruck und invalidierenden Reaktionen (Fruzzetti & Shenk, 2008). Validieren Sie, wie herausfordernd es ist, sich in Achtsamkeit zu üben, und dass es immer wieder notwendig ist, sich für die Anwendung von Achtsamkeit zu entscheiden.

Infoblatt 2: Achtsamkeitsskills in der DBT

Ziel: Die Teilnehmer sollten die Was- und Wie-Fertigkeiten kennenlernen und verstehen.

Didaktik: Erläutern Sie, dass Achtsamkeit innerhalb der DBT durch drei Was-Fertigkeiten (Was soll geübt werden?) und drei Wie-Fertigkeiten (Wie sollen die Übungen durchgeführt werden?) konzeptualisiert ist (Linehan (1993a,b, 1996a,b, 2015a,b, 2016a,b; Bohus, 2019). Beginnen Sie mit der Was-Fertigkeit „Wahrnehmen". Die Übungen beziehen sich jeweils auf das äußere (Gegenstände, Muster, Geräusche, Töne, Farben usw.) oder das innere Erleben (Emotionen, Kognitionen, Geschmackssensationen, Spannung, Fantasien usw.). Es hat sich als hilfreich erwiesen, mit Übungen zum äußeren Erleben zu beginnen, um dann auf Übungen zum inneren Erleben überzugehen.

Stellen Sie zunächst die Was-Fertigkeiten (Wahrnehmen, Beschreiben und Teilwerden) vor:

a) „Wahrnehmen" meint das sinnliche Erfassen von äußerem und innerem Erleben, ohne zu bewerten.
b) Diskutieren Sie bezüglich der Was-Fertigkeit „Beschreiben" mit den Teilnehmern, was der Unterschied zwischen Beschreiben und Bewerten ist: „Beschreiben" bedeutet, dasjenige, was wir wahrnehmen, mit Worten zu versehen, ohne zu bewerten.

> **Beispiel**
>
> Der Apfel ist gelb-grün mit rötlichen Streifen und glänzt usw.

Arbeiten Sie die Vorteile von Beschreiben heraus: Durch das achtsame Beschreiben von innerem Erleben verschaffen wir uns diesen Abstand.

> **Beispiel**
>
> Ich habe den Gedanken, dass ich nichts wert bin.
>
> Ich habe das Gefühl von Angst.

Dieser Abstand ermöglicht uns, unsere Gefühle wahrzunehmen und zu regulieren. Gefühle zu beschreiben, kann außerdem dabei helfen, uns anderen gegenüber verständlich zu machen und Unterstützung zu erhalten. Wenn wir z. B. Traurigkeit empfinden und in der Lage sind, dies in Worte zu fassen, werden uns andere besser verstehen und eher unterstützen und trösten.

c) „Teilwerden“ meint, voll und ganz in einer Handlung aufzugehen. Es bedeutet, nur diese eine Sache zu tun. Im Gegensatz zum Wahrnehmen oder Beschreiben habe ich hier keinen Abstand. Ich werde eins mit dem, was ich tue. Besonders gut gelingt uns dies oft beim Ausführen von Hobbys, wie z. B. beim Tanzen, Sport machen oder musizieren. Wenn wir in unserem Leben viel Leid und Schmerz erfahren haben, werden wir durch das achtsame Teilwerden zumindest Momente erleben, in denen wir Leid oder Schmerz nicht empfinden, weil wir uns voll und ganz auf eine Handlung einlassen. So können wir auch an einem „schlechten“ Tag einen Moment erleben, in dem uns kein Leid widerfährt.

Vermitteln Sie im nächsten Schritt die Wie-Fertigkeiten (nichtbewertend/annehmend, konzentriert, wirkungsvoll):

a) „Nichtbewertend (annehmend)“ heißt, auf Bewertungen und Verurteilungen zu verzichten und stattdessen Dinge, Situationen, Verhalten, sich selbst oder andere zu beschreiben. Fragen Sie die Teilnehmer, warum „nichtbewertend“ eine hilfreiche Strategie sein kann. Stellen Sie heraus, dass etwas nicht zu bewerten Gedanken entschärfen und emotionale Distanz schaffen kann. Eine Aussage, wie z. B. „Ich werde die Prüfungen in der Schule nicht schaffen, weil ich dumm bin“ ist eine Bewertung und kein lösbares Problem. Wenn Betroffene üben, Erfahrungen nicht zu bewerten, sondern achtsam wahrzunehmen und zu beschreiben, können Probleme lösbar werden. Die Formulierung „Ich habe Schwierigkeiten, mich zu konzentrieren. Es fällt mir schwer, im Unterricht aufzupassen. Ich habe solche Angst, sodass ich keine Prüfungen schreiben kann.“ ist eine Beschreibung. Diese Beschreibung kann Lösungsmöglichkeiten eröffnen, während die oben genannte Bewertung jede Handlung blockiert.

b) Diskutieren Sie mit den Teilnehmern, was „konzentriert“ bedeutet und warum es wichtig sein könnte. „Konzentriert“ bedeutet, bei einer einzigen Sache zu bleiben und nicht verschiedene Dinge gleichzeitig tun. Wenn wir mehrere Dinge gleichzeitig tun, sind wir davon abgelenkt, die Einzigartigkeit eines Ereignisses zu erleben. Außerdem denken und handeln wir weniger effektiv, wenn wir mehrere Dinge gleichzeitig tun. Wir sind achtsam „konzentriert“, wenn wir eine Tätigkeit ausführen, ohne uns gedanklich in der Vergangenheit oder Zukunft zu befinden. „Konzentriert“ meint: Wenn wir essen, essen wir. Wenn wir gehen, gehen wir. Wenn wir jemandem zuhören, hören wir zu ...

c) „Wirkungsvoll“ handeln bedeutet, die richtigen Dinge zum richtigen Zeitpunkt zu tun (Bohus, 2019). Es heißt, auf ein Recht zu verzichten, wenn wir ein anderes, wichtigeres Ziel dafür erreichen können. Es geht darum, sich vom „es müsste“ und „es sollte“ zu lösen. Dies setzt eine Bewusstheit der eigenen Ziele voraus. Erläutern Sie, dass die Teilnehmer üben sollen, Energie nur in solche Handlungen zu investieren, die den selbstgewählten Werten und Lebenszielen entsprechen (Fruzzetti & Iverson, 2012). Besprechen Sie mit den Teilnehmern, was sie unter „mit dem Kopf durch die Wand“ gehen verstehen. Legen Sie dar, dass dies das Gegenteil von „wirkungsvoll“ handeln ist.

Beispiele

- Es kann wirkungsvoll sein, im Straßenverkehr auf sein Vorfahrtsrecht zu verzichten, wenn jemand anders gerade dabei ist, mir die Vorfahrt zu nehmen und mich gefährdet.
- Wenn ich mir als Kind wünsche, dass meine Mutter mich tröstet, weil ich gerade traurig bin, ist es wirkungsvoll, zu ihr zu gehen und ihr zu sagen, dass ich ihr etwas erzählen möchte. Nicht wirkungsvoll wäre, in meinem Zimmer zu sitzen und zu denken: „Sie müsste doch merken, dass es mir nicht gut geht und zu mir kommen, sie ist ja meine Mutter."

Sammeln Sie weitere Beispiele mit den Teilnehmern. Erläutern Sie, dass die Was-Fertigkeiten nicht gleichzeitig eingesetzt werden können, während die Wie-Fertigkeiten beim Einsatz jeder Was-Fertigkeit möglichst alle gleichzeitig zum Einsatz kommen sollten.

Übungsblatt 1: Achtsamkeitsübungen zu den Was-Fertigkeiten

Ziel: Die Teilnehmer lernen verschiedene Übungen zu den Was-Fertigkeiten kennen und sollen diese im Alltag regelmäßig durchführen.

Didaktik: Lassen Sie die Teilnehmer wiederholen, was die drei Was-Fertigkeiten „Wahrnehmen", „Beschreiben" und „Teilwerden" bedeuten. Erinnern Sie daran, dass die Teilnehmer durch diese Achtsamkeitsübungen trainieren, im Hier und Jetzt zu sein. Besprechen Sie, dass die Übungen dazu dienen, im gegenwärtigen Moment zu sein und Abstand zu Gedanken, Gefühlen und Körpereindrücken zu gewinnen, um bewusster und flexibler handeln zu können. Führen Sie Übungen des Übungsblattes mit den Teilnehmern durch. Besprechen Sie die Übungen nach. Bitten Sie die Teilnehmer, Übungen auszuwählen, die sie zu Hause täglich durchführen.

Übungsblatt 2: Achtsamkeitsübungen zu den Wie-Fertigkeiten

Ziel: Die Teilnehmer erlernen Übungen zu den Wie-Fertigkeiten. Sie sollen die Übungen im Alltag trainieren.

Didaktik: Lassen Sie die Teilnehmer die Wie-Fertigkeiten „nichtbewertend", „konzentriert" und „wirkungsvoll" wiederholen. Führen Sie Übungen des Übungsblattes mit den Teilnehmern durch und besprechen Sie diese nach. Erläutern Sie, dass auch diese Übungen dazu dienen, Abstand zu Gedanken, Gefühlen und Körpereindrücken zu gewinnen und darüber hinaus eine annehmende Haltung einzunehmen und das zu tun, was kurz- und langfristig sinnvoll ist. Erinnern Sie daran, dass Achtsamkeit die Voraussetzung für alle anderen Familienskills ist. Die Teilnehmer müssen Achtsamkeit regelmäßig üben, um eine Wirkung zu erreichen. Da alle Achtsamkeitsübungen immer die volle Konzentration auf genau diese Übung erfordern, wurden keine eigenen Übungen zu dieser Wie-Fertigkeit formuliert.

5.2.4 Achtsamkeit: Info- und Übungsblätter

Infoblatt 1 **Achtsamkeit**

Definition und Funktion von Achtsamkeit

Was ist Achtsamkeit?

Achtsamkeit ist die bewusste Wahrnehmung dessen, was gerade in diesem Augenblick geschieht, ohne zu bewerten. Der Augenblick wird so angenommen, wie er gerade ist. Sie üben, im Hier und Jetzt zu sein. Sie lernen, wahrzunehmen und anzunehmen, wie es Ihnen im Moment geht.

Wozu Achtsamkeit?

Achtsamkeit hilft, Raum für den Augenblick, für das Hier und Jetzt zu schaffen. Achtsamkeit hilft, mit unangenehmen Gedanken, Gefühlen und Dingen, die Sie aufregen oder belasten und die gerade nicht veränderbar sind, besser zurechtzukommen. Sie können dadurch bewusster entscheiden, wie Sie sich verhalten möchten.

Wann sind wir achtsam?

Während einer Achtsamkeitsübung schweifen unsere Gedanken immer wieder ab. Dies wahrzunehmen und sich neutral wieder der eigentlichen Übung zu widmen, ist genauso achtsam, wie konzentriert bei der Übung zu sein.

Verbesserung der Interaktion durch Achtsamkeit

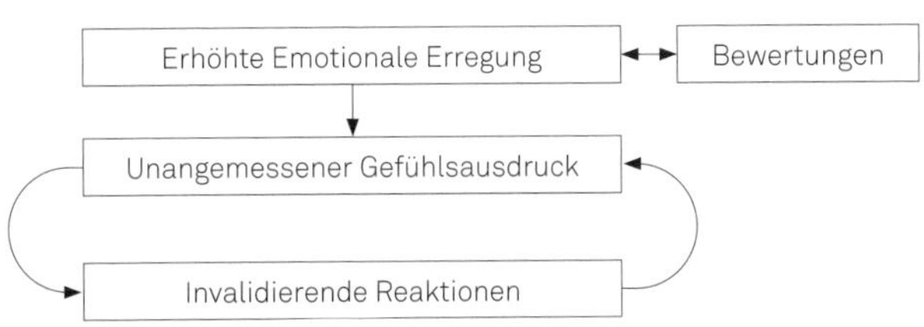

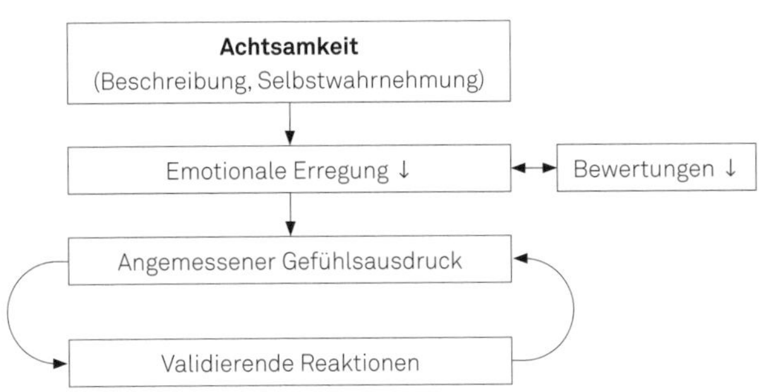

Durch Achtsamkeit lernen Sie, zu beschreiben, statt zu bewerten. Sie verringern dadurch Ihre emotionale Erregung. Sie können Gefühle besser steuern und angemessener ausdrücken. Das führt dazu, dass Ihr Gegenüber Sie besser versteht.

Infoblatt 2 Achtsamkeit

Achtsamkeitsskills in der DBT

In der DBT wird Achtsamkeit mithilfe der Was- und Wie-Fertigkeiten vermittelt. Zu den drei Was-Fertigkeiten gehören „Wahrnehmen", „Beschreiben" und „Teilwerden". Mit den Wie-Fertigkeiten „nichtbewertend", „konzentriert" und „wirkungsvoll" lernen Sie, auf welche Art und Weise Sie die Was-Fertigkeiten ausführen sollen. Es gibt eine Vielzahl von Achtsamkeitsübungen zu den Was- und Wie-Fertigkeiten.

Was- und Wie-Fertigkeiten

Im Folgenden werden die einzelnen Was- und Wie-Fertigkeiten kurz erläutert.

Was-Fertigkeiten

- **Wahrnehmen:**
  - Sie beobachten die Welt und sich selbst genau.
  - Sie nehmen wahr, was Sie gerade erleben, ohne darauf zu reagieren.
- **Beschreiben:**
  - Sie finden Worte für das, was Sie gerade wahrnehmen.
  - Sie beschreiben und bewerten nicht.
- **Teilwerden:**
  - Sie handeln im Hier und Jetzt.
  - Sie machen alles mit Ihrer ganzen Aufmerksamkeit.

Wie-Fertigkeiten

- **Nichtbewertend (annehmend):**
  - Sie beschreiben Dinge, Situationen, Verhalten, sich selbst oder andere, statt zu bewerten oder zu verurteilen.
- **Konzentriert:**
  - Sie bleiben ganz bei einer einzigen Sache und tun nicht verschiedene Dinge gleichzeitig.
  - Sie denken und handeln effektiver, wenn Sie sich auf eine Sache konzentrieren.
- **Wirkungsvoll:**
  - Sie tun die richtigen Dinge zum richtigen Zeitpunkt.
  - Sie tun das, was Ihnen weiterhilft, statt auf ein Recht oder auf „Es-müsste-doch-so-sein" zu pochen.

Übungsblatt 1 — Achtsamkeit

Achtsamkeitsübungen zu den Was-Fertigkeiten

Wahrnehmen

- **Sehen:** Nehmen Sie sich täglich drei Minuten Zeit, einen Gegenstand zu betrachten, als wäre es das erste Mal. Wenn Sie wahrnehmen, dass Sie gedanklich abschweifen, bleiben Sie wohlwollend, und konzentrieren Sie sich wieder auf das Betrachten des Gegenstandes.
- **Körperwahrnehmung:** Nehmen Sie sich täglich fünf Minuten Zeit. Nehmen Sie eine achtsame Haltung ein. Nehmen Sie die Kontaktstellen zwischen Ihrem Körper und dem Möbelstück wahr, auf dem Sie gerade sitzen. Erkunden Sie Schritt für Schritt jedes Körperteil. Fangen Sie mit den Füßen an und hören Sie beim Kopf auf. Nehmen Sie bewusst wahr, was Sie in diesem Moment an den verschiedenen Körperstellen wahrnehmen, ohne darüber zu urteilen. Dies kann z. B. Spannung, Wärme, Kälte, Kribbeln usw. sein.

Beschreiben

- **Einen Gegenstand beschreiben:** Nehmen Sie sich täglich drei Minuten Zeit. Nehmen Sie sich einen Gegenstand und beschreiben Sie diesen. Dies könnte z. B. ein Bleistift, eine Zahnbürste oder ein Schuh sein. Sie können auch eine bestimmte Situation oder eine Tätigkeit beschreiben. Beschreiben Sie alles, was Sie mit Ihren Sinnen wahrnehmen (riechen, schmecken, hören, tasten, sehen). Beschreiben Sie innerlich, was sie wahrnehmen mit einfachen Worten, ohne zu bewerten oder zu urteilen. Wenn Sie bemerken, dass Sie bewerten, kehren Sie zum Beschreiben zurück.
- **Eine Situation beschreiben:** Nehmen Sie sich täglich drei Minuten Zeit. Wählen Sie ein Ereignis aus, das bei Ihnen Ärger auslöst. Wenn Sie eine Situation gefunden haben, dann beschreiben Sie die Situation laut. Beobachten Sie Ihre Körperempfindungen, Ihren Atem und den Ton Ihrer Stimme. Sollten Bewertungen aufkommen, dann nehmen Sie diese wahr und gehen Sie wieder zum Beschreiben über. Nehmen Sie einen Unterschied zwischen Ihren Empfindungen wahr, wenn sie bewerten oder beschreiben?

Teilwerden

- **Zu Musik gehen:** Nehmen Sie sich täglich fünf Minuten Zeit und konzentrieren Sie sich ganz auf das Gehen zu Musik. Wählen Sie dazu ein Musikstück aus. Hören Sie achtsam auf die Musik. Nehmen Sie wahr, wie die Musik auf Ihren Körper wirkt. Konzentrieren Sie sich ganz auf das Gehen zu Musik. Gehen Sie jeden Schritt ganz bewusst mit voller Aufmerksamkeit. Werden Sie eins mit der Musik und der Bewegung. Registrieren Sie aufkommende Gedanken und Gefühle und konzentrieren Sie sich wieder auf das Gehen zu Musik.
- **Alltagsaufgaben:** Nehmen Sie sich täglich fünf Minuten Zeit. Widmen Sie sich voll und ganz einer Aufgabe, die Sie täglich erledigen. Dies könnte z. B. Zähneputzen, Bettenmachen, Schuhe an- oder ausziehen, Radfahren oder Ähnliches sein.

Übungsblatt 2 — Achtsamkeit

Achtsamkeitsübungen zu den Wie-Fertigkeiten

Natürlich sollten Sie auch beim Üben der Was-Fertigkeiten die Wie-Fertigkeiten einsetzen. Hier einige Übungen, die dabei helfen, die Wie-Fertigkeiten gezielt zu trainieren. Da die Wie-Fertigkeit „konzentriert" bei allen Achtsamkeitsübungen immer angewandt werden sollte, haben wir dazu keine eigenen Übungen angeführt.

Nichtbewertend (annehmend)

- **Bei den Fakten bleiben:** Nehmen Sie sich täglich fünf Minuten Zeit. Wählen Sie das Bild einer Person des öffentlichen Lebens, das bei Ihnen starke Bewertungen auslöst. Betrachten Sie die Person auf dem Bild. Beobachten Sie Ihre Körperempfindungen, Gedanken und Gefühle. Nehmen Sie Ihre Bewertungen und die Empfindungen, die dadurch ausgelöst werden, wahr. „Schlecht", „gut", „hässlich" oder „schön" könnten mögliche Bewertungen sein. Beobachten Sie diese Bewertungen ganz bewusst. Sagen Sie sich, „Ich habe die Bewertung ...". Dann beschreiben Sie die Person auf dem Bild. Nehmen Sie wahr, welche Körperempfindungen, Gedanken und Gefühle, diese Person auslöst, wenn Sie beschreiben, statt zu bewerten.
- **Anteilnahme uns selbst gegenüber:** Nehmen Sie sich täglich fünf Minuten Zeit. Denken Sie an ein Ereignis, das Sie traurig oder ängstlich gemacht hat. Was haben Sie damals zu sich selbst gesagt? In welchem Tonfall haben Sie mit sich gesprochen? Vorwurfsvoll? Abwertend? Wie haben Sie sich selbst gegenüber verhalten? Haben Sie Dinge gesagt oder getan, die Ihre Traurigkeit oder Angst verstärkt haben? Nun überlegen Sie, wie Sie reagieren, wenn nahestehende Menschen sich so fühlen. Wie äußert sich Ihr Mitgefühl, Ihre Anteilnahme? Wie unterstützen Sie Ihr Gegenüber? In welchem Tonfall sprechen Sie mit dem anderen? Vergleichen Sie nun die Art, wie Sie mit sich selbst und einem nahestehenden Menschen umgehen. Gibt es Unterschiede? Nun stellen Sie sich vor, dass Sie sich in einer schwierigen Situation selbst das gleiche Wohlwollen, die gleiche Anteilnahme, den gleichen Trost entgegenbringen wie anderen und dass Sie sich selbst zur Seite stehen.

Wirkungsvoll

- **Weitsicht:** Nehmen Sie sich täglich fünf Minuten Zeit. Überlegen Sie, wann Sie das letzte Mal Wut empfunden haben. Versetzen Sie sich in die Situation. Wenn Sie eine starke Bewertung oder das Gefühl von Ärger/Wut wahrnehmen, dann atmen Sie mehrere Male tief durch. Atmen Sie so lange bis das Gefühl nachlässt. Überlegen Sie, was Sie langfristig erreichen wollen, wie der nächste Schritt in diese Richtung aussähe und handeln Sie entsprechend.
- **Ziele verfolgen (statt mit dem Kopf durch die Wand zu gehen):** Nehmen Sie sich täglich für die Übung fünf Minuten Zeit. Überlegen Sie, in welchen Situationen Sie mit dem „Kopf durch die Wand" gehen. Welche Gedanken und Gefühle bringen Sie dazu? Helfen Ihnen diese Gedanken und Gefühle dabei, Ihre Ziele zu erreichen? Wenn die Antwort „Nein" lautet, üben Sie frühzeitig wahrzunehmen, wenn Sie mit dem „Kopf durch die Wand" wollen. Atmen Sie einige Male tief durch, bis Ihre Gefühle sich beruhigt haben. Versuchen Sie das zu tun, was langfristig hilfreich ist, statt mit dem „Kopf durch die Wand" zu gehen. Invalidieren Sie sich nicht für Ihre Gefühle, auch wenn diese Ihnen im Weg stehen. Ihre Gefühle sind nachvollziehbar.

5.3 Modul Achtsamkeit in der Beziehung

5.3.1 Einführung

Wenn Menschen sich nahestehen, können Interaktionen teilweise schnell eskalieren. In solchen Eskalationen spielen in der Regel Bewertungen eine zentrale Rolle. Ungünstige Bewertungen führen zu einer Erhöhung der eigenen emotionalen Erregung. Diese wiederum fördert einen unangemessenen Gefühlsausdruck. Auf einen unangemessenen Gefühlsausdruck reagiert das Gegenüber eher invalidierend. Dadurch entsteht eine Dauerschleife aus erhöhter emotionaler Erregung, Bewertungen, erneuter Steigerung der emotionalen Erregung, unangemessenem Ausdruck von Gefühlen, invalidierenden Reaktionen des Gegenübers, Erhöhung der eigenen emotionalen Erregung usw. (Fruzzetti, 2006). Die Skills Achtsamkeit und Achtsamkeit in der Beziehung ermöglichen, diesen Teufelskreis zu durchbrechen (Fruzzetti, 2006; Fruzzetti & Iverson, 2012). Alle Beteiligten müssen jedoch die Bereitschaft zeigen (ihr Commitment dazu geben), diese Skills regelmäßig zu üben.

Die andere Person besser verstehen

Achtsamkeit in der Beziehung hilft uns, nahestehende Menschen und unsere Beziehung zu ihnen bewusst wahrzunehmen, zu beschreiben und zu verstehen. Durch die Fähigkeit zur Achtsamkeit in der Beziehung werden wir uns der wechselseitigen Beeinflussung des partnerschaftlichen oder familiären Erlebens bewusst.

Richten wir unsere ganze Aufmerksamkeit auf die andere Person, was sie erlebt, was sie sagt oder ausdrückt, dann können wir erkennen, wie es ihr gerade geht, ihre Gedanken, Gefühle, ihren Stress und ihr Leid wahrnehmen und Mitgefühl entwickeln. Das alles hilft uns, ungünstige Bewertungen ziehen zu lassen und auf Vorwürfe zu verzichten.

Den richtigen Zeitpunkt finden

Durch Achtsamkeit in der Beziehung ist es uns möglich, zu erkennen, ob unser Gegenüber gerade für eine bestimmte Rückmeldung zugänglich ist oder wir besser einen anderen Zeitpunkt abwarten.

Langfristige Beziehungsziele erkennen und sich immer wieder darauf besinnen

Achtsamkeit in der Beziehung hilft uns, unsere langfristigen Beziehungsziele zu erkennen und nach ihnen zu handeln, auch wenn die Situation gerade angespannt ist. Sie hilft also dabei, beziehungsschädigenden Handlungsimpulsen zu widerstehen und Konflikte zu deeskalieren (Fruzzetti, 2006; Fruzzetti & Payne, 2015). Nehme ich wahr, dass ich einen nahestehenden Menschen liebe und nicht verletzten möchte, wird es mir eher gelingen, diesen Menschen nicht anzugreifen und ihn häufiger zu validieren. Die Besinnung auf langfristige Beziehungsziele erhöht die Motivation, den Skillseinsatz auch in schwierigen Situationen zu trainieren. Überdies drücken wir unsere Gefühle auch angemessener aus, wenn wir uns über unsere Gefühle für einen nahestehenden Menschen im Klaren sind.

Emotionale Erregung und Impulsivität auf beiden Seiten verringern

In Beziehungen neigen beide Seiten oft unwissentlich zu Bewertungen, insbesondere, wenn sie in der Vergangenheit gegenseitige Verletzungen erlebt haben. Ungünstige Bewertungen können zu Anspannung und in der Folge zu impulsivem Verhalten führen. Durch eine achtsame Haltung in der Beziehung können wir unsere Bewertungen oder Vermutungen wahrnehmen und Abstand von ihnen nehmen. Wir lassen die Gewissheit, etwas zu wissen, los und erlauben uns, nicht zu wissen, ob unsere Bewertungen stimmen. Mit dieser achtsamen Haltung können wir unsere Anspannung senken, primäre Gefühle wahrnehmen und ausdrücken (vgl. Kapitel 5.4) und dadurch funktionaler handeln (Fruzzetti & Payne, 2015).

Die andere Person wird sich weniger angegriffen und eher verstanden fühlen. Sie wird weniger angespannt sein und weniger impulsiv reagieren. Das macht es mir wiederum leichter, meine Gefühle angemessen auszudrücken und die andere Person zu validieren.

Verbundenheit spüren

Achtsamkeit in der Beziehung beinhaltet auch, sich als Paar, Elternpaar, Familie usw. wahrzunehmen und sich miteinander verbunden zu fühlen. Dazu gehört, dass sich die Beteiligten des Einflusses ihrer Handlungen auf die andere Person und ihre Beziehung bewusstwerden: Was ich tue hat einen Einfluss auf dich – und umgekehrt.

Gerade wenn in Paar- oder Eltern-Kind-Beziehungen viele Auseinandersetzungen vorkommen, gehen die Beteiligten sich nach einer gewissen Zeit aus dem Weg und vermeiden, gemeinsam Zeit miteinander zu verbringen. Der Abstand verhindert weitere Streitigkeiten aber auch Nähe und angenehme gemeinsame Erfahrungen. Wenn sich die Beteiligten ihre Verbundenheit bewusstmachen, können sie sich immer wieder auf ihre Beziehungsziele und den Wunsch, langfristig eine gute Beziehung zu führen, konzentrieren (Fruzzetti, 2006).

Beispiel

Die 17-jährige Tochter von Frau M. möchte mit Freunden ausgehen. Frau M. macht sich Sorgen um ihre Tochter, wenn sie mit diesen Freunden unterwegs ist. Sie denkt, dass die Freunde ihre Tochter in Schwierigkeiten bringen könnten. Das bringt sie in Anspannung. Sie teilt ihrer Tochter im scharfen Ton mit: „Ich verstehe nicht, was du an ihnen findest. Wach endlich auf, sie sind nicht gut für dich! Ich verbiete dir, mit diesen Leuten auszugehen!“ Ihre Tochter schreit zurück: „Wie stehe ich jetzt vor meinen Freunden da? Ich lasse mir von dir nicht sagen, mit wem ich mich treffen darf und mit wem nicht. Was ich will, ist dir egal!“ und schlägt ihre Zimmertür hinter sich zu. Es ist nachvollziehbar, dass Frau M. Sorge um das Wohlergehen ihrer Tochter hat, auf diese Weise wird sie jedoch ihren eigenen Gefühlen und auch den Bedürfnissen ihrer Tochter nicht gerecht. Die Beziehung zu ihrer Tochter wird unter diesen Konflikten leiden.

Beispiel (Fortsetzung unter Anwendung von Familienskills)

Die Mutter nimmt wahr, dass sie bei diesem Thema unter Anspannung kommt, dass sie ungünstige Bewertungen zu der Situation hat und dass ihr primäres Gefühl die Sorge um ihre Tochter ist. Sie akzeptiert, dass sie sich Sorgen macht.	*[Wahrnehmen, Beschreiben, nichtbewertend/annehmend]*
Die Mutter erinnert sich an ihr langfristiges Ziel, eine gute Beziehung zu Ihrer Tochter haben zu wollen.	*[Beziehungsziele bewusst machen]*
Sie wird sich der Verbundenheit zwischen ihrem Handeln und dem ihrer Tochter bewusst: „Wenn ich meiner Tochter Vorwürfe mache, wird sie auch mich angreifen. Wenn ich validierend und angemessen in meinem Gefühlsausdruck bleibe, wird sie mich eher verstehen.“	*[Verbundenheit spüren]*
Die Mutter überlegt sich, welche Bedürfnisse hinter dem Wunsch ihrer Tochter stehen. Sie stellt sich ihre Tochter vor, ihren Gesichtsausdruck, Gestik und Mimik. Ihr wird klar, dass ihre Tochter sich oft einsam fühlt und sich nichts mehr wünscht, als Freunde zu haben und dazu zu gehören.	*[Die andere Person verstehen]*
Die Mutter wartet einen günstigen Zeitpunkt für das Gespräch ab, zu dem sie und auch ihre Tochter in einer entspannten Verfassung sind.	*[Den richtigen Zeitpunkt finden]*
Sie validiert die Wünsche und Bedürfnisse ihrer Tochter („Ich weiß, dass dir diese Leute wichtig sind und du dich oft einsam fühlst.“) und benennt gleichzeitig ihre Sorge („Ich mache mir trotzdem Sorgen um dich, weil ich auch schon manchmal erlebt habe, dass du nach solchen Treffen unglücklich warst und die Leute dir nicht gutgetan haben.“).	*[Validierung, angemessener Gefühlsausdruck]*

Die Tochter kann durch den angemessenen Gefühlsausdruck der Mutter deren Sorge spüren und fühlt sich nicht angegriffen. Sie kann die Sorge ihrer Mutter validieren („Ich kann verstehen, dass du dir Sorgen machst.") aber auch ihre eigenen Bedürfnisse angemessen ausdrücken („Ich möchte trotzdem sehr gern dabei sein und wünsche mir, dass du mir vertraust."). *[Validierung, angemessener Gefühlsausdruck]*

Durch diese Art der Kommunikation finden Mutter und Tochter einen Kompromiss. Die Tochter darf mit den Freunden feiern, meldet sich jedoch einmal zwischendurch und verspricht, zu einer verabredeten Zeit zurückzukommen. *[Einen Mittelweg finden]*

5.3.2 Didaktik

Ziele des Moduls

Die Teilnehmerinnen sollen ein Verständnis von Achtsamkeit in der Beziehung bekommen. Durch den Einsatz dieses Skills sollen sie trainieren, ihre Aufmerksamkeit auf andere zu richten und sich von Bewertungen und Gefühlen gegenüber anderen zu distanzieren. Sie sollen erfahren, dass dies die eigene emotionale Erregung in Interaktionen reguliert. Sie sollen üben, wahrzunehmen, welche Ziele sie in Bezug auf die Beziehung haben und dass sie mit der anderen Person verbunden sind. Dieser Skill soll insgesamt helfen, eine validierende und unterstützende Haltung gegenüber anderen einzunehmen.

Didaktisches Vorgehen

Da es den Teilnehmerinnen möglicherweise schwerfällt, achtsam gegenüber nahestehenden Menschen zu sein, von denen sie sich verletzt fühlen, sollten sie zunächst Achtsamkeit in der Beziehung bei Menschen üben, zu denen keine enge Beziehung besteht. Lassen Sie die Teilnehmerinnen üben, achtsam gegenüber „entfernteren" Menschen zu sein und gleichzeitig, eigene Bewertungen oder Gefühle zu registrieren. Nach einiger Übung können die Teilnehmerinnen diese Schritte in Bezug auf eine nahestehende Person üben. Zunächst eher in Situationen, in denen sie nicht in direkter Interaktion sind, später dann auch im Gespräch mit den Angehörigen. Die Teilnehmerinnen können außerdem lernen, wahrzunehmen, wenn sie mit ihrem Familienmitglied nicht übereinstimmen, ohne dies zu werten oder dem Impuls zu folgen, in einen Konflikt einzusteigen. Sie sollen erleben, wie sich die Interaktion verändert, wenn sie ihre Bewertungen loslassen.

Erläutern und üben Sie in diesem Modul die Was- und Wie-Fertigkeiten innerhalb der Beziehung in Anknüpfung an die bereits vermittelten Was- und Wie-Fertigkeiten aus dem Achtsamkeitsmodul (vgl. Kapitel 5.2).

Ermuntern Sie die Teilnehmerinnen, täglich Übungen zu Achtsamkeit in der Beziehung durchzuführen und validieren Sie auftretende Schwierigkeiten und Widerstände. Besprechen Sie alle durchgeführten Achtsamkeitsübungen nach. Sie können die Übungen zu Achtsamkeit in der Beziehung auf einem Tonträger aufnehmen und den Teilnehmerinnen zum Üben zu Hause mitgeben.

Menschen, die an Tango Argentino interessiert sind und Freude am Experimentieren haben, können spezielle Übungen aus dem Tango nutzen, um Achtsamkeit in der Beziehung zu üben (Gunia & Quiroga Murcia, 2017; vgl. auch Kapitel 6.5).

5.3.3 Einsatz der Handouts

Infoblatt 1: Wozu Achtsamkeit in der Beziehung?

Ziel: Die Teilnehmerinnen sollen verstehen, warum Achtsamkeit und Achtsamkeit in der Beziehung die Grundlage für den Einsatz aller Familienskills darstellen. Sie sollen erkennen, dass diese Skills ein besseres gegenseitiges Verständnis, Wohlwollen, Nähe und Kompromissbereitschaft fördern. Sie sollen weiterhin die Bedeutung eines Gleichgewichts in der Beziehung verstehen.

Didaktik: Beginnen Sie mit einer Übung: Fordern Sie die Teilnehmerinnen auf, Paare zu bilden und wechselseitig die Schuhe der anderen zu betrachten. Dabei dürfen sie ihren Bewertungen freien Lauf lassen: Wie finden sie die Schuhe? Wie fühlt es sich an, diese Schuhe zu tragen? Wie läuft es sich in diesen Schuhen? Was ist das für eine Person, die diese Schuhe trägt?

In einer zweiten Runde lassen Sie die Teilnehmerinnen die Schuhe der anderen innerlich achtsam beschreiben, möglichst ohne zu bewerten. Sammeln Sie dann die Unterschiede in den Erfahrungen zwischen dem ersten und dem zweiten Durchlauf.

Heben Sie hervor, dass alle anderen Familienskills auf Achtsamkeit und Achtsamkeit in der Beziehung aufbauen. Lassen Sie die Teilnehmerinnen in Dreiergruppen 15 Minuten diskutieren, warum Achtsamkeit in der Beziehung zentral ist, und sammeln Sie die Ergebnisse im Plenum am Flipchart. Erläutern Sie, dass Achtsamkeit in der Beziehung hilft, die andere und deren Gefühle, Gedanken und Wünsche bewusst wahrzunehmen und sich miteinander verbunden zu fühlen. Fragen Sie die Teilnehmerinnen, wie sie von einer wohlwollenden Haltung anderen gegenüber selbst profitieren können. Betonen Sie, dass die Beteiligten versuchen, das Beste für sich und für diejenigen zu erreichen, die ihnen nahestehen. Dazu ist es notwendig, Mitgefühl für andere zu entwickeln und anzuerkennen, dass meine Partnerin oder mein Kind manchmal Unterstützung braucht.

Erläutern Sie, dass das Gefühl der Verbundenheit ein Grundbedürfnis ist. Es ist nicht nur möglich, sich mit einem Familienmitglied verbunden zu fühlen, wenn es anwesend ist, sondern auch, wenn es abwesend ist. Besprechen Sie, dass die Beteiligten Verbundenheit spüren können, wenn sie aktiv oder passiv Zeit miteinander verbringen. Heben Sie hervor, dass Empathie uns dabei hilft, uns mit anderen Menschen verbunden zu fühlen. Diskutieren Sie, warum ein Gleichgewicht in der Beziehung von Vorteil ist. Listen Sie mit den Teilnehmerinnen ihre Ergebnisse am Flipchart auf. Betonen Sie, dass die Sichtweise jeder Seite in einer Beziehung gleichbedeutend sein sollte. Nur diese Ausgeglichenheit ermöglicht eine gegenseitige Unterstützung und Verbundenheit.

Lesen Sie anschließend das Infoblatt 1 gemeinsam durch, oder geben Sie es nur mit nach Hause, falls alle wichtigen Punkte in der Diskussion bereits erarbeitet wurden.

Infoblatt 2: Emotionale Reaktivität verringern

Ziel: Die Teilnehmerinnen sollen verstehen, dass Achtsamkeit in der Beziehung ihnen hilft, die emotionale Reaktivität zu verringern. Damit verringert sich auch die Intensität des Ärgers über die andere Person. Es wird eher gelingen, beziehungsschädigenden Handlungsimpulsen zu widerstehen und (eskalierende) Konflikte zu verringern. Validierung wird dadurch überhaupt erst möglich.

Didaktik: Besprechen Sie mit den Teilnehmerinnen das Infoblatt 2. Erinnern Sie an den Kreislauf aus unangemessenem Gefühlsausdruck und invalidierenden Reaktionen (Fruzzetti & Shenk, 2008; vgl. hierzu auch Infoblatt 7 im Kapitel 5.1). Leiten Sie aus dem Kreislauf ab, dass Achtsamkeit in der Beziehung die Voraussetzung dafür ist, alte Muster zu durchbrechen und die eigene emotionale Reaktivität und Anspannung zu verringern. Dies wiederum ist die Voraussetzung für Validierung.

Besprechen Sie die beiden Kreisläufe. Validieren Sie, wie herausfordernd es ist, achtsam gegenüber der anderen Person zu sein. Alle Beteiligten müssen sich in der Interaktion immer wieder für die Anwendung der Skills entscheiden. Erklären Sie, dass Achtsamkeit in der Beziehung validierende Reaktionen wahrscheinlicher macht. Natürlich müssen alle Beteiligten lernen, ihre Gefühle angemessen auszudrücken und zu validieren. Gelingt es der Angehörigen jedoch, achtsam gegenüber der Borderline-Betroffenen zu sein und deren primäre Gefühle zu validieren, auch wenn sie diese nicht angemessen ausgedrückt hat, so wird die emotionale Erregung bei der Betroffenen sinken. Dies macht nachfolgend den angemessenen Gefühlsausdruck wahrscheinlicher. Insbesondere Eltern von Jugendlichen mit Borderline-Symptomen sollten üben, die primären Gefühle der Kinder zu erkennen und zu validieren, auch wenn sie von den Jugendlichen nicht ausgedrückt werden.

Infoblatt 3: Was- und Wie-Fertigkeiten in der Beziehung

Ziel: Die Teilnehmerinnen sollen die Was- und Wie-Fertigkeiten in der Beziehung kennenlernen.

Didaktik: Erklären Sie den Teilnehmerinnen die Was-Fertigkeiten und die Wie-Fertigkeiten in der Beziehung.

Was-Fertigkeiten:
- „Wahrnehmen" im Kontext der Beziehung meint, einem nahestehenden Menschen seine Aufmerksamkeit zu schenken und wahrzunehmen, wie es der anderen Person geht, welche Gestik und Mimik sie zeigt, wie hoch ihre Anspannung ist und was sie denkt oder fühlt.
- Das „Beschreiben" des Gegenübers bedeutet, dessen Sichtweise, Gedanken, Gefühle, Handlungen oder sein Aussehen in Worten auszudrücken, ohne zu bewerten.
- „Teilwerden" heißt, an dem teilzunehmen, was gerade im gemeinsamen Tun geschieht. Wirklich dabei zu sein und sich nicht durch etwas anderes ablenken zu lassen. Damit ist zum einen gemeint, sich von äußeren Reizen, abzuschotten (z. B. das Smartphone und den Fernseher ausstellen). Zum anderen ist hier auch gemeint, sich ferner gedanklich nicht abzulenken, sondern ganz bei dem zu sein, was beide gerade miteinander tun (z. B. nicht über das anstehende Meeting morgen oder das Telefonat mit meiner Freundin gestern nachzudenken).

Wie-Fertigkeiten:
- „Nichtbewertend (annehmend)": Fragen Sie nach, welche Vorteile es hat, der anderen Person gegenüber eine „nichtbewertende" Haltung einzunehmen. Sammeln Sie die Antworten am Flipchart. Erklären Sie, dass nichtbewertend im Beziehungskontext bedeutet, die andere Person im gegenwärtigen Moment so zu akzeptieren, wie sie ist. Erläutern Sie, dass der Skill „nichtbewertend" beinhaltet, seine Partnerin bzw. sein Kind mit allen Eigenheiten im gegenwärtigen Moment anzunehmen, ohne zu verurteilen. Heben Sie hervor, dass „nichtbewertend" nicht meint, alles gutzuheißen. „Nichtbewertend" meint, die Kluft oder den Unterschied zwischen dem Verhalten oder Eigenschaften seiner Partnerin bzw. seines Kindes und den eigenen Erwartungen zu akzeptieren. Dazu zählt das Annehmen der Meinung der anderen Person. Erläutern Sie, dass die Teilnehmerinnen Formulierungen wie „ich sollte ..." oder "die andere sollte ..." oder dichotome Denkweisen wie richtig oder falsch, vermeiden sollten. Machen Sie darauf aufmerksam, dass der Einsatz des Skills „nichtbewertend" auch den Familienskill „Akzeptanz und Nähe" fördert.
- „Konzentriert" meint, die ganze Aufmerksamkeit entweder auf die andere, auf sich selbst oder auf die Beziehung zu richten. Es bedeutet z. B. im Gespräch oder bei einer gemeinsamen Aktivität nicht gleichzeitig auf sein Handy zu schauen

oder den Fernseher laufen zu lassen. Da diese Fertigkeit bei allen Achtsamkeitsübungen in der Beziehung zum Einsatz kommen soll, wurden zu dieser Fertigkeit keine eigenen Übungen formuliert.

- „Wirkungsvoll" bedeutet, sich der langfristigen Ziele und Wünsche als Familie oder Paar und der Liebe zu seinen Angehörigen bewusst zu sein und danach zu handeln. Es bedeutet, nicht auf sein Recht zu bestehen und mit dem „Kopf durch die Wand" zu gehen, wenn das der Beziehung oder den langfristigen Beziehungszielen schadet. Fragen Sie die Teilnehmerinnen, weshalb es kurz- und langfristig sinnvoll sein kann, „wirkungsvoll" gegenüber anderen zu handeln. Sammeln Sie die Antworten am Flipchart. Betonen Sie, dass „wirkungsvoll" auch beinhaltet, sich selbst daran zu erinnern, dass es um einen Menschen geht, der einem wichtig ist. Unterstreichen Sie, dass die Beteiligten durch diesen Skill in der Beziehung ein Gefühl für den richtigen Zeitpunkt für eine Konfliktklärung bekommen. Erarbeiten Sie dann mit den Teilnehmerinnen, welche Strategien für wirkungsvolles Handeln in der Beziehung hilfreich sein können.

Übungsblatt 1: Übungen zum Wahrnehmen und Beschreiben

Ziel: Die Teilnehmerinnen üben den Skill „Wahrnehmen". Sie sollen Aussehen, Mimik, Gestik, Befinden, Anspannung, Gefühle, Gedanken, Handlungen, Einstellungen usw. der anderen Person bewusst wahrnehmen. Darüber hinaus lernen die Teilnehmerinnen, andere zu beschreiben, um zwischenmenschliche Konflikte zu verringern und den Unterschied zwischen Bewerten und Beschreiben wahrzunehmen. Insbesondere sollen die Teilnehmerinnen erkennen, dass die emotionale Erregung beim Beschreiben anderer Personen niedriger ist als beim Bewerten.

Didaktik: Lassen Sie die Teilnehmerinnen wiederholen, welche Inhalte sich hinter dem Skill „Wahrnehmen" verbergen. Leiten Sie die Übung „Der anderen Person zuhören", die auf dem Übungsblatt 1 zu finden ist, an. Dazu lassen Sie die Teilnehmerinnen Zweiergruppen bilden. Lassen Sie eine Teilnehmerin sprechen und die andere zuhören, ohne zu bewerten oder auf das Gesagte zu reagieren. Wechseln Sie nach drei Minuten die Rollen. Besprechen Sie die Übung im Anschluss.

Erinnern Sie daran, dass der Skill „Beschreiben" bedeutet, die Sichtweise des Gegenübers, seine Gedanken, Gefühle, Handlungen oder sein Aussehen in Worten auszudrücken, ohne zu bewerten. Führen Sie mit den Teilnehmerinnen die Übung „Ein unangenehmes Erlebnis mit meinem Familienmitglied beschreiben" durch. Besprechen Sie die Übung im Anschluss. Arbeiten Sie heraus, dass die eigene emotionale Erregung beim Beschreiben eines Familienmitglieds niedriger ist im Vergleich zum Bewerten. Validieren Sie, wie schwer es ist, andere Personen zu beschreiben.

Übungsblatt 2: Übungen zum Teilwerden

Ziel: Die Teilnehmerinnen sollen üben, sich auf das gemeinsame Erleben eines Moments einzulassen, um diesen sehr bewusst zu erleben und im Hier und Jetzt präsent zu sein.

Didaktik: Wiederholen Sie, dass Achtsamkeitsübungen zu „Teilwerden" darauf abzielen, sich auf das gemeinsame Erleben in der Gegenwart einzulassen. Leiten Sie eine Übung zum „Teilwerden" an: Lassen Sie die Teilnehmerinnen paarweise entweder 10 Minuten „Stadt Land Fluss", „Tic Tac Toe" oder „Wer bin ich?" spielen. An dieser Stelle bieten sich auch Übungen aus dem Tango an (vgl. hierzu Kapitel 6.5). Fordern Sie die Teilnehmerinnen auf, sich auf den gemeinsamen Augenblick zu konzentrieren, ganz in der gemeinsamen Aktivität aufzugehen und sich auf das gemeinsame Spiel zu fokussieren. Besprechen Sie die Übung im Anschluss. Vergeben Sie den Auftrag, sich auch zu Hause mithilfe des Übungsblattes 2 im Teilwerden zu üben.

Übungsblatt 3: Übungen zu den Wie-Fertigkeiten

Ziel: Die Teilnehmerinnen sollen durch die Übungen zum „Nichtbewerten" lernen, zu respektieren, dass Menschen anders sind und andere Ansichten haben als sie selbst. Sie sollen üben, andere zu akzeptieren, wie sie sind und dichotome Denkweisen abzubauen. Die Übungen zum „wirkungsvollen" Handeln gegenüber anderen sollen die Teilnehmerinnen darin unterstützen, sich ihrer langfristigen Ziele und Wünsche als Familie oder Paar bewusst zu werden und demgemäß zu handeln. Sie sollen lernen, sich auch in schwierigen Situationen daran zu erinnern, dass es bei ihrer Partnerin oder ihrem Kind um einen Menschen geht, der ihnen wichtig ist und den sie lieben. Sie sollen üben, anderen wohlwollend und unterstützend zu begegnen.

Didaktik: Erläutern Sie, dass die Übungen zum „Nichtbewerten" dazu dienen, die Geschehnisse in Beziehungen anzunehmen und zu akzeptieren, wie sie im Moment sind. Dies soll ein Sowohl-als-auch-Denken und mehr Handlungsspielraum im Umgang mit anderen begünstigen! Anschließend machen Sie mit den Teilnehmerinnen eine der Übungen des Übungsblattes 3 und besprechen Sie diese im Anschluss. Ermutigen Sie die Teilnehmerinnen, Übungen zum „Nichtbewerten" täglich durchzuführen, weil es herausfordernde Übungen sind.

Wiederholen Sie gemeinsam mit den Teilnehmerinnen, wozu die Übungen zum „wirkungsvollen" Handeln gegenüber anderen Personen dienen. Führen Sie mit den Teilnehmerinnen die Übung „Erst nachdenken – dann handeln" durch und besprechen Sie diese anschließend.

Erinnern Sie daran, warum es sinnvoll sein kann, anderen „wohlwollend" und mitfühlend zu begegnen. Leiten Sie die Übung „Versetzen Sie sich in die Perspektive

Ihres Familienmitglieds“ an. Besprechen Sie, welche Erfahrungen die Teilnehmerinnen bei der Durchführung der Übung gemacht haben.

Übungsblatt 4: Übungen, um die Verbundenheit zu anderen wahrzunehmen

Ziel: Die Teilnehmerinnen sollen Verbundenheit zu ihrer Partnerin oder ihrem Kind wahrnehmen.

Didaktik: Lassen Sie die Teilnehmerinnen wiederholen, was dieser Skill bedeutet. Bitten Sie die Teilnehmerinnen einen Gegenstand ihres Kindes oder ihrer Partnerin mitzubringen. Leiten Sie die Übung „Erinnerungsstücke“ an und besprechen Sie die Übung im Anschluss. Arbeiten Sie mit den Teilnehmerinnen heraus, dass sie auch zu einem abwesenden Familienmitglied Verbundenheit erleben können. Weisen Sie darauf hin, dass diese und die letzten beiden Übungen des Übungsblattes 4 auch den Familienskill „Wiederaufbau der Beziehung“ fördern (vgl. hierzu auch Kapitel 5.6).

5.3.4 Achtsamkeit in der Beziehung: Info- und Übungsblätter

Infoblatt 1 **Achtsamkeit in der Beziehung**

Wozu Achtsamkeit in der Beziehung?

Beziehungen unterliegen einem ständigen Wandel. Sie sorgen für Glück aber auch für Leid, da Menschen mit unterschiedlichen Bedürfnissen und Erwartungen aufeinandertreffen.

Achtsamkeit in der Beziehung ist neben Achtsamkeit die Grundlage für alle anderen Familienskills

- Wenn Sie Achtsamkeit in der Beziehung üben, wird das Zusammenleben mit Ihrer bzw. Ihrem Angehörigen einfacher. Enttäuschte Erwartungen oder verletzte Gefühle belasten Sie weniger und Sie werden *besser mit Konflikten umgehen.*
- Durch Achtsamkeit in der Beziehung finden Sie heraus, was Ihrem Familienmitglied und Ihnen selbst wichtig ist, ohne es zu bewerten.
- Sie erinnern sich daran, dass Sie zu Ihrem Familienmitglied eine gute Beziehung haben möchten und werden versuchen, sich funktionaler zu verhalten.
- Sie nehmen Ihrem Familienmitglied gegenüber eine *wohlwollende* und annehmende Haltung ein. Sie werden anderen Personen respektvoll, würdevoll und unterstützend und in einem gewissen Maß vertrauensvoll gegenübertreten.
- Sie werden mehr *Verbundenheit* zu nahestehenden Menschen spüren.

Beziehung in Balance

Ich	Du
Meine Wünsche, Bedürfnisse, Gedanken, Gefühle	Deine Wünsche, Bedürfnisse, Gedanken, Gefühle
Meine Ziele	Deine Ziele
Meine Werte	Deine Werte
Meine Probleme	Deine Probleme
Meine Zufriedenheit	Deine Zufriedenheit

In einer ausgewogenen Beziehung nimmt jeder sich selbst und die andere Person bewusst wahr. Beide Seiten sind gleich wichtig.

Infoblatt 2 — Achtsamkeit in der Beziehung

Die emotionale Reaktivität verringern

Achtsamkeit in der Beziehung hilft,

- Ihre eigenen Gefühle, Gedanken und Wünsche wahrzunehmen, beziehungsschädigenden Handlungsimpulsen zu widerstehen und Gefühle wie Wut zu unterbrechen,
- die andere Person und ihre Gefühle, Gedanken und Wünsche bewusst wahrzunehmen,
- ungünstigen Reaktionen gegenüber Ihrem Kind oder Ihrer Partnerin bzw. Ihrem Partner zu vermeiden,
- auch Gefühle wie Wut und Ärger besser zu regulieren,
- die emotionale Erregung zu verringern. Dies ist die Voraussetzung dafür, die andere Person zu verstehen und zu validieren,
- die eigene Rolle wahrzunehmen, die Sie in einer Beziehung einnehmen (Elternteil, Partnerin/Partner, Familienmitglied),
- den passenden Zeitpunkt für die Auseinandersetzung zu finden,
- gemeinsame angenehme Aktivitäten zu finden oder Dinge, die Ihre Angehörige bzw. Ihr Angehöriger für Sie tut, bewusst wahrzunehmen,
- wahrzunehmen, dass Ihre emotionale Reaktivität viel stärker ist, wenn Sie Hunger haben, müde oder traurig sind.

Durch Achtsamkeit in der Beziehung sind Sie in der Lage, die andere Person wahrzunehmen und zu beschreiben, ohne zu bewerten. Das senkt die eigene emotionale Erregung. Sie verstehen Ihr Gegenüber besser und können es besser validieren. Evtl. gelingt es Ihnen, die primären Gefühle zu erkennen und zu validieren, sogar dann, wenn Ihr Gegenüber seine Gefühle unangemessen ausdrückt.

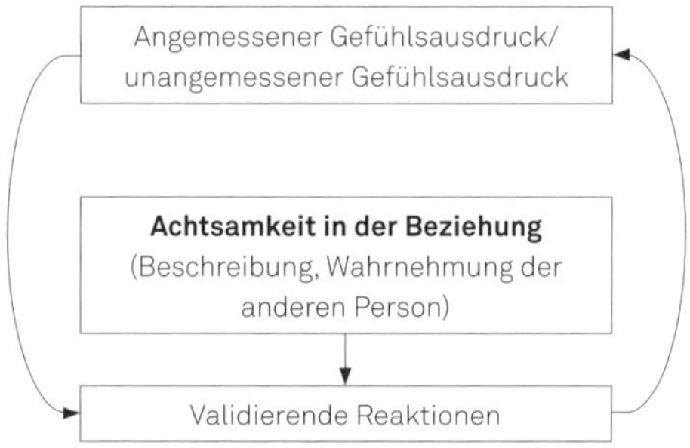

Infoblatt 3 **Achtsamkeit in der Beziehung**

Was- und Wie-Fertigkeiten in der Beziehung

Folgende Was- und Wie-Fertigkeiten helfen Ihnen, achtsam in der Beziehung zu sein:

Was-Fertigkeiten

- **Wahrnehmen:**
  - Nehmen Sie die andere Person einfach nur wahr.
  - Schenken Sie der anderen Person Ihre Aufmerksamkeit.
- **Beschreiben:**
  - Fassen Sie die Gedanken, Gefühle, Handlungen oder das Aussehen der anderen Person in Worte, ohne zu verurteilen.
- **Teilwerden:**
  - Lassen Sie sich ganz auf die Erfahrung mit der Person ein.
  - Nehmen Sie voll und ganz an dem teil, was beim gemeinsamen Tun passiert.

Wie-Fertigkeiten

- **Nichtbewertend (annehmend):**
  - Nehmen Sie die andere Person mit allen Eigenheiten im gegenwärtigen Moment an, ohne zu verurteilen.
  - Nehmen Sie Unterschiede zwischen Ihnen und der anderen Person an.
  - Lassen Sie das „sie/er sollte …“ oder „richtig/falsch“ los.
- **Konzentriert:**
  - Konzentrieren Sie sich ganz auf die andere Person, die Beziehung und den Moment.
- **Wirkungsvoll:**
  - Denken Sie an Ihre langfristigen Beziehungsziele und -wünsche und handeln Sie danach.
  - Denken Sie daran, dass es um die Person geht, die Ihnen sehr wichtig ist und die Sie lieben.

Übungsblatt 1 — Achtsamkeit in der Beziehung

Übungen zum Wahrnehmen und Beschreiben

Nehmen Sie sich für alle Übungen fünf Minuten Zeit.

Wahrnehmen

- **Der anderen Person zuhören:** Nehmen Sie sich für die Übung fünf Minuten Zeit. Hören Sie Ihrem Familienmitglied genau zu: Wie redet es? Welche Wörter benutzt es? Wie betont es? Wie bewegt sich sein Körper beim Erzählen? Was strahlt sein Körper aus? Geben Sie sich Mühe, ganz genau auf das zu achten, was Ihr Gegenüber sagt – auch wenn Sie zunächst das Gefühl haben, diese Geschichte schon ein Dutzendmal gehört zu haben. Tauchen Sie in diesen Moment ein. Hören Sie zu, ohne das Gesagte zu bewerten und ohne bereits die eigene Erwiderung zu planen.
- **Im Alltag beobachten:** Nehmen Sie sich für die Übung fünf Minuten Zeit. Schauen Sie Ihrem Familienmitglied zu, wenn es Alltagsdinge erledigt, z. B. Schuhe putzt, kocht, liest, Musik hört. Seien Sie dabei nicht wertend, sondern beobachten Sie nur. Wie bewegt sich sein Körper beim Erzählen? Was strahlt sein Körper aus? Sehen Sie Ihr Gegenüber mit neuen Augen. Nehmen Sie die Kleidung Ihres Gegenübers ganz bewusst so wahr, als sähen Sie diese zum ersten Mal. Bleiben Sie ganz offen und neugierig, ohne zu werten und ohne zu verändern. Einfach nur registrieren und sich immer weiter öffnen.

Beschreiben

- **Beschreiben, was die andere Person tut:** Achten Sie auf Ihr Familienmitglied und beschreiben Sie innerlich, was es gerade tut (eine Zeitung lesen, mit dem Kind spielen, eine Augenbraue hochziehen usw.).
- **Beschreiben, was die andere Person sagt, denkt oder fühlt:** Wenn sich Ihr Familienmitglied mit jemanden unterhält, versuchen Sie zu beschreiben, was es sagt, denkt, fühlt usw. Versuchen Sie, nicht zu interpretieren, sondern nur das, was Sie wahrnehmen, zu beschreiben.
- **Beschreiben, wie die andere Person aussieht:** Betrachten Sie ein Foto Ihrer bzw. Ihres Angehörigen. Sprechen Sie laut und beschreiben Sie, was Sie sehen. Beschreiben Sie die Haarfarbe, Haarlänge der Person, gehen Sie weiter zur Stirn. Wie breit und wie hoch ist die Stirn? Wie ist die Hautfarbe? Gehen Sie weiter zu den Augen und Augenbrauen. Beschreiben Sie auf diese Weise das Gesicht. Wenn es Ihnen hilft, sprechen Sie zu Beginn in der dritten Person: „Ich sehe ein Mädchen oder eine junge Frau mit braunen Haaren …". Achten Sie darauf, wertfrei zu bleiben.
- **Ein angenehmes Erlebnis mit meinem Familienmitglied beschreiben:** Suchen Sie sich eine Situation mit Ihrem Familienmitglied aus der Vergangenheit, die besonders angenehm war. Rufen Sie sich diesen Augenblick so lebendig wie möglich in Erinnerung und beschreiben Sie in einfachen Worten, was passiert ist, so als würde es jetzt gerade geschehen, ohne zu bewerten. „Mein Familienmitglied sagt …".
- **Ein unangenehmes Erlebnis mit meinem Familienmitglied beschreiben:** Suchen Sie sich eine Situation mit Ihrem Familienmitglied, die besonders unangenehm war, z. B. eine Auseinandersetzung. Lassen Sie sich so weit wie möglich auf das Erleben ein. Schildern Sie, was passiert ist mit all Ihren Wahrnehmungen, ohne zu beurteilen.

Übungsblatt 2 — Achtsamkeit in der Beziehung

Übungen zum Teilwerden

Teilwerden

Unternehmen Sie etwas gemeinsam mit Ihrem Kind, Ihrer Partnerin oder Ihrem Partner. Lassen Sie sich ganz auf die gemeinsame Tätigkeit und Ihr Familienmitglied ein. Lenken Sie Ihre Aufmerksamkeit auf den Kontakt zu Ihrem Familienmitglied. Wenden Sie sich Ihrem Gegenüber zu. Nehmen Sie wahr, was die andere Person im Hier und Jetzt erlebt und mitteilt.

Sie sind im Austausch miteinander. Hören Sie zu, ohne zu bewerten. Fragen Sie nach, was Ihr Familienmitglied denkt, fühlt oder wünscht. Ihre Aufmerksamkeit ist aufeinander gerichtet. Tauchen Sie mit in das gemeinsame Geschehen ein. Lassen Sie Ihre Gedanken kommen und gehen und lenken Sie Ihre ganze Aufmerksamkeit auf die gemeinsame Aktivität.

Suchen Sie sich eine Aktivität aus, die Ihnen beiden Freude bereitet. Hier einige Beispiele:

- Spielen Sie gemeinsam ein Gesellschafts- oder Computerspiel.
- Suchen Sie im Internet gemeinsam nach Kleidung.
- Planen Sie gemeinsam einen Urlaub oder Ausflug in eine andere Stadt.
- Betreiben Sie gemeinsam ein Hobby (Klettern, Skifahren, Tanzen, Fußball spielen, Kochen, Backen, Musizieren usw.).

Übungsblatt 3 — Achtsamkeit in der Beziehung

Übungen zu den Wie-Fertigkeiten

Nichtbewertend (annehmend)

Die folgenden zwei Übungen fördern neben der „Nichtbewertung der anderen Person" auch den Familienskill „Akzeptanz und Nähe".

- **Akzeptanz von Vielfalt:** Nehmen Sie sich einen Moment Zeit und suchen Sie nach drei angenehme Eigenschaften Ihres Familienmitglieds. Wenn Sie drei angenehme Eigenschaften gefunden haben, gehen Sie diese der Reihe nach durch und nehmen Sie Ihre Gedanken und Gefühle wahr. Begrüßen Sie diese und sagen Sie sich: „Ja, so ist das." Lassen Sie die drei angenehmen Eigenschaften nun hinter sich. Suchen Sie im zweiten Schritt nach drei unangenehme Eigenschaften Ihres Familienmitglieds. Gehen Sie die drei unangenehmen Eigenschaften der Reihe nach durch und nehmen Sie Ihre Gedanken und Gefühle wahr. Öffnen Sie Ihre Hände, entspannen Sie Ihr Gesicht, legen Sie ein leichtes Lächeln auf Ihre Lippen und sagen Sie sich: „Ja, so ist das." Sie brauchen die unangenehmen Eigenschaften Ihrer bzw. Ihres Angehörigen oder Ihre Gefühle nicht zu mögen. Sie erkennen nur an, dass es ist, wie es ist.
- **Akzeptanz von Anderssein:** Manchmal ist es hilfreich, die Meinung Ihres Familienmitglieds als „anders" stehen zu lassen und diese Unterschiede nicht zu bewerten und offen anzunehmen. Suchen Sie sich einen Bereich, in dem Sie und Ihr Familienmitglied verschiedener Meinung sind und lassen Sie sich auf das Erleben ein, auch wenn es unangenehm ist. Sie haben Ihre eigene Meinung. Ihr Familienmitglied hat eine andere Meinung. Sie haben beide Recht. Die Meinung Ihres Familienmitglieds zu akzeptieren, heißt nicht, sie zu mögen. Sie werden zu einem anderen Zeitpunkt die Möglichkeit haben, sich mit dieser Meinung auseinanderzusetzen. In diesem Moment lassen Sie die unterschiedlichen Meinungen stehen. Nehmen Sie das Anderssein an. Sagen Sie sich: „Okay, du siehst die Sache so, ich sehe die Sache so." Atmen Sie tief in den Bauch, entspannen Sie Ihr Gesicht, senken Sie die Augenbrauen und sagen sich mit einer warmen, freundlichen Stimme: „Ja, so ist das, mein Familienmitglied denkt anders." Das ist Akzeptanz von Anderssein.

Wirkungsvoll handeln

- **Langfristige Ziele in Ihrer Beziehung:** Nehmen Sie sich für die Übung zehn Minuten Zeit. Überlegen Sie sich: Welche langfristigen Ziele habe ich mit meiner Partnerin, meinem Partner oder meinem Kind? Möchte ich z. B. mit dieser Frau, diesem Mann in 10 Jahren immer noch verheiratet sein? Wie soll der Kontakt zu meiner Tochter bzw. zu meinem Sohn in 10 Jahren aussehen?
- **Erst nachdenken – dann handeln:** Jedes Mal, wenn Sie etwas zu Ihrem Familienmitglied sagen wollen, sei es in einer konfliktfreien oder konflikthaften Situation, fragen Sie sich: „Erreiche ich damit langfristig was ich wirklich will? Verschlimmert oder verbessert es die Situation?" Üben Sie dies so oft wie möglich mehrmals am Tag. Erkennen Sie, wie gut es sich anfühlt, zu wählen, wie Sie vorgehen, statt einfach nur zu reagieren.

Wohlwollend begegnen

Versetzen Sie sich in die Perspektive Ihres Familienmitglieds: Wenn Sie das nächste Mal wütend auf Ihr Familienmitglied sind, nutzen Sie diese Gelegenheit, um zu üben. Versetzen Sie sich in die Perspektive Ihres Familienmitglieds: Schauen Sie sich die Situation mit den Augen Ihres Gegenübers an. Finden Sie drei Gründe, die für Sie nachvollziehbar sind und die erklären können, weshalb die andere Person die Sache so sieht oder sich so verhält. Setzen Sie diese Übung bei möglichst unterschiedlichen Gelegenheiten ein.

Übungsblatt 4 Achtsamkeit in der Beziehung

Übungen, um die Verbundenheit zu anderen wahrzunehmen

- **E.T.-Achtsamkeit:** Nehmen Sie sich für die Übung drei Minuten Zeit. Setzen Sie sich mit Ihrem Familienmitglied zusammen. Richten Sie Ihre Aufmerksamkeit auf Ihr Gegenüber. Nun berühren Sie mit Ihrer Zeigefingerspitze die Zeigefingerspitze Ihres Gegenübers. Spüren Sie die Verbundenheit zwischen Ihnen beiden, jetzt in diesem Moment. Wenn negative Gedanken, Urteile, Gefühle oder Erinnerungen auftauchen, begrüßen Sie diese freundlich und lassen Sie diese weiterziehen – wie Wolken am Himmel. Bleiben Sie im Augenblick. Spüren Sie Ihr Wohlwollen füreinander, Ihre Verbundenheit.
- **Im gleichen Boot sitzen** (Fruzzetti, 2006, S. 27): Nehmen Sie sich für die Übung fünf Minuten Zeit. Beachten Sie, dass Sie mit Ihrem Familienmitglied in einem Boot sitzen. Erinnern Sie sich jeden Tag daran, wie Sie mit der anderen Person verbunden sind: „Ihre bzw. seine Freude ist meine Freude. Wenn ich mich um ihre bzw. seine Bedürfnisse sorge, dann sorge ich mich dadurch auch um meine. Wenn ich sie bzw. ihn liebevoll und mit Güte behandle, dann kümmere ich mich damit auch um mich."

Die folgenden drei Übungen fördern auch den Skill „Wiederaufbau der Beziehung":

- **Erinnerungsstücke:** Nehmen Sie sich für die Übung zehn Minuten Zeit. Eine besondere Verbundenheit kann beim Durchblättern von Fotoalben, Lesen von Briefen oder Handy-Nachrichten entstehen. Erinnern Sie sich an gemeinsame Erlebnisse und Erfahrungen. Fühlen Sie, wie Bilder und Briefe Verbundenheit schaffen. Nehmen Sie Ihre Gedanken, Gefühle und Körperreaktionen wahr. Vielleicht taucht der Impuls auf, unangenehme Gefühle zu verändern. Beobachten Sie diesen Impuls und bleiben Sie für diesen Moment bei Ihrem Gefühl, so wie es ist. Nehmen Sie dennoch die Verbundenheit zwischen Ihnen und Ihrem Familienmitglied wahr. Sie erkennen an, dass es ist, wie es ist.
- **Blick in den Kühlschrank:** Gehen Sie zum Kühlschrank und denken Sie daran, wie oft Ihr Familienmitglied den Kühlschrank auf- und zugemacht hat. Welche Lebensmittel die andere Person hineingestellt hat. Was sie herausgeholt hat. Was hat sie gemacht? Wo ist sie dann hingegangen? Betrachten Sie die Lebensmittel, die Ihr Familienmitglied zuletzt in den Kühlschrank gestellt hat. Nehmen Sie das Gefühl des Verbundenseins wahr.
- **Verbundenheit durch Gegenstände:** Nehmen Sie sich für die Übung zehn Minuten Zeit. Gehen Sie durch die Wohnung. Nehmen Sie die Gegenstände wahr, die Ihr Familienmitglied für Ihre Wohnung oder das eigene Zimmer ausgewählt hat. Wie beeinflussen die Gegenstände Ihre Wahrnehmung, Ihre Verbindung zu Ihrem Familienmitglied? Suchen Sie sich nun ein verbindendes und greifbares Objekt, das Ihnen hilft, eine Verbindung zu Ihrem Familienmitglied herzustellen. Nehmen Sie es in die Hand, betrachten Sie es, ertasten sie es, riechen Sie daran. Lassen Sie den Gegenstand zum lebendigen Symbol für Ihre gemeinsam erlebte Beziehungserfahrung werden. Der Gegenstand ist mit Ihrem Familienmitglied verbunden und kann mit seinem Leben in Verbindung gebracht werden. Alles Mögliche kann geschehen, wenn Sie sich erlauben, die Verbindung zu spüren. Es sind Ihre Gefühle und Gedanken, die Sie mit diesem Menschen teilen und die Sie beide miteinander verbinden.

5.4 Modul Emotionsmanagement und angemessener Gefühlsausdruck

5.4.1 Einführung

Menschen mit einer emotionalen Instabilität empfinden intensive Gefühle, die sie oft nicht regulieren können. Damit lösen sie auch in ihren Angehörigen, z. B. ihren Partnern oder Eltern intensive Gefühle aus, die wiederum auch schwer zu regulieren sind. Wie im transaktionalen Modell (vgl. Kapitel 1.1) beschrieben, führt eine höhere emotionale Erregung zu Bewertungen und Bewertungen wiederum erhöhen die emotionale Erregung. Stoßen zwei Menschen aufeinander, deren Gefühle nicht reguliert sind, führt dies zu Konflikten, Vorwürfen und Verletzungen. Um funktionale Wege der Kommunikation aufzubauen und die Beziehung zu verbessern, müssen alle Beteiligten lernen, ihre eigenen Gefühle zu regulieren, ihre primären Gefühle angemessen auszudrücken und wieder positive Gefühle füreinander zu entwickeln.

Voraussetzung ist hier (wie beim Einsatz aller anderen Skills auch) ein verlässliches Commitment aller Beteiligten, an ihrer Selbstkontrolle zu arbeiten. Alle Familienmitglieder müssen daher auch die langfristig wirksamen Stresstoleranzskills nutzen. Sie müssen eine Entscheidung für den neuen Weg treffen. Fruzzetti spricht davon, dass sie sich darauf einlassen, sich „wirkungsvoll und umsichtig“ zu verhalten, statt „recht“ haben zu wollen (Fruzzetti & Payne, 2015).

Das ist kein einfacher Schritt. Bei einer hohen Anspannung und eigener Verletzung ist der Impuls, anzugreifen, stark. Es fühlt sich so an, als hätte der andere diese Reaktion „verdient“, oder als wäre man schwach und würde sein Gesicht verlieren, wenn man diesen Konflikt nun nicht austrägt. Die Beteiligten müssen verstehen, dass der Angriff sich kurzfristig vermutlich besser anfühlt und einem das Gefühl von Kontrolle gibt oder hilft, die eigene Anspannung zu reduzieren. Langfristig hat dieses Verhalten jedoch einen negativen Einfluss auf die Beziehung und hilft nicht dabei, Konflikte konstruktiv zu lösen. Langfristig wird ein achtsames und reguliertes Verhalten das Gefühl von Selbstkontrolle und damit auch die Selbstachtung steigern. Alle Beteiligten müssen jedoch wissen, wie schwer es ist, die bereits automatisierten Handlungsabläufe zu unterbrechen, alternative Strategien (Skills) aufzubauen und auch in eskalierenden Situationen einzusetzen. Sie müssen davon ausgehen, dass sie immer wieder in alte Muster zurückfallen werden. Wichtig ist, dann nicht aufzugeben, sich selbst zu verzeihen und weiter zu üben. Für Sie als Therapeut ist eine Aufgabe, immer wieder am Commitment aller Beteiligten zu arbeiten und die Schwierigkeiten, die damit verbunden sind, einen neuen Weg zu gehen, zu validieren.

Emotionsmanagement

Ist ein grundliegendes Commitment dafür gegeben, einen neuen Weg zu gehen und zu lernen, eine starke negative emotionale Erregung zu modulieren, werden den Teilnehmern Skills zum Emotionsmanagement vermittelt. Emotionsmanagement ist nur durch eine Kombination aus Skills aus den Bereichen Achtsamkeit, Achtsamkeit in der Beziehung, Stresstoleranz, Emotionsregulation und der Identifizierung primärer und sekundärer Gefühle möglich.

Achtsamkeit und Achtsamkeit in der Beziehung. Zunächst benötigen die Beteiligten Achtsamkeitsskills (vgl. Kapitel 5.2), um überhaupt zu merken, dass ihre Anspannung gerade steigt und sie Gefahr laufen, impulsiv zu handeln. Zusätzlich sollten sie lernen, typische Auslöser für den Anstieg ihrer Anspannung zu identifizieren. So können sie sich speziell für diese Situationen vornehmen, Skills einzusetzen. Achtsamkeit in der Beziehung (vgl. Kapitel 5.3) benötigen sie, um sich in diesem Moment an ihr langfristiges Ziel zu erinnern: „Dies ist meine Partnerin, mein Partner bzw. mein Kind. Ich möchte eine gute Beziehung zu dieser Person haben. Daher werde ich jetzt versuchen, mich funktional zu verhalten und die Skills einzusetzen, wie ich es mir vorgenommen hatte."

Stresstoleranzskills. Um sich langfristig, auch in Situationen, die starke Gefühle und eine innere Anspannung auslösen, wirkungsvoll zu verhalten, sind die *langfristig wirksamen Skills zur Stresstoleranz* nötig. Alle Beteiligten müssen sich entscheiden, einen neuen Weg zu gehen. Sie müssen die innere Bereitschaft haben, in entsprechenden Situationen die erlernten Skills einzusetzen, und sie müssen die Realität so annehmen, wie sie ist, um aus dieser heraus, wirkungsvoll und umsichtig zu handeln.

Ist die Anspannung hoch, sollten Betroffene und Angehörige zusätzlich die *kurzfristig wirksamen Stresstoleranzskills* einsetzen. Kurzfristig wirksame Stresstoleranzskills sollen helfen, die Anspannung so zu reduzieren, dass bewusste Entscheidungen möglich werden, und ein impulsives Handeln verhindert wird. Hierfür kann hilfreich sein, die aktuelle Situation zu verlassen. So kann sich die Person z. B. zurückziehen oder einen Spaziergang machen. Sollte die Situation dies aktuell nicht zulassen, so ist es meist möglich, eine „Klopause" zu nehmen und diese zu nutzen, um sich zu regulieren.

Da Borderline-Betroffene oft eine starke Angst davor haben, verlassen zu werden, muss Folgendes vorbesprochen werden (vgl. Fruzzetti & Payne, 2015): Diejenige Person, die die Situation verlässt, sollte sagen,

- warum sie die Situation verlässt (z. B. „Ich gehe kurz raus, um mich zu regulieren, weil mir wichtig ist, die Situation gut mit dir zu klären."),
- wie lange sie die Situation verlässt (z. B. „Ich gehe für eine halbe Stunde. Dann komme ich zurück."),
- dass sie das Gespräch dann fortführen möchte (z. B. „Dann komme ich auf dich zu, damit wir weiter miteinander sprechen können.").

Diese Auszeit sollte dann genutzt werden, um sich zu regulieren. Hierzu werden in der Regel weitere Stresstoleranzskills eingesetzt, wie z.B. Ablenkung oder Selbstberuhigung. Ist die Anspannung nicht mehr ganz so hoch, wird der Einsatz von Emotionsregulationsskills notwendig.

Emotionsregulationsskills. Zu den Emotionsregulationsskills gehören akzeptanzbasierte und veränderungsbasierte Skills (Fruzzetti et al., 2009; Fruzzetti & Worrall, 2010; Linehan, 1993a). In einem psychoedukativen Teil sollten die Beteiligten die wichtigsten Grundlagen über Gefühle lernen. Zu den akzeptanzbasierten Skills gehört, seine Gefühle achtsam frühzeitig wahrzunehmen, sich selbst für diese zu validieren, sie zu tolerieren und sie beschreiben und benennen zu können. An dieser Stelle kann auch mit etwas abgewandelten Gefühlsprotokollen gearbeitet werden (vgl. Übungsblatt 3). Zu den veränderungsbasierten Skills gehört, die Intensität, Dauer und auch die Art von Gefühlen zu verändern (Fruzzetti & Iverson, 2012). Die Beteiligten sollten hier lernen, ihre Anfälligkeit für intensive Gefühle zu verringern und Gefühle durch entgegengesetztes Handeln abzuschwächen (vgl. hierzu die Info- und Übungsblätter).

Primäre vs. sekundäre Gefühle. Zusätzlich sollte nach Fruzzetti großer Wert darauf gelegt werden, den Beteiligten zu vermitteln, zwischen primären und sekundären Gefühlen zu unterscheiden, ihre primären Gefühle wahrzunehmen und diese auf eine angemessene Art auszudrücken (Fruzzetti, 2006; Fruzzetti & Payne, 2015; Fruzzetti & Worrall, 2010) (vgl. Abbildung 6).

Primäres Gefühl →	**Bewertung** →	**Sekundäres Gefühl**
Angst		Ärger
Traurigkeit		Ärger
Enttäuschung		Ärger
Scham oder Schuld		Ärger

Abbildung 6: Primäre und sekundäre Gefühle

Primäre Gefühle sind Gefühle, die jeder Mensch in dieser Situation, unabhängig von seiner Lerngeschichte, erleben würde. Oft werden primäre Gefühle jedoch von Bewertungen begleitet. Bewertungen entstehen situativ und sind durch die Lerngeschichte geprägt. In der Regel treten sie automatisiert auf. Bewertungen führen dazu, dass andere Gefühle aktiviert werden, die als sekundäre Gefühle bezeichnet werden. In hoch emotionalen Familien ist gewöhnlich Ärger das Gefühl, das häufig ausgedrückt wird. Hierdurch entstehen Verletzungen und Eskalationen. Nach Fruzzetti ist Ärger in nahen Beziehungen in der Regel ein sekundäres Gefühl, das durch Bewertungen entsteht. Darunter liegen meist schmerzhafte Gefühle, die schwerer auszuhalten sind.

Den Ausdruck von Ärger bewertet Fruzzetti als toxisch für die Beziehung. Auf den Ausdruck von Ärger erfolgt meistens ebenfalls ein Angriff oder ein Rückzug. Beides verhindert, dass Probleme konstruktiv gelöst werden. Außerdem macht der Ausdruck von Ärger Validierung schwierig (vgl. Kapitel 5.5). Gelingt es den Beteiligten, ihr primäres Gefühl auszudrücken, ist die Wahrscheinlichkeit sehr viel größer, dass dieses von der anderen Person auch validiert wird.

Neulernen von positiven Gefühlen. Wird in einer Familie häufig Ärger erlebt und ausgedrückt, begünstigt die Lernfähigkeit des Gehirns das Erleben von Ärger als sekundäres Gefühl. Wurde in bestimmten Situationen häufig Ärger empfunden, kann es sein, dass die Situation allein oder auch nur ein Teilaspekt der Situation schon dazu führt, dass Ärger auftritt, auch wenn es noch keinen Anlass zum Ärgern gibt. Im Gehirn ist eine Assoziation zwischen der Situation und dem Ärger entstanden. Es hat ein Lernprozess stattgefunden.

Beispiel

In den letzten Wochen gab es häufig Diskussionen über die Hausaufgaben des Sohnes. Es kam jedes Mal zu einem Konflikt. Nun ist es mittlerweile so, dass der Vater bereits Ärger empfindet, sobald er den Sohn sieht, obwohl noch kein Wort gefallen ist.

Um diese Assoziation zwischen der Person und dem Ärger zu löschen, sollen bewusst neue Assoziationen geschaffen werden. So ist eine Möglichkeit, sich eine Erinnerungsbox anzulegen, in der Symbole für positive Erinnerungen an den Angehörigen enthalten sind. Die betroffene Person sollte sich jeden Tag ein paar Minuten Zeit nehmen, sich achtsam mit dieser Erinnerungsbox auseinanderzusetzen. Hierbei soll positiven Gefühlen für den Angehörigen wieder Raum gegeben werden. Die betroffene Person kann sich auch einen bestimmten Ort suchen, an dem sie bewusst jeden Tag einige Minuten an positive Erinnerungen mit dem Angehörigen denkt. Bevor die betroffene Person in die nächste Interaktion mit dem Angehörigen geht, insbesondere wenn ein schwieriges Thema besprochen werden muss, sollte sie sich einen Moment Zeit nehmen, um sich die Erinnerungsbox erneut anzusehen.

Beispiel

Der Vater setzt sich jeden Tag ein paar Minuten auf seinen Lieblingssessel und blättert in einem Album, in dem sich Fotos von ihm und seinem Sohn befinden, die in positiven Momenten entstanden sind. Er versucht, diesen positiven Gefühlen wieder mehr Raum zu geben und stellt das Hausaufgabenthema eine Weile zurück. Als er das nächste Mal mit dem Sohn über mögliche Lösungsstrategien bezüglich der Hausaufgaben sprechen will, nimmt er sich vorher etwas Zeit, im Album zu blättern, um in einem anderen Gefühlsmodus auf den Sohn zuzugehen als zuvor. Es gelingt ihm, seine primären Gefühle, die Sorge um den Sohn und dessen Laufbahn, auf eine freundliche und wertschätzende Art auszudrücken. Dadurch entsteht ein konstruktives Gespräch mit dem Sohn. Dem Sohn gelingt es, seinen Vater zu validieren, zu benennen, warum es ihm schwerfällt, die Hausaufgaben zu machen, und mit seinem Vater nach möglichen Lösungen zu suchen.

Ziel der Vermittlung all dieser Skills ist also, einen angemessenen Gefühlsausdruck zu ermöglichen. Das Emotionsmanagement ist Voraussetzung dafür, die Erregung zu verringern und damit eine Basis zu schaffen, seine primären Gefühle zu erkennen, anzunehmen und angemessen auszudrücken.

Angemessener Gefühlsausdruck

Voraussetzungen für einen angemessenen Gefühlsausdruck sind folgende Aspekte:
1. Die Person muss sich über das Ziel ihrer Kommunikation bewusst sein.
2. Die Person muss ihre primären Gefühle und Bedürfnisse kennen und ausdrücken.
3. Die Person muss einen passenden Zeitpunkt finden.

Sich über das Ziel der Kommunikation bewusst sein. Eine Kommunikation kann unterschiedliche Ziele haben. Das Ziel kann ein emotionales sein, d.h. ich wünsche mir eine emotionale Unterstützung. Ich möchte gehört, gesehen und validiert werden. Habe ich ein instrumentelles Ziel, so möchte ich eine Lösung für mein Problem finden und benötige hierbei Unterstützung. Es kann jedoch auch sein, dass eine Verbesserung der Beziehung, mehr Verständnis und Nähe das Ziel meiner Kommunikation ist. Oft drücken wir nicht klar aus, was aktuell unser Ziel ist und erwarten von der anderen Person, dass sie dies dennoch sofort versteht. Zu einem angemessenen Gefühlsausdruck gehört, dass ich mir über mein Ziel bewusst bin und dies ggf. auch anspreche.

Beispiel

Die Frau kommt von der Arbeit nach Hause und hatte einen Konflikt mit ihrem Chef, der sie belastet. Sie sagt zu ihrem Mann: „Ich hatte heute einen schrecklichen Tag. Herr ... hat ...“. Der Mann reagiert mit einem Lösungsvorschlag: „Ich denke, du musst unbedingt kündigen. So geht das doch nicht weiter.“ Die Frau fühlt sich unverstanden. Sie hatte sich eine emotionale Unterstützung gewünscht, was ihr Mann jedoch nicht unbedingt wissen konnte. Wenn die Frau sich in einer ähnlichen Situation in Zukunft vorher darüber klar wird, welches ihr Bedürfnis ist, könnte sie dies auch äußern: „Du Peter, ich möchte dir gern von meinem anstrengenden Tag berichten. Ich wünsche mir, dass du einfach nur zuhörst und mich verstehst. Mir geht es nicht um eine Lösung.“ Vielleicht wäre der Mann sogar erleichtert, weil er nicht den Druck spürt, eine Lösung für die Situation finden zu müssen.

Die primären Gefühle und Bedürfnisse kennen und ausdrücken. Ein angemessener Gefühlsausdruck beinhaltet den Ausdruck des primären und nicht des sekundären Gefühls. Damit dies gelingt, müssen jedoch die Skills zum Emotionsmanagement eingesetzt werden. Die Beteiligten müssen lernen, ihre Anspannung so zu regulieren, dass sie dadurch in die Lage versetzt werden, ihr Gefühl angemessen auszudrücken. Dazu ist es notwendig, dass sie lernen, ihre primären Gefühle überhaupt wahrzunehmen. Fruzzetti rät, Ärger in der Beziehung als Signal dafür zu deuten, dass hinter dem Ärger primäre Gefühle zu finden sind. Die Beteiligten sollen lernen, ihre Bewertungen zu erkennen und ziehen zu lassen oder durch alternative Bewertungen zu ersetzen. Hierdurch finden sie einen Zugang zu ihren primären Gefühlen. Das primäre Gefühl muss von der Person akzeptiert und validiert werden, um es dann auch angemessen ausdrücken zu können. Um das primäre Gefühl angemessen auszudrücken, muss die Person ihre Stimme, Mimik, Gestik und Körperhaltung in Einklang mit dem Gefühl bringen.

Zentrales Ziel beim angemessenen Ausdruck primärer Gefühle ist, den Teufelskreis von unangemessenem Gefühlsausdruck und invalidierender Reaktionen zu durchbrechen und stattdessen einen positiven Kreislauf von angemessenem Gefühlsausdruck und validierender Reaktionen einzuüben (vgl. Abbildung 7).

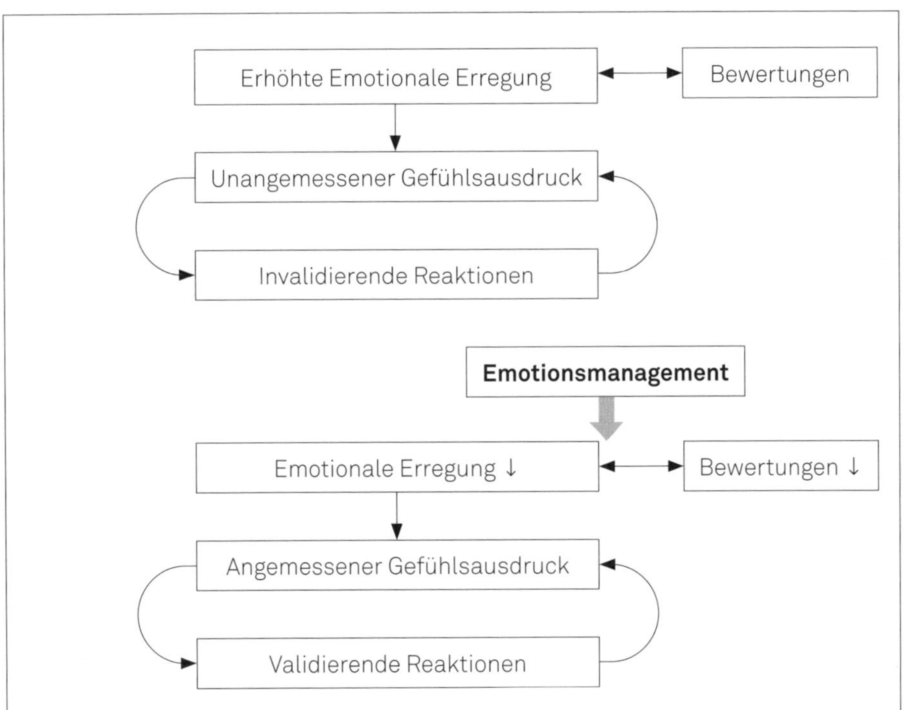

Abbildung 7: Kreislauf zwischen Emotionsmanagement, emotionaler Erregung und angemessenem Gefühlsausdruck und Validierung (Fruzzetti & Shenk, 2008)

> **Beispiel**
>
> Herr M. und Frau M. sind zum Abendessen um 19.00 Uhr verabredet. Es ist 19.30 Uhr. Hr. M. ist immer noch nicht da. Frau M. macht sich Sorgen, dass ihm etwas auf dem Weg nach Hause passiert ist und ist auch enttäuscht darüber, dass das gemeinsame Abendessen nicht so stattfindet, wie sie es sich gewünscht hatte. Über das Handy erreicht sie ihren Mann nicht. Als Herr M. um 19.50 Uhr das Haus betritt, sagt sie in lautem und vorwurfsvollem Ton: „Das ist ja mal wieder typisch. Es ist dir wohl völlig egal, ob wir verabredet sind oder nicht. Du ziehst immer nur dein Ding durch!" Herr M. zieht sich mürrisch in sein Arbeitszimmer zurück. Der Abend ist gelaufen.

In diesem Beispiels drückt Frau M. ihr sekundäres Gefühl, den Ärger, aus. Herr M reagiert in dieser Situation mit Rückzug, wodurch die primären Gefühle von Frau M., nämlich Sorge und Enttäuschung, invalidiert werden. Ein neuer Weg mit angemessenem Gefühlsausdruck könnte dagegen folgendermaßen aussehen:

> **Beispiel (Fortsetzung unter Anwendung von Familienskills)**
>
> Frau M. nimmt wahr, dass ihre Sorgen und auch ihre Anspannung steigen und dass sie immer mehr Ärger empfindet. *[Achtsamkeit]*
>
> Sie erinnert sich an ihr Ziel, eine gute Beziehung mit ihrem Mann führen und ihn nicht verletzen zu wollen. *[Achtsamkeit in der Beziehung]*
>
> Sie macht sich laute Musik an und springt durchs Zimmer, bis sie außer Atem und die Anspannung etwas gesunken ist. *[Stresstoleranz]*
>
> Dann atmet sie einen Moment durch, versucht sich von den Bewertungen, die sie über ihren Mann hat, zu lösen und sucht nach den primären Gefühlen. *[Achtsamkeit und Emotionsregulation]*
>
> Ihr wird klar, dass sie sich um ihren Mann sorgt, aber auch enttäuscht ist. *[Achtsames Wahrnehmen der primären Gefühle]*
>
> Sie sagt zu sich selbst: „Das ist ja auch eine schwierige Situation. Klar bist du enttäuscht und machst dir Sorgen." *[Selbstvalidierung]*
>
> Es gibt aber noch viele andere Möglichkeiten als die, dass etwas Schlimmes passiert ist. *[Selbstberuhigung]*
>
> Als Herr M. die Tür öffnet, bemerkt sie, dass sie erleichtert ist. Sie sagt in ruhigem und freundlichem Ton: „Wie gut, dass du da bist. Ich habe mir große Sorgen um dich gemacht. Was ist passiert?" *[Angemessener Gefühlausdruck]*

Herr M. antwortet: „Es tut mir wirklich leid. Ich hatte einen Notfall auf der Arbeit. Dann wollte ich schnell los, weil ich noch einigermaßen pünktlich sein wollte und hab in der Hektik mein Handy liegen lassen. Als ich dann im Stau stand, konnte ich dich noch nicht einmal anrufen. Es tut mir wirklich sehr leid, ich kann mir denken, dass du dir große Sorgen gemacht hast.“ *[Validierung der Sorge von Frau M.]*

Frau M. sagt: „Ja, ich hatte mich auch wirklich auf unser Essen gefreut und war auch etwas enttäuscht.“ Herr M.: „Ja, das kann ich gut verstehen. Ich war auch enttäuscht. Ich hatte mich ja auch gefreut. Kann man vom Essen noch was retten?“ *[Validierung der Enttäuschung von Frau M., und angemessener Gefühlsausdruck]*

Die beiden haben noch einen ganz netten Abend miteinander.

Den passenden Zeitpunkt finden. Der dritte wichtige Aspekt ist der Zeitpunkt des Gefühlsausdrucks. Natürlich wird es Situationen geben, in denen ein sofortiger Ausdruck des primären Gefühls sinnvoll und notwendig ist. Ist dies jedoch nicht notwendig, ist es günstig, einen passenden Moment für den Gefühlsausdruck zu wählen. Möchte die Person einen Konflikt klären, einen Wunsch äußern oder ein anderes Thema ansprechen, welches evtl. zu schwierigen Gefühlen bei der anderen Person führt, sollte sie einen Zeitpunkt wählen, zu dem beide emotional wenig anfällig sind und die nötige Ruhe haben. Sie sollte also einen Zeitpunkt wählen, zu dem beide ausgeschlafen, nicht hungrig und nicht gestresst sind. Zusätzlich sollte sie darauf achten, dass es möglichst nicht zu Störungen in dieser Zeit kommt. Das Gespräch sollte in einem solchen Fall auf eine konstruktive Art begonnen werden. Der erste Satz könnte z. B. lauten: „Du bist mir sehr wichtig und deswegen wünsche ich mir, dass wir wieder besser miteinander auskommen. ...“.

Unangemessener Gefühlsausdruck

Neben dem Ausdruck des sekundären Gefühls gibt es auch andere Möglichkeiten, sein Gefühl unangemessen auszudrücken:

- *Wir bewerten, statt zu beschreiben, was wir möchten* (z. B. Ich sage meiner Partnerin: „Ich bin dir gar nicht mehr wichtig.“ statt: „Mir fällt auf, dass wir schon länger nichts mehr miteinander unternommen haben. Ich würde mir wünschen, mal wieder mit dir ins Kino zu gehen.“).
- *Wir nehmen unsere Wünsche nicht ernst, gestehen sie uns nicht ein oder entwerten uns dafür, sie zu haben.* Wenn ich mich selbst für meine Wünsche invalidiere, werde ich meinem Kind oder Partner nicht sagen, was ich mir wünsche. Dennoch wird vermutlich eine Unzufriedenheit oder Gereiztheit zu spüren sein, die

die andere Person nicht einschätzen kann. Damit kann die andere Person meine Wünsche nicht validieren und ihr eigenes Verhalten auch nicht ändern.

- *Wir sagen der falschen Person, was wir wollen und fühlen.* In manchen Familien kommt es vor, dass ein Familienmitglied sich bei einem anderen über ein drittes Familienmitglied beschwert, ohne mit der dritten Person direkt zu sprechen (z. B. Die Mutter beschwert sich bei der Tochter über den Vater, der sich aus ihrer Sicht zu wenig um die Familie kümmert). Dies führt zu Loyalitätskonflikten der Person, die angesprochen wird und verhindert eine Lösung des Konfliktes.
- *Wir beschreiben ein benachbartes Phänomen, aber nicht das, was uns wirklich beschäftigt* (z. B. „Du arbeitest viel zu viel." statt: „Ich würde mir wünschen, dass wir häufiger als Familie zusammen Abendbrot essen und du dafür rechtzeitig aus der Arbeit kommst.").
- *Wir übertreiben in der Darstellung unserer Wünsche, weil wir Angst haben, nicht ernst genommen zu werden* (z. B. „Du kümmerst dich ja nie um die Kinder. Ich muss immer alles allein machen.").
- *Wir sagen aus Verbitterung das Gegenteil von dem, was wir uns eigentlich wünschen* (z. B. „Ich kann auch allein in den Urlaub fahren." statt: „Ich fände es wirklich sehr traurig, wenn wir es in diesem Jahr nicht schaffen würden, unsere Urlaubsplanung aufeinander abzustimmen.").

5.4.2 Didaktik

Ziele des Modules

Ziel dieses Moduls ist ein Commitment der Teilnehmer dafür zu bekommen, ihre Gefühle in Zukunft zu regulieren, um nicht impulsiv zu reagieren und ihre Gefühle angemessen auszudrücken. Weiteres Ziel ist, über Psychoedukation ein grundliegendes Verständnis für die Funktion und Eigenschaften von Gefühlen zu schaffen. Die Beteiligten sollen dann Skills für den Umgang mit den eigenen Gefühlen und zum angemessenen Gefühlsausdruck erlernen und im Alltag üben.

Didaktisches Vorgehen

Erläutern Sie zunächst, warum es für die Teilnehmer sinnvoll ist, den Umgang mit den eigenen Gefühlen zu lernen. Falls an der Gruppe Patienten teilnehmen, fragen Sie diese, wie sie ihre Gefühle erleben und warum sie den Umgang mit diesen erlernen möchten/sollten. Besprechen Sie dann, dass es auch als Angehörige eines Menschen mit starken und schwer kontrollierbaren Gefühlen „normal" ist, selbst starke Gefühle zu erleben. Erkundigen Sie sich dann bei den Angehörigen, ob sie diese Aussage bestätigen können und validieren Sie so oft Sie können. Versuchen Sie allen Teilnehmern zu vermitteln, dass ihre Reaktionen normal sind, um Schuld- und Schamgefühlen entgegenzuwirken. Nutzen Sie hierzu auch die Informationen, die im Kapitel 5.4.1 aufgeführt sind.

Erläutern Sie, dass ein zentrales Ziel dieser Skills ist, selbst besser mit den eigenen Gefühlen umgehen zu können und sich damit auch selbst besser zu fühlen. Erst im nächsten Schritt hat dies natürlich auch einen Einfluss auf die Interaktion mit der anderen Person. Zeichnen Sie den Kreislauf von hoher emotionaler Erregung, unangemessenem Gefühlsausdruck und invalidierenden Reaktionen (vgl. Abbildung 7) ans Flipchart und erläutern Sie grob die Zusammenhänge zwischen unangemessenem Gefühlsausdruck und invalidierenden Reaktionen. Falls Sie dies schon vorher getan haben (z. B. im Rahmen des Moduls „Achtsamkeit in der Beziehung“ in Kapitel 5.3 oder ganz zu Beginn der Gruppensitzungen), lassen Sie die Teilnehmer die Inhalte wiederholen und zeichnen parallel die Skizze ans Flipchart. Stellen Sie dar, dass das Emotionsmanagement die Voraussetzung dafür ist, die eigenen Gefühle angemessen auszudrücken. Dies müssen sowohl die Betroffenen als auch die Angehörigen lernen. Zentrales Ziel ist hier, dem eben angezeichneten Teufelskreis zu entkommen und stattdessen einen hilfreichen Kreislauf von angemessenem Gefühlsausdruck und validierender Reaktion zu erschaffen. Erklären Sie dies an dieser Stelle schon an einem Beispiel und verweisen Sie darauf, dass dieses Thema später erneut aufgegriffen und vertieft werden soll.

Lassen Sie die Teilnehmer anhand eigener Beispiele erläutern, ob sie diese Zusammenhänge bereits erlebt haben.

Arbeiten Sie dann die Arbeitsmaterialien durch. Vermitteln Sie jeweils zunächst die Theorie, besprechen Sie das Vorgehen theoretisch und lassen Sie dann die Teilnehmer anhand der Arbeitsmaterialien in der Stunde oder zu Hause üben. Denken Sie daran, ausreichend zu validieren, wenn die Teilnehmer von eigenen Erfahrungen und Schwierigkeiten in der Durchführung der Aufgaben berichten. Versuchen Sie, Hindernisse in der Durchführung zu verstehen und gemeinsam mit den Teilnehmern Lösungsmöglichkeiten zu finden.

5.4.3 Einsatz der Handouts

Infoblatt 1: Grundlagen

Ziel: Die Teilnehmer sollen verstehen, warum es sinnvoll ist, das Management von Gefühlen zu erlernen. Sie sollen weiterhin erfahren, dass dieser neue Weg nicht einfach sein wird, und sie sollen ihr Commitment dafür geben, diesen Weg zu gehen, selbst wenn es schwierig wird.

Didaktik: Lesen und besprechen Sie das Infoblatt 1 mit den Teilnehmern. Lassen Sie die Teilnehmer von eigenen Erfahrungen berichten. Fragen Sie, welche Hindernisse es auf dem Weg zum Erlernen von Emotionsmanagement geben könnte.

Nehmen Sie vorweg, dass Rückschläge und Frustrationen dazu gehören. Ermutigen Sie die Teilnehmer, bei Frustrationen freundlich mit sich umzugehen und sich wieder auf den Weg zu machen. Validieren Sie die Sorgen und Zweifel, die von den Teilnehmern genannt werden.

Übungsblatt 1: Achtsamkeit und Beziehungsachtsamkeit

Ziel: Die Teilnehmer sollen erneut daran erinnert werden, dass Achtsamkeit und Achtsamkeit in der Beziehung eine Basis dafür bilden, alle anderen Skills einzusetzen und erfolgreiches Emotionsmanagement zu betreiben. Sie sollen sich ihrer Frühwarnzeichen für den Anstieg von emotionaler Erregung bewusst werden.

Didaktik: Lassen Sie die Teilnehmer wiederholen, warum Achtsamkeit und Achtsamkeit in der Beziehung eine zentrale Rolle beim Emotionsmanagement spielen und welche Inhalte sich hinter den beiden Skills verbergen. Erläutern Sie, dass diese beiden Skills in verschiedenen Zusammenhängen immer wieder eine Bedeutung haben werden (auch später beim angemessenen Gefühlsausdruck). Achtsamkeit benötigen wir, um zu merken, wie es uns gerade geht, welche Gefühle wir haben, wie angespannt wir selbst gerade sind usw. Beziehungsachtsamkeit ist nötig, um uns unserer langfristigen Ziele in Bezug auf die Beziehung bewusst zu sein. Dies wiederum ist die Voraussetzung dafür, alte Muster zu durchbrechen und Skills einzusetzen. Achtsamkeit in der Beziehung benötigen wir auch für ein gutes Timing. Wann ist z. B. der passende Moment dafür, meine Gefühle angemessen auszudrücken? Erörtern Sie, warum es sinnvoll ist, sich seiner Frühwarnzeichen für den Anstieg von emotionaler Erregung bewusst zu sein. Lassen Sie die Teilnehmer die Übungsaufgabe zu den Frühwarnzeichen in der Stunde oder als Hausaufgabe durchführen, und besprechen Sie die Ergebnisse im Anschluss oder in der nächsten Sitzung.

Infoblatt 2: Langfristig wirksame Stresstoleranzskills und Übungsblatt 2: Stresstoleranz

Ziel: Die Teilnehmer sollen verstehen, dass nicht nur die Betroffenen selbst, sondern auch die Angehörigen oft unter einer höheren Anspannung leiden und dass Stresstoleranzskills ihnen helfen sollen, die Anspannung auszuhalten oder abzuschwächen, ohne sich selbst oder der Beziehung zu schaden. Sie sollen ihr Commitment dafür geben, Stresstoleranzskills zur Spannungs- und Gefühlsregulation in Situationen einzusetzen, wenn sie nicht mehr reguliert sind. Manchmal wird es dafür notwendig sein, die Situation zu verlassen. Die Teilnehmer sollen zusätzlich die langfristig wirksamen Stresstoleranzskills kennenlernen. Sie sollen verstehen, dass der Einsatz dieser Skills eine Voraussetzung für den Einsatz aller anderen Skills darstellt. Nach Bearbeitung der Übungsaufgabe sollte jeder Teilnehmer eine Liste von Stresstoleranzskills haben, die er in entsprechenden Situationen nutzen kann.

Didaktik: Besprechen Sie das Infoblatt 2 und das Übungsblatt 2. Diskutieren Sie, warum sowohl Betroffene als auch Angehörige häufig unter Anspannung leiden. Fragen Sie nach den Erfahrungen der Teilnehmer. Erläutern Sie, dass Menschen häufig glauben, den Konflikt genau jetzt in einer bestimmten Situation austragen zu müssen, dass dies aber nicht funktionieren kann, wenn sie selbst oder die andere Person angespannt und dysreguliert ist. Besprechen Sie, dass es immer die Möglichkeit gibt, aus einem Konflikt auszusteigen, kurz rauszugehen bzw. die Situation zu verlassen, um am anderen Ort Stresstoleranzskills einzusetzen und sich zu regulieren. Wichtig ist, dass die Person, die die Situation verlässt, der anderen Person signalisiert, dass sie die Situation verlässt, um sich zu regulieren und das Gespräch später weitergeführt wird. Ideal ist, wenn hierzu Zeitangaben oder andere Vereinbarungen zwischen den Beteiligten getroffen werden.

Erläutern Sie auch, dass es im Notfall immer die Möglichkeit gibt, eine „Klopause" zu nehmen und sich dort etwas zu regulieren.

Machen Sie deutlich, dass die Funktion von Stresstoleranzskills ist, die Anspannung und unangenehme Gefühle abzumildern oder auszuhalten. Sammeln Sie mit den Teilnehmern, welche Skills ihnen hierbei helfen. Geben Sie als Aufgabe, dass jede Person ihre individuell wirksamen Stresstoleranzskills notiert.

Besprechen Sie dann die langfristig wirksamen Stresstoleranzskills (Infoblatt 2). Erläutern Sie, dass nur bei Einsatz der langfristig wirksamen Stresstoleranzskills eine Chance besteht, die Skills in schwierigen Situationen wirklich einzusetzen. Erkundigen Sie sich bei den Teilnehmern, wie klar sie aktuell eine Entscheidung für den neuen Weg treffen können und was sie davon abhalten könnte. Diskutieren Sie diese Punkte. Bleiben Sie validierend und dialektisch.

Infoblatt 3: Emotionsregulation

Ziel: Die Teilnehmer sollen ein besseres Verständnis für die Funktion und die Eigenschaft von Gefühlen erlangen.

Didaktik: Fragen Sie zunächst die Teilnehmer, was sie bereits über Gefühle wissen. Warum haben wir Gefühle? Welche Funktion haben diese? Woran erkennt man, dass man ein Gefühl hat oder welches Gefühl man hat? Kann man Gefühle beeinflussen – und wenn ja, wie?

Lesen und besprechen Sie dann gemeinsam das Infoblatt 3. Erläutern Sie das emotionale Netz, gern auch am Flipchart (vgl. auch interaktives Skillsmanual, von Auer & Bohus, 2017; S. 128).

Infoblatt 4: Primäre und sekundäre Gefühle

Ziel: Die Teilnehmer sollen lernen, zwischen primären und sekundären Gefühlen zu differenzieren. Sie sollen weiterhin erkennen, dass Bewertungen zu sekundären

Gefühlen führen. Ein häufig in nahen Beziehungen auftretendes sekundäres Gefühl ist Ärger. Die Teilnehmer sollen lernen, Ärger als Signal dafür zu nehmen, nach dem primären Gefühl zu suchen.

Didaktik: Lesen und besprechen Sie das Infoblatt 4 mit den Teilnehmern. Lassen Sie eine Person aus der Gruppe eine Situation aus den letzten Tagen schildern, in der sie sich geärgert hat. Erarbeiten Sie gemeinsam die Bewertungen und das primäre Gefühl oder die primären Gefühle heraus, die unter dem Ärger zu finden sind. Diskutieren Sie, warum es wichtig ist, die primären Gefühle zu entdecken und sich um diese zu kümmern.

Übungsblatt 3: Gefühlsprotokoll – Mein primäres Gefühl entdecken

Ziel: Die Teilnehmer sollen lernen, ihre eigenen Gefühle (insbesondere die primären Gefühle) achtsam wahrzunehmen.

Didaktik: Machen Sie deutlich, dass der erste Schritt zum Emotionsmanagement die Wahrnehmung und Akzeptanz unserer Gefühle ist. Sind wir aufgebracht, ist es jedoch nicht immer leicht, unsere Gefühle achtsam wahrzunehmen, ohne zu bewerten, dass wir so fühlen, wie wir fühlen. Benennen Sie das Gefühlsprotokoll für zwischenmenschliche Situationen als wichtiges Instrument, um das Wahrnehmen und Beschreiben von Gefühlen zu erlernen. Es ist ein Instrument, das dabei hilft, die eigenen Gefühle besser zu verstehen und Abstand zu diesen zu gewinnen, um dann bewusst mit ihnen umzugehen. Es soll dabei helfen, die primären Gefühle hinter den sekundären Gefühlen zu entdecken.

Lassen Sie die Teilnehmer ein Gefühlsprotokoll zu einer zwischenmenschlichen Situation ausfüllen, und besprechen Sie dies im Anschluss. Geben Sie den Auftrag, bis zur nächsten Sitzung mindestens ein weiteres Gefühlsprotokoll (oder mehrere, je nach Zeitraum bis zum nächsten Treffen) auszufüllen.

Übungsblatt 4: Die Anfälligkeit für intensive Gefühle verringern

Ziel: Die Teilnehmer sollen erkennen, dass bestimmte Faktoren ihre Anfälligkeit für intensive Gefühle beeinflussen. Sie sollen weiterhin verstehen, dass sie diese steuern und damit präventiv zu einer höheren emotionalen Stabilität beitragen können. Sie sollen entscheiden, auf welchen Bereich sie in der Zukunft stärker achten wollen.

Didaktik: Lesen und besprechen Sie das Übungsblatt 4. Fragen Sie die Teilnehmer, ob sie den Zusammenhang zwischen den genannten Faktoren und der emotionalen Anfälligkeit kennen und an eigenen Beispielen erläutern können. Fragen Sie auch, in welchen Bereichen die einzelnen Personen schon gut für sich sorgen und in welchen Bereichen es ihnen eher schwerfällt. Bitten Sie die Beteiligten, mindestens einen Bereich auszuwählen, auf den sie in Zukunft besser achten wollen und dies in der Übungsaufgabe zu notieren. Dies kann auch als Hausaufgabe erfolgen. Erkundigen Sie sich beim nächsten Treffen, wie die Aufgabe gelungen ist.

Infoblatt 5: Gefühle durch entgegengesetztes Handeln abschwächen

Ziel: Die Teilnehmer sollen lernen, dass sie ihre Gefühle durch entgegengesetztes Handeln (+ entgegengesetzte Wahrnehmung, entgegengesetztes Denken, entgegengesetzte Körperhaltung) abschwächen können. Sie sollen weiterhin eine Entscheidungshilfe für die Frage, ob sie ihr Gefühl abschwächen sollen oder nicht, erhalten.

Didaktik: Lesen und besprechen Sie das Infoblatt 5. Suchen Sie gemeinsam nach Beispielen dafür, wie eine Person durch entsprechendes Handeln ihr Gefühl verstärken und durch entgegengesetztes Handeln ihr Gefühl abschwächen kann. Besprechen Sie, wann es sinnvoll ist, das eigene Gefühl abzuschwächen, und wann es wichtig ist, dem Gefühl Raum zu geben. Oft ist es wichtig, die sekundären Gefühle, insbesondere den Ärger, abzuschwächen und den primären Gefühlen Raum zu geben. Es ist jedoch auch wichtig, zu überlegen, wann dieser Raum geschaffen werden kann. Dies ist nicht in jeder Situation sinnvoll. Wenn z. B. das primäre Gefühl Trauer über die Krankheit des eigenen Kindes ist, ist der Trost von anderen und ein liebevoller Umgang mit der eigenen Person nötig. Der Trost kann jedoch nicht vom eigenen Kind erwartet werden. Die Person muss also wählen, in welchen Situationen sie die primären Gefühle zulassen und ausdrücken kann. Sprechen Sie darüber, wie wichtig es ist, Gefühle abschwächen aber auch zulassen zu können.

Führen Sie eine Übung durch, die verdeutlicht, wie sich die Körperhaltung auf das Gefühl auswirkt:

- *Übung 1:* Lassen Sie die Teilnehmer an eine Situation denken. Geben Sie vor, welche Körperhaltung (auch Gestik und Mimik) die Personen einnehmen sollen und fragen Sie, ob sich dadurch das Gefühl zur Situation verändert hat.
- *Übung 2:* Lassen Sie die Beteiligten durch den Raum gehen und verschiedene Körperhaltungen (auch Gestik und Mimik) einnehmen und beobachten, ob sich dadurch am Gemütszustand etwas ändert.
- *Übung 3:* Teilen Sie die Gruppe in zwei Hälften und teilen Sie diesen unterschiedliche Rollen zu: Die eine Hälfte der Gruppe übernimmt die Rolle der Königin bzw. des Königs, die andere Hälfte hat die Rolle der Dienerin bzw. des Dieners inne. Lassen Sie die Personen durch den Raum gehen. Immer wenn sich zwei Personen begegnen, begrüßen sie sich in der jeweiligen Rolle. Lassen Sie nach einer Weile die Rolle wechseln. Besprechen Sie nach, wie sich Körperhaltung, Denken und Wahrnehmung jeweils verändert haben und welchen Einfluss dies auf die Gefühle hatte.

Übungsblatt 5: Umgang mit starker Wut und dem Drang, anzugreifen

Ziel: Ziel ist hier, dass die Teilnehmer praktisch üben, Wut abzuschwächen. Sie sollen verstehen, dass sie neben der Möglichkeit, die Situation zu verlassen und sich vom Gefühl abzulenken auch die Möglichkeit haben, sich dem Gefühl zu stellen, indem Sie Gefühlssurfing nutzen.

Didaktik: Besprechen und diskutieren Sie das Übungsblatt 5. Validieren Sie Zweifel und Skepsis. Holen Sie sich das Commitment dafür ein, gemeinsam eine Übung zu machen. Lassen Sie die Beteiligten dann an eine Situation mit einer nahestehenden Person denken, die Wut ausgelöst hat. Bitten Sie die Beteiligten, das Gefühl offen anzunehmen, und leiten Sie dann die Schritte des Gefühlssurfings auf dem Übungsblatt an. Gehen Sie die Punkte mehrfach durch. Die Beteiligten sollen die Schritte innerlich nachvollziehen und beobachten, welche Auswirkungen dies auf ihre Wut hat. Darüber hinaus sollen sie prüfen, ob sie primäre Gefühle entdecken können. Besprechen Sie die Übung im Anschluss und vergeben Sie die Übung als Hausaufgabe. Die Teilnehmer sollten die Übung zu Hause durchführen, wenn Wut auftritt.

Infoblatt 6: Neulernen von positiven Gefühlen und Übungsblatt 6: Positive Gefühle neu lernen

Ziel: Die Teilnehmer sollen verstehen, dass Ärger als gelernte Reaktion auftreten kann. Zudem sollen sie lernen, wie sie diese Verbindung löschen bzw. überschreiben können.

Didaktik: Lesen und diskutieren Sie das Infoblatt 6. Besprechen Sie das dort aufgeführte Beispiel. Erörtern Sie mit den Teilnehmern, welche Form des Neulernens Sie für sich wählen wollen. Bitten Sie die Teilnehmer, diese Form des Neulernens auf dem Übungsblatt 6 anzukreuzen, und besprechen Sie die Aufgabe. Die Übung soll täglich für einige Minuten durchgeführt werden. Auf dem Übungsblatt soll notiert werden, wenn die Übung durchgeführt wurde. Erkundigen Sie sich beim nächsten Treffen nach den Erfahrungen, die die Teilnehmer mit der Übungsdurchführung gemacht haben. Erwähnen Sie, dass Neulernen außerdem den Familienskill „Wiederaufbau der Beziehung" fördert (vgl. Kapitel 5.6).

Infoblatt 7: Primäre Gefühle erkennen und angemessen ausdrücken und Infoblatt 8: Weitere Aspekte eines angemessenen Gefühlsausdrucks

Ziel: Die Teilnehmer sollen die Zusammenhänge zwischen einer hohen emotionalen Erregung, einem unangemessenen Gefühlsausdruck und einer invalidierenden Reaktion sowie zwischen einem guten Emotionsmanagement, einem angemessenen Gefühlsausdruck und einer validierenden Reaktion verstehen. Sie sollen weiterhin ihr Commitment dafür geben, an einem angemessenen Gefühlsausdruck zu arbeiten und diesen im angeführten Rollenspiel üben.

Didaktik: Besprechen Sie die beiden auf dem Infoblatt 7 dargestellten Kreisläufe anhand des dort vermerkten Beispiels. Fragen Sie nach Erfahrungen der Teilnehmer. Besprechen Sie, wie schwer es ist, sein primäres Gefühl angemessen auszudrücken und wie viele Skills dafür benötigt werden (wie im Beispiel sichtbar). Betonen Sie erneut, dass dies ein anstrengender Weg ist, dass es Rückschläge und Frustrationen geben wird, und es immer wieder eine Entscheidung für diesen neuen Weg geben muss. Erläutern Sie auch, dass ein angemessener Gefühlsausdruck nicht der Garant für eine validierende Reaktion ist, diese aber sehr viel wahrscheinlicher macht. Machen Sie darauf aufmerksam, dass alle Teilnehmer einen angemessenen Gefühlsausdruck ihrer primären Gefühle und Validierung erlernen müssen.

Erarbeiten Sie außerdem, dass es wichtig ist, das primäre Gefühl des Gegenübers zu erkennen und zu validieren. Gerade wenn es sich um Eltern handelt, wird deren Aufgabe sein, die primären Gefühle des Kindes herauszufinden und zu validieren, auch wenn das Kind diese zunächst nicht zeigt. Falls es den Teilnehmern gelingt, das primäre Gefühl der anderen Person zu erkennen (auch wenn diese einen unangemessenen Gefühlsausdruck zeigt) und dies zu validieren, wird die Wahrscheinlichkeit größer, dass die emotionale Erregung der anderen Person nachlässt und sie eher ihre primären Gefühle zu erkennen gibt. Damit wird es für die Teilnehmer wieder leichter, zu validieren. Je mehr sie validieren, desto eher wird die andere Person sich öffnen.

Besprechen Sie das aufgeführte Beispiel, und erarbeiten Sie mit den Teilnehmern, wie die Situation unter Einsatz von Familienskills, insbesondere einem angemessenen Gefühlsausdruck, hätte verlaufen können. Als Basis können Sie dazu auch das Fallbeispiel von Frau M. und Herrn M. (inkl. Anwendung von Familienskills) aus Kapitel 5.4.1 nutzen.

Besprechen Sie anschließend die weiteren Punkte, die zu einem angemessenen Gefühlsausdruck dazu gehören, auf Infoblatt 8.

Leiten Sie dann folgendes Rollenspiel für die Teilnehmer an, und machen Sie deutlich, dass es lediglich darum geht, die unterschiedliche Wirkung des Ausdrucks von primären oder sekundären Gefühlen zu erfahren:

- *In Elterngruppen:* Bitten Sie die Eltern, sich in Kleingruppen von je drei Personen aufzuteilen. Eine Person spielt einen Jugendlichen, die zweite Person spielt ein Elternteil und die dritte Person beobachtet das Rollenspiel.
  Beschreiben Sie anschließend den Teilnehmern die zu spielende Situation: Die Mutter bzw. der Vater steht mittags in der Küche und kocht für ein gemeinsames Mittagessen. Der Jugendliche kommt nach Hause, wirft den Schulranzen in die Ecke, rennt in sein Zimmer und knallt die Tür zu. Die Mutter bzw. der Vater verspürt als primäre Gefühle Angst, weil das Kind sich in der Vergangenheit auch schon verletzt hat, und Enttäuschung, weil sie/er sich auf das gemeinsame Essen gefreut hat. Es kommen noch Bewertungen hinzu: „Dem ist wohl egal, dass ich mich hier in die Küche stelle und alles vorbereite. Immer geht es

nur um ihn. Der könnte auch mal meine Situation sehen ...". Der Elternteil geht zur Zimmertür des Jugendlichen und klopft. Der Jugendliche öffnet die Tür. Ab hier soll die Situation nun zweimal in derselben Rollenbesetzung gespielt werden. Im ersten Durchgang soll der Elternteil seinen Ärger ausdrücken (sekundäres Gefühl). Im zweiten Durchlauf soll er seine primären Gefühle ausdrücken (v. a. Sorge um das Kind). Es soll beobachtet und nachbesprochen werden, wie sich die Durchläufe für alle Teilnehmer angefühlt haben und wie die Situationen jeweils verlaufen sind.
Besprechen Sie im Anschluss die Erfahrungen in der gesamten Gruppe.
- *In Gruppen mit Paaren:* Nutzen Sie die Beispielsituation aus Infoblatt 7 oder eine eigene Situation, die für Paare passt. Lassen Sie eine Person einmal ihren Ärger und ein zweites Mal ihr primäres Gefühl äußern. Der Ablauf der Übung verläuft ansonsten wie oben unter „Elterngruppen" dargestellt.

Ziel der Übung ist, dass die Teilnehmer am eigenen Leib erfahren, wie es sich anfühlt, wenn der Ärger oder das primäre Gefühl benannt wird. In der Regel führt die Benennung der primären Gefühle zur Deeskalation, während der Ausdruck von Ärger zur Eskalation führt.

Übungsblatt 7: Mein primäres Gefühl angemessen ausdrücken

Ziel: Die Teilnehmer sollen einen angemessenen Gefühlsausdruck weiterhin praktisch üben.

Didaktik: Erläutern Sie den Einsatz von Übungsblatt 7 und geben Sie es als Hausaufgabe auf. Besprechen Sie die Erfahrungen in der nächsten Sitzung gemeinsam. Validieren Sie, dass sich diese Aufgabe vermutlich zunächst sehr fremd anfühlen, und es einige Überwindung kosten wird, sich hierauf einzulassen.

5.4.4 Emotionsmanagement und angemessener Gefühlsausdruck: Info- und Übungsblätter

Infoblatt 1 **Emotionsmanagement und angemessener Gefühlsausdruck**

Grundlagen

Grundlagen zum Emotionsmanagement

Menschen mit einer emotionalen Instabilität empfinden intensive Gefühle, die sie oft nicht regulieren oder steuern können. Damit lösen sie auch bei ihren Angehörigen, z.B. ihren Partnerinnen bzw. ihren Partnern oder ihren Eltern intensive Gefühle aus, die wiederum auch schwer zu regulieren sind. Wie im transaktionalen Modell erläutert (vgl. Modul Psychoedukation/Infoblatt 6: Das transaktionale Modell), führt eine hohe emotionale Erregung in der Regel zu starken Bewertungen, und diese wiederum erhöhen die emotionale Erregung. Die hohe emotionale Erregung in Kombination mit starken Bewertungen führt meist dazu, dass Ärger oder Wut ausgedrückt werden und nicht die Gefühle, die unter dem Ärger zu finden sind. Stoßen zwei Menschen aufeinander, deren Gefühle nicht reguliert sind, führt dies also zu Konflikten, Vorwürfen und Verletzungen. Um funktionale Wege der Kommunikation aufzubauen und die Beziehung zu verbessern, müssen alle Beteiligten lernen, ihre eigenen Gefühle zu regulieren und die Gefühle, die unter dem Ärger liegen, angemessen auszudrücken.

Das ist kein einfacher Schritt: **Es ist schwer, aus diesen alten und gut geübten Mustern auszubrechen.**

Ist man selbst sehr angespannt und fühlt sich von einer anderen Person verletzt, ist der Impuls, anzugreifen, stark. Es fühlt sich dann oft so an, als hätte der andere diese Reaktion „verdient“, oder man befürchtet, als schwach angesehen zu werden und sein Gesicht zu verlieren, wenn man diesen Konflikt nun nicht austrägt.

Langfristig wird es sich jedoch besser anfühlen, wenn Sie es schaffen, Ihre Gefühle zu regulieren und angemessen auszudrücken. Das steigert Ihre Selbstachtung und es ist besser für Ihre Beziehungen. Auch wenn Sie das jetzt logisch finden und sich fest vornehmen, an der Regulierung Ihrer Gefühle und dem angemessenen Ausdruck von Gefühlen zu arbeiten, wird es Ihnen auch weiterhin passieren, dass Sie Ihre Gelassenheit verlieren und impulsiv reagieren.

Geben Sie dann nicht auf!
Verzeihen Sie sich, seien Sie freundlich mit sich und üben Sie weiter!

Damit Sie sich langfristig anders verhalten, benötigen Sie verschiedene Skills. Einige davon haben Sie bereits kennengelernt. In diesem Modul lernen Sie Skills zum Gefühlsmanagement und zum angemessenen Ausdruck von Gefühlen kennen.

Übungsblatt 1 Emotionsmanagement und angemessener Gefühlsausdruck

Achtsamkeit und Beziehungsachtsamkeit

Achtsamkeit benötigen Sie, um überhaupt zu bemerken, dass Ihre Anspannung steigt und Sie Gefahr laufen, impulsiv zu handeln. Achtsamkeit hilft Ihnen also, Ihre Frühwarnzeichen zu erkennen. Achtsamkeit benötigen Sie auch, um Ihre Gefühle zu erkennen und in diesem Moment das zu tun, was Sie Ihren langfristigen Zielen näherbringt.

Meine Frühwarnzeichen

Woran merken Sie, dass Sie in Anspannung geraten und Gefahr laufen, impulsiv zu handeln?

Typische Gedanken: ____________________

____

____

Körperreaktionen (innerlich und äußerlich): ____________________

____

____

Handlungsimpuls (Was möchte ich am liebsten tun?): ____________________

____

Typische Gefühle: ____________________

____

____

Nutzen Sie diese Frühwarnzeichen als Signal dafür, dass Sie nun sehr bewusst aus Ihrem „alten“ Muster aussteigen müssen. Vermutlich müssen Sie zu Ihrem Handlungsimpuls „entgegengesetzt“ handeln (vgl. Modul Emotionsmanagement und angemessener Gefühlsausdruck/Infoblatt 5: Gefühle durch entgegengesetztes Handeln abschwächen).

Achtsamkeit in der Beziehung benötigen Sie, um sich Ihre langfristigen Ziele bezüglich der Beziehung klarzumachen. Erinnern Sie sich daran: „Dies ist mein Kind, meine Partnerin, mein Partner. Ich möchte eine gute Beziehung zu dieser Person haben. Ich möchte sie nicht verletzen. Deswegen werde ich meine gelernten Skills einsetzen.“

Achtsamkeit in der Beziehung hilft Ihnen auch, zu erkennen, wann ein guter Zeitpunkt ist, um bestimmte Themen anzusprechen. Wie geht es der anderen Person gerade? Ist sie gestresst? Was fühlt sie wohl gerade?

Übungsblatt 2 Emotionsmanagement und angemessener Gefühlsausdruck

Stresstoleranz

Menschen mit einer Borderline-Persönlichkeitsstörung leiden durchschnittlich unter höherer Anspannung, geraten schneller unter Spannung und kehren langsamer wieder zum Ausgangszustand zurück. Sie versuchen, diese starke Anspannung oft durch kurzfristig wirksames, aber langfristig schädliches Verhalten zu beenden.

Auf Angehörige kann sich die starke Anspannung der Betroffenen übertragen. Außerdem haben Sie oft auch Angst um die Betroffenen. Sie reagieren daher häufig mit ähnlichen Stresssymptomen wie die Betroffenen, z.B.:

- Sie erleben dauerhafte Anspannung, Schmerzen, Erschöpfung, Herz-Kreislauf-Probleme oder Schlafstörungen.
- Sie sind unausgeglichen.
- Ihr Denken ist blockiert.
- Sie verhalten sich manchmal impulsiv oder aggressiv, um sich abzureagieren oder sie vermeiden den Kontakt zur/zum Betroffenen, um sich zu schützen.

Stresstoleranzskills: Ist Ihre Anspannung hoch, sollten Sie die Situation verlassen, um sich mithilfe von Stresstoleranzskills zu regulieren. Stresstoleranzskills sollen Ihnen dabei helfen, die Situation zu überstehen, ohne etwas zu tun, was Ihnen später leidtun könnte oder Ihnen oder anderen Personen schadet.

Denken Sie daran: **Es ist immer möglich, eine „Klopause" zu nehmen!**

Eine Auszeit nehmen: Schwierige und anstrengende Situationen sind besser zu bewältigen, wenn Sie sich bewusst kurze Auszeiten gönnen. Wenn Sie die Situation länger verlassen, besprechen Sie vorher mit Ihrem Kind oder Ihrer Partnerin bzw. Ihrem Partner, dass Sie dies tun werden, um sich zu beruhigen, dass Sie wiederkommen werden und zu einem späteren Zeitpunkt den Konflikt klären wollen. Geben Sie Ihrem Gegenüber damit die Gelegenheit, sich darauf einzustellen und zu verstehen, was Sie tun. Sagen Sie in der Situation:

- Ich gehe kurz raus, um mich zu regulieren, wie wir es in der Therapie besprochen haben.
- Ich komme ungefähr in ______________ *[Zeitangabe]* wieder.
- Ich komme dann auf dich zu, damit wir weiter miteinander sprechen können.

Nutzen Sie in dieser Pause ***kurzfristig*** **wirksame Stresstoleranzskills**, um die Anspannung zu reduzieren.

Beispiele für kurzfristig wirksame Stresstoleranzskills: In den Garten oder eine Runde um den Block gehen, joggen, mit dem Hund spazieren gehen, eine Mediationspause oder Atemübung machen, wiederholt bis 10 zählen usw.

Gehen Sie erst wieder zurück zu Ihrem Kind oder Ihrer Partnerin bzw. Ihrem Partner, wenn Sie merken, dass die Anspannung gesunken ist und Sie nicht mehr impulsiv reagieren werden!

Meine kurzfristig wirksamen Stresstoleranzskills sind:

____

____

____

Infoblatt 2 Emotionsmanagement und angemessener Gefühlsausdruck

Langfristig wirksame Stresstoleranzskills

Neben den eher *kurzfristig* wirksamen Stresstoleranzskills, wie die Ablenkung durch andere Tätigkeiten, gibt es auch ***langfristig*** **wirksame Stresstoleranzskills**. Da Sie immer wieder Stress und Anspannung erleben werden, benötigen Sie Strategien, die Ihnen auch langfristig helfen, mit einem stressreichen Leben umzugehen. Langfristige Stresstoleranzskills befähigen Sie dazu, langfristig die Verantwortung für sich und für Ihr Verhalten zu übernehmen und keine Dinge zu tun, die das Leid auf Dauer noch vergrößern.

Langfristig wirksame Stresstoleranzskills sind

- **Entscheidung für einen neuen Weg:** Sie entscheiden sich, einen neuen Weg einzuschlagen, weil der alte nicht hilfreich war. Sie entscheiden sich dafür, bewusster mit Ihrem Handlungsimpuls umzugehen, Ihre Skills einzusetzen, um Ihre Anspannung und Ihre Gefühle besser zu regulieren und Ihr Verhalten damit besser zu steuern.
- **Innere Bereitschaft:** Wenn Sie diese Entscheidung getroffen haben, benötigen Sie in jeder Situation neu die innere Bereitschaft, die erlernten Strategien anzuwenden und nicht auf altbekannte Verhaltensweisen zurückzugreifen, auch wenn es sich zunächst besser anfühlen würde.
- **Annehmen der Realität:** Sie nehmen die Situation so an, wie sie ist, auch wenn Sie es sich anders wünschen würden. Sie hören auf, gegen die Realität zu kämpfen und handeln aus der Situation, wie sie gerade ist, bewusst und entsprechend Ihrer langfristigen Ziele.

Infoblatt 3 Emotionsmanagement und angemessener Gefühlsausdruck

Emotionsregulation

Was ist ein Gefühl?

Ein Gefühl entsteht durch die Wahrnehmung und Bewertung eines inneren oder äußeren Reizes, der persönlichen Erfahrung sowie durch kulturelle Einflüsse. Innere Reize können Gedanken und Bewertungen und auch physiologische Prozesse wie Herzrasen oder Schmerzen sein. Äußere Reize erreichen uns über unsere Sinnesorgane. Es können Dinge sein, die wir hören, sehen, riechen, fühlen oder schmecken.

Starke Gefühle bestimmen unser Denken. Sie beeinflussen unseren Blick auf die Welt. Gefühle können weitere Gefühle auslösen.

Gefühle gehen einher mit:

- **einer Veränderung der Wahrnehmung.** Unser jeweiliges Gefühl hat Einfluss darauf, wie wir die Dinge um uns herum deuten. Bei Angst nehmen wir z. B. überall Bedrohliches wahr.
- **Körperreaktionen.** Hierzu gehören zum einen die physiologischen Reaktionen, wie z. B. Herzrasen, Schwitzen oder schnelle Atmung. Zum anderen werden Körperhaltung, Gestik und Mimik dazu gezählt. Je stärker das Gefühl ist, desto heftiger reagiert der Körper innerlich. Bei starker Angst erleben wir z. B. Herzrasen, schnelle Atmung und Schwitzen. Auch der Körperausdruck wird bei starken Gefühlen deutlicher. So reagieren wir bei starker Wut mit einem aufgerichteten Körper, geballten Fäusten und einem festem Stand.
- **bestimmten Gedanken.** Gedanken können einem Gefühl vorausgehen und dieses auslösen. Gedanken können sich gleichzeitig zum Gefühl einschalten. Es können z. B. Erinnerungen wachgerufen werden, die mit bestimmten Gedanken einhergehen. Je stärker das Gefühl ist, desto stärker ist das Denken eingeengt. Das heißt, das Denken passt nur noch zu diesem Gefühl und lässt wenig Alternativen zu. Bei starker Angst ist das Denken z. B. auf die Gefahr eingeengt („Die Situation ist gefährlich, ich muss mich verteidigen.").
- **einem Handlungsimpuls.** Ein Gefühl löst einen bestimmten Handlungs**impuls** aus (= Drang, etwas zu tun). Bei Wut wollen wir kämpfen oder uns rächen. Bei Angst wollen wir flüchten. Wir planen oder zeigen Handlungen, die zu dem Gefühl passen. Allerdings unterliegt es unserer Kontrolle, ob wir dem jeweiligen Impuls nachgeben oder nicht, auch wenn sich das manchmal nicht so anfühlt.

Woran erkennen wir ein Gefühl?

Oft erkennen wir es am besten anhand unseres Handlungsimpulses. Aber auch die anderen Bereiche geben uns Informationen über das Gefühl.

Wozu brauchen wir Gefühle?

Gefühle befähigen uns zu raschem Handeln. Gefühle bereiten uns auf das rasche Handeln vor. Sie befähigen uns, Entscheidungen zu treffen, ohne lange darüber nachzudenken und sofort zu reagieren.

Gefühle wollen uns etwas sagen. Gefühle liefern uns Information über eine Situation. Sie wollen uns schützen, indem sie uns zum Fliehen oder Kämpfen bereit machen. Sie sagen uns, dass uns etwas wichtig ist oder dass etwas nicht stimmt.

Gefühle verbinden uns mit anderen Menschen. Gefühle helfen uns, uns auf Kontakte und Beziehungen zu anderen einzulassen und uns in andere Menschen einzufühlen. Jedes Gefühl hat seine eigenen Signale (Stimme, Gesichtsausdruck, Körperhaltung), mit denen wir in Kontakt zu anderen Personen treten.

Infoblatt 4 Emotionsmanagement und angemessener Gefühlsausdruck

Primäre und sekundäre Gefühle

Wenn eine Person lernen will, mit ihren Gefühlen umzugehen, muss sie zwischen primären und sekundären Gefühlen unterscheiden können:

- **Primäre Gefühle.** Primäre Gefühle sind angeboren. Sie sind eine automatische und natürliche Reaktion auf einen bestimmten Auslöser oder eine Situation. Das primäre Gefühl passt zur aktuellen Situation. Bei den meisten Menschen würde in dieser Situation ein solches Gefühl ausgelöst. Andere Menschen können unsere primären Gefühle und den dadurch entstehenden Handlungsimpuls verstehen.
- **Sekundäre Gefühle.** Primäre Gefühle sind oft mit Bewertungen assoziiert. Diese Bewertungen haben mit unseren früheren Erfahrungen zu tun und lösen sekundäre Gefühle aus. Sekundäre Gefühle sind also Folgegefühle. Das sekundäre Gefühl überlagert das primäre Gefühl und bestimmt unser Handeln. Sekundäre Gefühle und die daraus folgenden Handlungen sind oft nicht anhand der Situation nachvollziehbar. Andere Menschen verstehen dann nicht, weshalb wir gerade so empfinden und so reagieren. Das hat zur Folge, dass wir von anderen weniger Verständnis oder Unterstützung bekommen. In nahen Beziehungen entsteht als sekundäres Gefühl häufig Ärger (vgl. die Abbildung).

Primäres Gefühl	→ **Bewertung** →	**Sekundäres Gefühl**
Angst		Ärger
Traurigkeit		Ärger
Enttäuschung		Ärger
Scham oder Schuld		Ärger

Bewertungen führen oft zu Ärger. Ärger ist meist mit dem Impuls verbunden, die andere Person anzugreifen und darum für Beziehungen schädlich, auch wenn er berechtigt ist. Meist handelt es sich bei Ärger um ein sekundäres Gefühl. Wenn es bei bestimmten Themen in der Vergangenheit häufig Streit gab, kann Ärger automatisch auftreten. Ärger ist oft leichter auszuhalten als die dahinter liegenden primären Gefühle. Ärger hat einen klaren Handlungsimpuls und ist nicht so schmerzhaft, wie z. B. Traurigkeit oder Enttäuschung.

Primäre Gefühle erkennen und zulassen. Wenn wir lernen, zwischen primären und sekundären Gefühlen zu unterscheiden und die primären Gefühle erkennen und zulassen, lernen wir, uns selbst besser zu verstehen. Außerdem ist das Erkennen und Zulassen von primären Gefühlen für die Beziehung zu anderen Personen günstig.

Übungsblatt 3 Emotionsmanagement und angemessener Gefühlsausdruck

Gefühlsprotokoll – Mein primäres Gefühl entdecken

Bitte schreiben Sie in dieser Woche ein Ereignis mit Ihrem Kind, Ihrer Partnerin oder Ihrem Partner auf, das Ärger bei Ihnen ausgelöst hat:

Wie stark war Ihr Ärger (auf einer Skala von 0 bis 100 Prozent)?

Wie hat Ihr Ärger die Situation beeinflusst?

Was haben Sie genau gedacht? Welche Bewertungen hatten Sie zur Situation und zur anderen Person?

Wenn Sie versuchen, sich von Ihren Bewertungen zu lösen oder freundlichere Bewertungen zu finden, auf welche Gefühle stoßen Sie dann? Was war vermutlich Ihr primäres Gefühl?

Betrachten Sie Ihr primäres Gefühl genau. Nehmen Sie wahr, was passiert, wenn Sie sich auf Ihr primäres Gefühl konzentrieren. Wie ist Ihre Körperreaktion, was sind Ihre Gedanken, welchen Handlungsimpuls haben Sie?

Ist Ihr primäres Gefühl für Sie nachvollziehbar? Warum ist Ihr primäres Gefühl nachvollziehbar? Würden sich andere Menschen in dieser Situation genauso oder ähnlich fühlen?

Übungsblatt 4 Emotionsmanagement und angemessener Gefühlsausdruck

Die Anfälligkeit für intensive Gefühle verringern

Kennen Sie das?

Sie sind schlecht gelaunt oder besonders empfindsam, weil Sie schlecht geschlafen haben, erkältet sind, Schmerzen haben, zu lange nichts gegessen oder getrunken haben usw.

Es gibt Faktoren, die uns anfälliger für starke Gefühle machen. Eigentlich ist uns das allen klar. Dennoch fällt es uns oft schwer, uns so zu verhalten, dass wir diese Faktoren günstig beeinflussen. Zu diesen Faktoren gehören:

- sich ausreichend zu bewegen,
- sich gesund, ausgewogen und regelmäßig zu ernähren und ausreichend zu trinken,
- ausreichend zu schlafen (nicht zu wenig, aber auch nicht zu viel),
- sich zu schonen, wenn man krank ist, und sich rechtzeitig ärztlich beraten zu lassen,
- Alkohol (zu viel Alkohol) und andere Drogen zu vermeiden,
- sich genügend positive Aktivitäten zu gönnen,
- durch Planung Chaos vorzubeugen (wenn möglich, zu viel Stress zu vermeiden).

Überlegen Sie sich einmal, welche dieser Dinge Sie bereits gut berücksichtigen und an welchen Stellen Sie noch nachbessern könnten.

Ich nehme mir vor, ab jetzt mehr auf folgende Punkte zu achten:

____

____

____

Infoblatt 5 Emotionsmanagement und angemessener Gefühlsausdruck

Gefühle durch entgegengesetztes Handeln abschwächen

Gefühle lieben sich selbst

Das bedeutet, Gefühle machen uns glauben, dass sie jetzt, in diesem Augenblick gerechtfertigt sind. Und sie veranlassen uns dazu, genau das zu tun, was zum Gefühl passt. So wollen wir z. B. schreien, wenn wir wütend sind, oder traurige Musik hören, wenn wir traurig sind. Das Gefühl wird dadurch aufrechterhalten. Je stärker die Gefühle, desto glaubhafter wirken sie. Aber Gefühle sagen nichts über die Wirklichkeit aus. Gefühle sagen nur etwas darüber aus, wie wir die Wirklichkeit wahrnehmen und deuten.

→ Darum ist es nicht immer sinnvoll, sich so zu verhalten, wie es unsere Gefühle vorschlagen!

Im Umgang mit Gefühlen sollten Sie sich daher folgende Fragen stellen:
- Passt das Gefühl zur Situation? Hätten die meisten Menschen jetzt das gleiche Gefühl?
- Ist die Stärke des Gefühls in einem Bereich, der zulässt, dass ich vernünftig handele?
- Ist es langfristig günstig, meinem Handlungsimpuls zu folgen?

Entgegengesetzt handeln

Wenn Sie eine der Fragen mit „Nein“ beantworten, ist es sinnvoll, das Gefühl *abzuschwächen,* indem Sie *entgegengesetzt handeln*. Zum entgegengesetzten Handeln gehört auch, eine entgegengesetzte **Körperhaltung** einzunehmen, die **Wahrnehmung** auf Dinge zu richten, die Ihr Gefühl nicht verstärken und Ihre **Gedanken** in eine andere Richtung zu lenken.

Sie haben die Wahl: Bei jedem intensiven Gefühl können Sie entscheiden, das Gefühl zu verstärken, indem Sie dem Handlungsimpuls folgen oder es abzuschwächen, indem Sie entgegengesetzt handeln.

→ In der Regel ist es sinnvoll, dem primären Gefühl entsprechend und dem sekundären Gefühl entgegengesetzt zu handeln!

Übungsblatt 5 Emotionsmanagement und angemessener Gefühlsausdruck

Umgang mit starker Wut und dem Drang, anzugreifen

Wenn Sie eine starke Wut verspüren und den Drang haben, die andere Person anzugreifen, Sie dies aber auf keinen Fall tun möchten, haben Sie zwei Möglichkeiten:

A. Entgegengesetztes Handeln

Sie können entgegengesetzt handeln, indem Sie die Situation verlassen und Stresstoleranzskills anwenden. Sie konzentrieren sich dann auf andere Dinge, um sich von der Situation abzulenken und das Gefühl zu verändern.

B. Gefühlssurfing

Sie können das Gefühl der Wut und den Drang, anzugreifen, als Welle sehen, auf der Sie surfen. Gehen Sie dafür innerlich die folgenden Punkte immer wieder durch, dann werden Sie bemerken, dass die Welle kleiner wird:

1. Treten Sie innerlich einen Schritt zurück.
2. Benennen Sie Ihr Gefühl (z. B. „Ich bin schrecklich wütend.").
3. Benennen Sie Ihren Handlungsdrang, die andere Person anzugreifen (z. B. „Am liebsten würde ich sie jetzt anschreien.").
4. Wie stark ist dieser Drang (auf einer Skala von 0 bis 100 Prozent).
5. Beobachten und beschreiben Sie Ihre Körperreaktionen (z. B. „Ich fühle, dass mein Herz rast.").
6. Beobachten und beschreiben Sie Ihre Gedanken (z. B. „Du bist ein Idiot. Das machst du doch extra.").
7. Handeln Sie nicht aus der Wut heraus. Sie haben diese Wut, Sie sind nicht die Wut. Ihre Wut zwingt Sie zu gar nichts!
8. Atmen Sie tief in den Bauch, versuchen Sie, mit Ihrem Gefühl zu atmen.
9. Entspannen Sie die Schultern.
10. Öffnen Sie die Hände, die Handflächen nach oben.
11. Entspannen Sie Ihr Gesicht. Wenn Sie es sich zutrauen, dann versuchen Sie ein leichtes inneres Lächeln entstehen zu lassen.
12. Können Sie unter der Wut andere Gefühle erkennen?
13. Sie werden merken, wie die Welle abnimmt.
14. Beginnen Sie wieder bei 1.

Können Sie erkennen, welches Ihre primären Gefühle sind?

Meine primären Gefühle: ____

Infoblatt 6 Emotionsmanagement und angemessener Gefühlsausdruck

Neulernen von positiven Gefühlen

Wenn Sie häufig Konflikte mit Ihrem Kind oder Ihrer Partnerin bzw. Ihrem Partner haben, kann es sein, dass Ihr Gehirn gelernt hat, sich immer dann zu ärgern, wenn Sie Ihr Kind oder Ihre Partnerin bzw. Ihren Partner nur sehen, auch wenn es noch gar keinen Konflikt gibt. Es ist eine Verbindung zwischen Ärger als sekundärem Gefühl und der anderen Person entstanden. Dies ist ungünstig, wenn Sie versuchen wollen, einen Neuanfang zu finden.

Beispiel

In den letzten Wochen gab es häufig Diskussionen über die Hausaufgaben des Sohnes. Es kam jedes Mal zu einem Konflikt. Nun ist es mittlerweile so, dass der Vater bereits Ärger empfindet, sobald er den Sohn sieht, obwohl noch kein Wort gefallen ist.

Um die gelernte Verbindung zwischen Ihrem Familienmitglied und Ihrem Gefühl des Ärgers zu überschreiben, müssen Sie Ihrem Gehirn ermöglichen, eine neue Verbindung zwischen Ihrem Familienmitglied und angenehmen Gefühlen herzustellen. Wenn Sie positiven Erfahrungen mit Ihrem Familienmitglied sehr bewusst Raum geben, wird Ihr Gefühl von Ärger dieser Person gegenüber im Laufe der Zeit seltener auftreten.

Neulernen von positiven Gefühlen

Es gibt verschiedene Möglichkeiten, dies zu erreichen:

- Erstellen Sie eine Box mit positiven Erinnerungen an gemeinsame Situationen mit Ihrem Kind oder Ihrer Partnerin bzw. Ihrem Partner (Kinokarten, ein Milchzahn, Konzertkarten, nette Zeilen, die die andere Person an Sie geschrieben hat, usw.).
- Erstellen Sie ein Album mit Fotos, die Sie an eine gute gemeinsame Zeit erinnern.
- Wählen Sie einen Lieblingsort (z. B. ein gemütlicher Sessel), den Sie aufsuchen, um sich positive Erlebnisse mit dieser Person in Erinnerung zu rufen.
- Suchen Sie diesen Ort täglich auf, oder nehmen Sie Ihre Box oder Ihr Album täglich in die Hand, und nehmen Sie sich einige Minuten Zeit, diesen angenehmen Erinnerungen Raum zu geben.
- Nehmen Sie sich diesen Raum für positive Erinnerungen auch, wenn Sie wissen, dass Ihnen ein schwieriges Gespräch mit Ihrem Kind oder Ihrer Partnerin bzw. Ihrem Partner bevorsteht.

Beispiel

Der Vater setzt sich jeden Tag ein paar Minuten auf seinen Lieblingssessel und blättert in einem Album, in dem sich Fotos von ihm und seinem Sohn befinden, die in positiven Momenten entstanden sind. Er versucht, diesen positiven Gefühlen wieder mehr Raum zu geben und stellt das Hausaufgabenthema eine Weile zurück. Als er das nächste Mal mit dem Sohn über mögliche Lösungsstrategien bezüglich der Hausaufgaben sprechen will, nimmt er sich vorher etwas Zeit, im Album zu blättern, um in einem anderen Gefühlsmodus auf den Sohn zuzugehen als früher. Es gelingt ihm, seine primären Gefühle, die Sorge um den Sohn und dessen Laufbahn, auf eine freundliche und wertschätzende Art auszudrücken. Dadurch entsteht ein konstruktives Gespräch mit dem Sohn. Dem Sohn gelingt es, seinen Vater zu validieren, zu benennen, warum es ihm schwerfällt, die Hausaufgaben zu machen, und mit seinem Vater nach möglichen Lösungen zu suchen.

Hinweis: Diese genannten Übungen fördern zudem den Familienskill „Wiederaufbau der Beziehung".

Übungsblatt 6 Emotionsmanagement und angemessener Gefühlsausdruck

Positive Gefühle neu lernen

Ich werde folgenden Weg ausprobieren

☐ Eine Erinnerungsbox anlegen.

☐ Ein Erinnerungsalbum anlegen.

☐ Mir einen Lieblingsort wählen.

An folgenden Tagen habe ich mir Raum für angenehme Gefühle gegenüber meiner/meinem Angehörigen gegeben (bitte ankreuzen):

Woche 1 (vom ________ bis ________): ☐ Mo ☐ Di ☐ Mi ☐ Do ☐ Fr ☐ Sa ☐ So

Woche 2 (vom ________ bis ________): ☐ Mo ☐ Di ☐ Mi ☐ Do ☐ Fr ☐ Sa ☐ So

Woche 3 (vom ________ bis ________): ☐ Mo ☐ Di ☐ Mi ☐ Do ☐ Fr ☐ Sa ☐ So

Woche 4 (vom ________ bis ________): ☐ Mo ☐ Di ☐ Mi ☐ Do ☐ Fr ☐ Sa ☐ So

Woche 5 (vom ________ bis ________): ☐ Mo ☐ Di ☐ Mi ☐ Do ☐ Fr ☐ Sa ☐ So

Woche 6 (vom ________ bis ________): ☐ Mo ☐ Di ☐ Mi ☐ Do ☐ Fr ☐ Sa ☐ So

Woche 7 (vom ________ bis ________): ☐ Mo ☐ Di ☐ Mi ☐ Do ☐ Fr ☐ Sa ☐ So

Woche 8 (vom ________ bis ________): ☐ Mo ☐ Di ☐ Mi ☐ Do ☐ Fr ☐ Sa ☐ So

Woche 9 (vom ________ bis ________): ☐ Mo ☐ Di ☐ Mi ☐ Do ☐ Fr ☐ Sa ☐ So

Woche 10 (vom ________ bis ________): ☐ Mo ☐ Di ☐ Mi ☐ Do ☐ Fr ☐ Sa ☐ So

Welche Erfahrungen habe ich gemacht?

____

____

____

Infoblatt 7 Emotionsmanagement und angemessener Gefühlsausdruck

Primäre Gefühle erkennen und angemessen ausdrücken

Wenn wir lernen, unsere primären Gefühle zu erkennen, zuzulassen und angemessen auszudrücken, dann handeln wir in Beziehungen wirksamer. Wir verstehen uns selbst besser, werden aber auch von anderen Menschen besser verstanden und häufiger validiert.

Erinnern Sie sich an das transaktionale Modell und an den Kreislauf zwischen erhöhter emotionaler Erregung, Bewertungen, einem unangemessenen Gefühlsausdruck und invalidierenden Reaktionen: Wenn unsere Anspannung oder der Ärger stark ist, fällt es uns oft schwer, unsere Gefühle angemessen auszudrücken. Andere Menschen fühlen sich dann oft auch verletzt oder können uns nicht verstehen und invalidieren dann unsere (primären) Gefühle.

Beispiel

Herr M. und Frau M. sind zum Abendessen um 19.00 Uhr verabredet. Es ist 19.30 Uhr. Herr M. ist immer noch nicht da. Frau M. macht sich Sorgen, dass ihm etwas auf dem Weg nach Hause passiert sein könnte und ist auch enttäuscht darüber, dass das gemeinsame Abendessen nicht so stattfinden wird, wie sie es sich gewünscht hatte. Über das Handy erreicht sie ihn nicht. Als Herr M. um 19.50 Uhr das Haus betritt, sagt sie in lautem und vorwurfsvollem Ton: „Das ist ja mal wieder typisch. Es ist dir wohl völlig egal, ob wir verabredet sind oder nicht. Du ziehst immer nur dein Ding durch!" Herr M. zieht sich mürrisch in sein Arbeitszimmer zurück. Der Abend ist gelaufen.

In diesem Beispiel drückt Frau M. ihr sekundäres Gefühl, den Ärger, aus. Ihr Mann, reagiert in dieser Situation mit Rückzug, wodurch die primären Gefühle von Frau M., also Sorge und Enttäuschung, invalidiert werden.

Die Lösung:

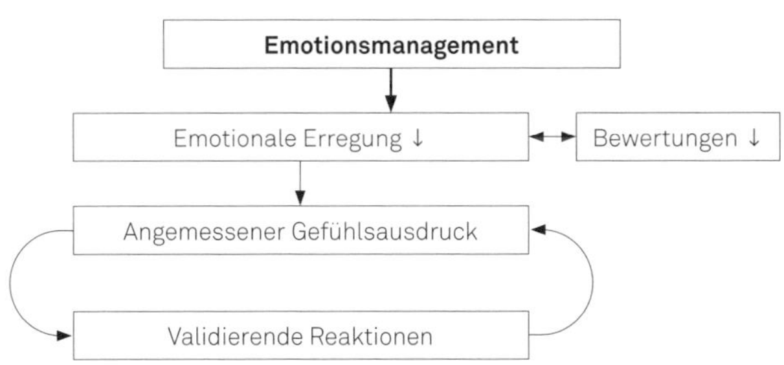

Wie würde die oben beschriebene Beispielsituation verlaufen, wenn Frau M. Skills zum Emotionsmanagement eingesetzt hätte, und es ihr gelungen wäre, ihre Gefühle angemessen auszudrücken?

Infoblatt 8 Emotionsmanagement und angemessener Gefühlsausdruck

Weitere Aspekte eines angemessenen Gefühlsausdrucks

Welche weiteren Aspekte gehören zu einem angemessen Gefühlsausdruck?

Damit Sie von anderen verstanden werden, müssen Sie genau wissen, was Sie möchten, fühlen oder denken. Und Sie müssen der anderen Person so begegnen, dass sie Ihnen zuhört und Sie versteht.

Dies gelingt am besten, wenn:

- Sie das Gefühl ausdrücken, das zuerst da war bzw. hinter dem Ärger liegt (primäres Gefühl),
- Sie ohne Bewertung beschreiben, was Sie möchten und fühlen,
- Sie Ihre Wünsche ernst nehmen,
- Sie Ihre Stimme, Ihren Gesichtsausdruck und Ihre Körperhaltung in Einklang bringen,
- Sie darauf achten, ob der Zeitpunkt der richtige ist, um mit der anderen Person zu sprechen (Wie geht es der anderen Person gerade? Ist sie gestresst, angespannt, hungrig, müde?),
- Sie das Gespräch in einem ruhigen Zustand und Ton beginnen,
- Sie sich über Ihr Ziel des Gesprächs im Klaren sind und das auch ausdrücken, z.B.:
  - „Ich möchte nur, dass du zuhörst und verstehst."
  - „Ich brauche Unterstützung oder eine Lösung."
  - „Ich möchte, dass wir uns besser verstehen, mehr erzählen oder näher sind."

Übungsblatt 7 Emotionsmanagement und angemessener Gefühlsausdruck

Mein primäres Gefühl angemessen ausdrücken

Nehmen Sie sich Zeit und denken Sie darüber nach, was Sie sich von Ihrem Kind, Ihrer Partnerin bzw. Ihrem Partner wünschen, ohne es ihm bzw. ihr zu sagen.

Geht es darum,

- dass die andere Person Sie besser verstehen soll?
- eine Lösung für etwas zu finden?
- Ihre Beziehung zu verbessern, z.B. mehr Zeit miteinander zu verbringen?

Schreiben Sie möglichst genau auf, was Sie sich von der anderen Person wünschen:

___

___

___

___

Welches Gefühl geht damit zuerst einher (primäres Gefühl)?

___

Üben Sie, dieses primäre Gefühl mit Ihrer Stimme, Ihrem Gesichtsausdruck und Ihrer Körperhaltung auszudrücken. Üben Sie das vor dem Spiegel. Wie ist es Ihnen dabei ergangen?

___

___

___

5.5 Modul Validierung

5.5.1 Einführung

Validierung bedeutet, etwas als valide (gültig) anzuerkennen. Durch Validierung wird der anderen Person vermittelt, dass ihre Gefühle, Gedanken, Bedürfnisse oder ihr Verhalten nachvollziehbar sind. Validierung führt dazu, dass die andere Person sich verstanden und gesehen fühlt und ist daher die Grundlage für eine gute und stabile Beziehung. Sie hilft der anderen Person, ihre Gefühle angemessen auszudrücken. Validierung hilft allen Beteiligten, Vertrauen aufzubauen und negative Erregung abzubauen und macht schwierige Situationen und Diskussionen innerhalb der Beziehung aushaltbar. Es gibt verschiedene Möglichkeiten, die andere Person verbal oder nonverbal zu validieren (Fruzzetti, 2006; Fruzzetti & Iverson, 2006; Fruzzetti et al., 2007).

Verbale Validierung:
1. Aufmerksames und aktives Zuhören.
2. Anerkennung der Gefühle und Bedürfnisse der anderen Person durch eine nichtwertende Beschreibung dieser Gefühle und Bedürfnisse.
3. Sich aufrichtig für die Perspektive und Erfahrung der anderen Person interessieren, Fragen stellen, um Klarheit zu gewinnen.
4. Die Probleme und schwieriges Verhalten der anderen Person vor dem Hintergrund ihrer Lebensgeschichte und ihrer Erfahrungen verstehen.
5. Die Erfahrungen der anderen Person „normalisieren", verstehen, warum die Gefühle und Wünsche der anderen Person völlig nachvollziehbar sind (Würde nicht jeder in dieser Situation genauso fühlen?).
6. Der anderen Person aufrichtig und auf Augenhöhe begegnen, ihr Wertschätzung und Respekt entgegenbringen.
7. Sich verletzlich zeigen, wenn die andere Person sich verletzlich zeigt (z. B. „... ich auch, das geht mir auch so.").

Nonverbale Validierung:
1. Auf der Verhaltensebene zeigen, dass man die Bedürfnisse oder Gefühle der anderen Person ernstnimmt (z. B. das Fenster schließen, wenn die Person ausdrückt, dass sie friert; die Person in Ruhe lassen, wenn sie sich Zeit für sich wünscht; der Person Gesellschaft leisten, wenn sie nicht allein sein möchte).
2. Fürsorge und Unterstützung anbieten, nachdem man sich selbst gefragt hat „Wie würde ich in dieser Situation gern behandelt werden?".

Validierung fördert einen angemessenen Gefühlsausdruck. Wenn Person A erfährt, dass ihre Gefühle validiert werden, wenn sie sie offen und ehrlich ausdrückt, wird sie dies häufiger tun. Damit wird es für Person B wiederum leichter, die Gefühle zu validieren, weil sie sie immer besser verstehen kann. Drückt Person A ihre Gefühle unangemessen aus, ist es für Person B schwierig, die primären Gefühle zu erkennen und zu validieren. Wenn es Person B jedoch gelingt, die primären Gefühle von Person A zu erkennen und zu validieren, kann auch hier der Ausstieg aus dem Teufelskreis von unangemessenem Gefühlsausdruck und Invalidierung gelingen.

Beispiel

Sarah geht es schlecht. Sie hatte einen schwierigen Schultag und wünscht sich eigentlich Trost und jemanden, der da ist und zuhört. Das primäre Gefühl ist Traurigkeit. Sie bewertet jedoch ihr eigenes Gefühl und sich als Person: „Ich bin ja auch selbst schuld, ist doch klar, dass alle mich doof finden." Die sekundären Gefühle sind nun evtl. Scham und Ärger über sich selbst. In diesen Gefühlen gefangen und mit einer erhöhten emotionalen Erregung reagiert sie auf die Nachfrage der Mutter mit einem unangemessenen Gefühlsausdruck. Auf die Frage der Mutter: „Was ist los Sarah?" antwortet Sarah in ärgerlichem, abweisendem Ton: „Lass mich doch in Ruhe."

Beispiel (Fortsetzung unter Anwendung von Familienskills)

Ist die Mutter gut reguliert und in der Lage, sich in die Tochter hineinzuversetzen, spürt sie vielleicht, dass hinter dem Ärger der Tochter Traurigkeit steckt. Sie überhört den gereizten Tonfall und sagt: „O.k., ich lass dich jetzt erst einmal in Ruhe. *[Validierung des ausgesprochenen Wunsches ihrer Tochter]*

Ich würde aber gern nachher nochmal nach dir schauen. Ich mache mir Sorgen um dich. *[Angemessener Gefühlsausdruck]*

Vielleicht kannst du mir dann ja erzählen, was passiert ist? Scheint ja ein blöder Tag gewesen zu sein." *[Validierung]*

Etwas später geht die Mutter zum Zimmer von Sarah, klopft und sagt: „Ich habe hier einen Tee für dich. Kann ich reinkommen?" *[Validierende Handlung]*

Vermutlich wird die Tochter, die sich ja genau das eigentlich wünscht, dann doch ja sagen. Die Mutter geht hinein, stellt den Tee in die Nähe der Tochter, setzt sich dazu und sagt in freundlichem, mitfühlendem Ton: „Das scheint ja wirklich ein blöder Schultag gewesen zu sein. Magst du mir erzählen, was passiert ist?" *[Validierung]*

Die Wahrscheinlichkeit, dass die Tochter ihrer Mutter erzählt, was passiert ist, ist nun deutlich höher. Wenn die Mutter mehr über die Situation weiß, kann sie die Gefühle der Tochter dann noch differenzierter validieren, was vermutlich dazu führt, dass die Tochter auch noch mehr von *[Validierung der primären Gefühle]* sich Preis gibt. Spätestens hier kann sie dann auch die Traurigkeit der Tochter, die sie schon zu Beginn vermutet hat, ansprechen und validieren, z. B.: „Ich kann mir vorstellen, dass dich das auch traurig macht."

5.5.2 Didaktik

Ziele des Moduls

Ziel dieses Moduls ist, den Teilnehmerinnen zu vermitteln, was Validierung bedeutet, warum Validierung innerhalb einer Beziehung so wichtig und hilfreich ist und wie sie validieren können. Dies soll auch praktisch eingeübt werden.

Didaktisches Vorgehen

Wenn Sie als Trainerinnen zu zweit sind, beginnen Sie mit einem Rollenspiel, das Sie der Gruppe vorspielen. Bitten Sie die Teilnehmerinnen, gut zu beobachten, was passiert und wie sich die Personen im Rollenspiel fühlen.

Person A berichtet von einem emotionalen Ereignis der letzten Tage. Nehmen Sie hier ein tatsächlich stattgefundenes Ereignis, welches Sie aber nicht zu persönlich betroffen hat (z. B. Sie waren krank und konnten nicht zur Arbeit gehen. Eine Freundin hat den gemeinsamen Kinobesuch abgesagt und Sie waren enttäuscht. Sie wollten gern in ein Konzert gehen, aber es gab keine Karten mehr.). Spielen Sie das Rollenspiel zweimal vor. Im ersten Durchgang berichtet Person A von dem Ereignis, und Person B invalidiert die Gefühle, Wünsche oder Verhaltensweisen von Person A. Fragen Sie die Teilnehmerinnen danach, was sie beobachtet haben und wie sich Person A vermutlich gefühlt hat. Fragen Sie dann, was Person A gebraucht hätte, um sich besser zu fühlen. Notieren Sie die Antworten am Flipchart. Spielen Sie das Rollenspiel dann erneut vor. Diesmal validiert Person B Person A. Fragen Sie die Teilnehmerinnen auch diesmal nach ihren Beobachtungen.

Beziehen Sie die Äußerungen der Teilnehmerinnen ein, und erläutern Sie kurz in eigenen Worten, was Validierung und Invalidierung bedeutet.

Fragen Sie die Teilnehmerinnen nach eigenen Erfahrungen mit Validierung und Invalidierung. Fragen Sie, wie sich das eine oder das andere anfühlt. Fragen Sie die Teilnehmerinnen, ob sie eine Idee dazu haben, warum Validierung in der Gruppe vermittelt wird.

Arbeiten Sie dann die Info- und Übungsblätter durch. Vermitteln Sie jeweils zunächst die Theorie, besprechen Sie das Vorgehen theoretisch und lassen Sie dann die Beteiligten anhand der Übungsblätter oder in angeleiteten Übungen in der Stunde oder zu Hause üben. Denken Sie daran, ausreichend zu validieren, wenn die Beteiligten von eigenen Erfahrungen aber auch Schwierigkeiten in der Durchführung der Aufgaben berichten. Versuchen Sie, Hindernisse in der Durchführung zu verstehen und gemeinsam mit den Teilnehmerinnen Lösungsmöglichkeiten zu finden. Wenn Teilnehmerinnen im Verlauf der Sitzungen über Validierungen oder Invalidierungen berichten, ohne dass es ihnen bewusst ist oder wenn innerhalb der Gruppe validierende oder invalidierende Äußerungen oder Handlungen auftreten, benennen Sie dies und besprechen es in der Gruppe nach. Tun Sie dies äußert freundlich und wertschätzend. Scheuen Sie sich jedoch nicht, wenn eine invalidierende Äußerung gefallen ist, dies auch zu benennen. Helfen Sie der Person mithilfe der Gruppe, eine validierende Aussage zu treffen.

Wenn Teilnehmerinnen Beispiele dazu bringen, in welchen Situationen es ihnen schwerfällt, zu validieren, nutzen Sie dies, um ein Master-Role-Play zu machen, indem Sie die validierende Person spielen.

5.5.3 Einsatz der Handouts

Infoblatt 1: Was ist Validierung?

Ziel: Die Teilnehmerinnen sollen verstehen, was mit Validierung gemeint ist und warum Validierung sinnvoll ist. Sie sollen verstehen, dass Validierung nicht gleichbedeutend damit ist, etwas gut zu heißen. Sie sollen lernen, dass es immer gut und hilfreich ist, zu validieren, wenn sie etwas finden, was sie validieren können, dass jedoch Dinge, die nicht nachvollziehbar sind, auch nicht validiert werden sollten.

Didaktik: Sie haben im Rollenspiel und der Nachbesprechung hierzu bereits gemeinsam eine Definition zu Validierung erarbeitet. Lesen Sie nun die offizielle Definition auf dem Infoblatt 1 und besprechen, ob diese für alle nachvollziehbar ist. Erörtern Sie dann, warum Validierung nicht mit Gutheißen gleichzusetzen ist. Nutzen Sie auch das aufgeführte Beispiel. Erläutern Sie, dass Gefühle, Gedanken und evtl. auch Handlungsimpulse oft nachvollziehbar sind, auch wenn die Handlung selbst nicht validiert werden kann (wie im Beispiel). So kann die Angehörige einer suizidalen Borderline-Patientin möglicherweise das Leid und die Verzweiflung, die hinter einem Suizidversuch liegen, nachvollziehen, bezüglich der Handlung jedoch eine klare Begrenzung aussprechen. Besprechen Sie in der Gruppe, dass (gerade bei Kindern) eine Validierung mit einer Grenzsetzung Hand in Hand gehen kann. Welche Vorteile hat es, nicht nur eine Grenze zu setzen, sondern gleichzeitig zu validieren, was valide ist?

Infoblatt 2: Warum ist Validierung wichtig?

Ziel: Die Teilnehmerinnen sollen verstehen, dass Validierung zu Nähe und Verständnis in einer Beziehung führt und hilft, auch Konflikte zu überstehen. Durch Validierung lassen sich Gefühle akzeptieren und „besänftigen".

Didaktik: Besprechen Sie die allgemeinen Vorteile von Validierung auf dem Infoblatt 2. Schauen Sie sich gemeinsam die Grafik von Shenk und Fruzzetti auf dem Infoblatt an und erläutern Sie Folgendes:

> In der Untersuchung erhielten Probandinnen eine unlösbare Rechenaufgabe. Die Gruppen unterschieden sich dadurch, dass die eine Gruppe bezüglich der Gefühle, die bei der Bearbeitung der Aufgabe aufgetreten sind, validiert wurde („Natürlich haben Sie sich unwohl damit gefühlt, die Aufgabe nicht lösen zu können. Das ist ja auch eine schwierige Situation."). Die zweite Gruppe wurde jedoch invalidiert („Sie wussten doch, dass Sie hier an einem Experiment teilgenommen haben. Warum hat es Sie dann überhaupt gestresst, dass Sie die Aufgabe nicht lösen konnten?"). In der Grafik zeigt sich deutlich, dass beide Gruppen durch die unlösbare Aufgabe eine negative emotionale Erregung erlebten. Durch die Validierung sank diese Erregung schnell, während sie in der Gruppe, die invalidiert wurde, deutlich länger anhielt. Negative Gefühle können durch Validierung somit „besänftigt" werden.

Infoblatt 3: Was und wie können Sie validieren? und Übungsblatt 1: Validierung üben

Ziel: Die Teilnehmerinnen sollen ein tieferes Verständnis für Validierung erlangen. Sie sollen lernen, auf welche unterschiedlichen Arten Validierung erfolgen kann und dies üben.

Didaktik: Auf Infoblatt 3 sind die Validierungsstrategien, die auch Therapeutinnen erlernen, auf eine anschauliche Art und aufbereitet für Angehörige dargestellt. Nehmen Sie sich ausführlich Zeit, die Seiten des Infoblattes zu besprechen. Diskutieren Sie die aufgeführten Beispiele, ergänzen Sie ggfs. eigene Beispiele und lassen Sie die Teilnehmerinnen zudem eigene Beispiele berichten. Wenn die Teilnehmerinnen an dieser Stelle Situationen berichten, in denen es ihnen schwergefallen ist, zu validieren, suchen Sie gemeinsam mit der Gruppe nach Möglichkeiten der Validierung, oder führen Sie spontan ein kleines Rollenspiel durch, indem Sie eine Teilnehmerin bitten, die zu validierende Person zu spielen und selbst validieren. Besprechen Sie anschließend, ob Ihre Validierung „angekommen" ist und wozu diese bei der Rollenspielpartnerin geführt hat. Falls die Validierung nicht passend war, suchen Sie gemeinsam nach anderen Möglichkeiten. Wahrscheinlich werden Sie die Teilnehmerinnen während der Besprechung immer wieder validieren. Unterbrechen Sie auch dann kurz, fragen Sie die Gruppe, was Sie da gerade getan haben und erkundigen Sie sich bei der Person, wie sich das angefühlt hat. Seien Sie ständig ein Modell für Validierung!

Geben Sie den Teilnehmerinnen den Auftrag, das Validieren zu üben und ihre Erfahrungen auf dem Übungsblatt 1 zu notieren.

Übungsblatt 2: Validierung des primären Gefühls

Ziel: Die Teilnehmerinnen sollen durch das Übungsblatt 2 eine Hilfestellung dafür bekommen, wie sie sich besser in die andere Person einfühlen und deren primäres Gefühl erkennen können, um dies dann zu validieren.

Didaktik: Besprechen Sie beide Übungen auf dem Übungsblatt 2. Erteilen Sie dann den Auftrag, die Übungen zu Hause durchzuführen und zu protokollieren.

Übungsblatt 3: Zeigen Sie Ihre eigene Verletzbarkeit, wenn die andere Person sich verletzlich zeigt

Ziel: Die Teilnehmerinnen sollen üben, sich verletzlich zu zeigen, wenn Ihren Angehörigen dies tun.

Didaktik: Besprechen Sie das Übungsblatt 3. Erkundigen Sie sich bei den Teilnehmerinnen nach möglichen Zweifeln und Sorgen, wenn diese sich verletzlich zeigen. Validieren Sie diese. Geben Sie den Auftrag, das Übungsblatt 3 in der Sitzung oder als Hausaufgabe auszufüllen. Besprechen Sie die Übung anschließend oder in der nächsten Sitzung. Ermutigen Sie die Teilnehmerinnen, in Zukunft zu üben, zu bemerken, wann die andere Person sich verletzlich zeigt und dies dann auch zu tun.

Übungsblatt 4: Üben Sie, zu validieren

Ziel: Die Teilnehmerinnen sollen Erfahrungen damit machen, zu validieren.

Didaktik: Verteilen Sie das Übungsblatt 4 und lassen Sie die Teilenehmerinnen protokollieren, wann und wen sie validiert haben und welche Erfahrungen sie dabei gemacht haben.

Infoblatt 4: Selbstvalidierung, Übungsblatt 5: Selbstvalidierung und Übungsblatt 6: Selbstvalidierung im Nachhinein

Ziel: Die Teilnehmerinnen sollen verstehen, wie wichtig Selbstvalidierung als Voraussetzung dafür ist, mit sich selbst und auch mit ihren Angehörigen gut umzugehen. Sie sollen eine Idee davon entwickeln, wie sie sich selbst validieren können und sich bewusst darüber werden, in welchen Bereichen ihnen das besonders schwerfällt.

Didaktik: Besprechen Sie das Infoblatt 4. Erläutern Sie, dass es Menschen häufig schwerer fällt, sich selbst zu validieren als andere Personen. Erkundigen Sie sich bei den Teilnehmerinnen, ob dies auch auf sie zutrifft. Stellen Sie dar, warum es zur Selbstvalidierung gehört, auch Grenzen zu setzen. Lassen Sie die Teilnehmerinnen die beiden Aufgaben auf dem Infoblatt 4 ausfüllen und erkundigen Sie sich anschließend nach den Erfahrungen der Teilnehmer, ohne darauf zu bestehen, dass die Teilnehmerinnen Einzelheiten berichten müssen. Verteilen Sie Übungsblatt 5 und Übungsblatt 6 an die Teilnehmerinnen, damit diese zu Hause üben können.

Infoblatt 5: Versöhnung statt Rache – Den Teufelskreis von Invalidierungen durchbrechen

Ziel: Die Beteiligten sollen verstehen, wie schädlich der Teufelskreis von gegenseitigen Invalidierungen ist. Zudem sollen sie ihr Commitment dazu geben, alles dafür zu tun, aus dem Teufelskreis auszusteigen.

Didaktik: Besprechen Sie das Infoblatt 5. Fragen Sie die Teilnehmerinnen, ob sie diesen Teufelskreis kennen und wie es sich anfühlt, in diesem zu stecken. Validieren Sie immer wieder, wie schwer und anstrengend es ist, aus diesem Teufelskreis auszubrechen.

Infoblatt 6: Versöhnung statt Rache – Wiedergutmachung, wenn ich invalidierend war und Übungsblatt 7: Versöhnung statt Rache – Wiedergutmachung

Ziel: Die Teilnehmerinnen sollen verstehen, warum es sinnvoll ist, eine Wiedergutmachung zu leisten, wenn sie invalidierend waren, und welche Faktoren dabei berücksichtigt werden sollten.

Didaktik: Lesen und besprechen Sie das Infoblatt 6 mit den Teilnehmerinnen. Lassen Sie die Teilnehmerinnen über den Sinn einer Wiedergutmachung und die Faktoren, die dabei einbezogen werden sollten, diskutieren. Erkundigen Sie sich, ob die Teilnehmerinnen bereits Erfahrungen mit Wiedergutmachung gemacht haben und ob sie sich vorstellen können, dies in Zukunft häufiger zu tun. Lassen Sie die Teilnehmer dazu das Übungsblatt 7 ausfüllen.

Übungsblatt 8: Validiert werden

Ziel: Die Teilnehmerinnen sollen Ihre Aufmerksamkeit darauf richten, wann sie validiert wurden und wie es sich anfühlt, validiert zu werden.

Didaktik: Verteilen Sie das Übungsblatt 8 – evtl. auch parallel zu den anderen – und lassen Sie die Teilenehmerinnen protokollieren, wann und durch wen sie validiert wurden. Weiterhin sollen die Teilnehmerinnen notieren, welche Erfahrungen sie dabei gemacht haben.

Führen Sie Rollenspiele mit den Teilnehmerinnen durch, damit diese ein Modell für Validierung erhalten, selbst spüren, wie es sich anfühlt, validiert zu werden, und üben, zu validieren. Gehen Sie dabei folgendermaßen vor:

a) Nutzen Sie Beispiele der Teilnehmerinnen, um zwischendurch Master-Role-Plays durchzuführen. Ziel ist es, zu veranschaulichen, wie Sie in einer bestimmten Situation als Mutter oder als Partnerin validieren würden. Lassen Sie dabei die Teilnehmerinnen die Rolle der zu validierenden Person übernehmen.
b) Lassen Sie die Teilnehmerinnen eine Alltagssituation auswählen, in der ihr Kind oder ihre Partnerin etwas erlebt, was es bzw. sie emotional bewegt, was aber

nichts mit der Teilnehmerin zu tun hat (z.B. das Kind erhielt eine schlechte Note/Bewertung in einer Prüfung; das Fahrrad wurde geklaut; es gab einen Streit mit der Freundin). Lassen Sie dieses Rollenspiel in Kleingruppen zu Dritt üben: eine Person berichtet von der Alltagssituation, die andere Person validiert, die dritte Person beobachtet. Die beobachtende Person darf einschreiten und Validierungsvorschläge machen. Die validierende Person darf das Rollenspiel unterbrechen und sich Ratschläge von den anderen Personen einholen. Die zu validierende Person gibt danach eine Rückmeldung, welche Aussagen, Handlungen validierend gewirkt haben und welche eher nicht. Sie erklärt, was sie evtl. noch gebraucht hätte.

c) Lassen Sie die Teilnehmerinnen eine Situation auswählen, von der sie betroffen sind (z.B. das Kind bzw. die Partnerin kommt häufig zu spät, hat Angst davor, allein zu bleiben, bringt unangekündigt Freundinnen mit). Besprechen Sie zunächst in der Großgruppe, welche Beweggründe es für dieses Verhalten geben und wie man dieses validieren könnte. Lassen Sie dann das Rollenspiel wie unter (b) beschrieben durchführen.

5.5.4 Validierung: Info- und Übungsblätter

Infoblatt 1 **Validierung**

Was ist Validierung?

Validierung bedeutet, etwas anzuerkennen

Validierung meint, dass Sie Ihrem Kind, Ihrer Partnerin bzw. Ihrem Partner vermitteln, dass Sie seine/ihre Sichtweise (Gedanken, Gefühle, Handlungen, Bedürfnisse, Anstrengungen) nachvollziehen und verstehen können.

Validieren bedeutet nicht gutheißen

Validieren bedeutet nicht automatisch, dass Sie auch so denken oder fühlen wie die andere Person oder es gut finden, was die andere Person macht.

Validieren Sie nur das, was Sie verstehen und nachvollziehen können.

Beispiel

Ihr Sohn hatte eine unruhige Nacht und hat schlecht geschlafen. Am nächsten Morgen ist er müde und sagt: „Papa, ich habe so schlecht geschlafen. Ich kann nicht in die Schule gehen." Der Vater kann die Müdigkeit des Sohnes und sogar den Wunsch, nicht in die Schule zu gehen, validieren: „Wenn du so schlecht geschlafen hast, bist du bestimmt noch müde und fühlst dich schlapp und hast keine große Lust, zur Schule zu gehen. Das kann ich mir gut vorstellen." Gleichzeitig ist es nicht angemessen, deswegen nicht zur Schule zu gehen (es sei denn der Sohn ist krank). Das muss vom Vater ebenfalls benannt werden: „Auch wenn ich mir das gut vorstellen kann, so möchte ich trotzdem, dass du heute in die Schule gehst."

Vielleicht denken Sie nun, wenn Sie validiert haben, öffnen Sie alle Türen, keine Verantwortung für das eigene Verhalten zu übernehmen. Dem ist in der Regel nicht so. Wenn Sie wie im obigen Beispiel geschehen die Müdigkeit und Unlust validiert haben, ist es sogar wahrscheinlicher, dass Ihr Kind akzeptiert, in die Schule zu gehen, weil Sie anerkannt haben, dass es Ihr Kind heute Überwindung kosten wird. Gleichzeitig ist es für die Beziehung sehr viel besser als nur zu sagen „Du musst aber jetzt zur Schule gehen. Stell dich nicht so an."

Infoblatt 2 — Validierung

Warum ist Validierung wichtig?

Durch Validierung:

- bauen Sie Vertrauen und Nähe zu anderen Personen auf, auch wenn es unterschiedliche Meinungen gibt,
- können Sie Gefühle besänftigen,
- senken Sie das Risiko, dass Streit entsteht oder eskaliert,
- werden Sie für die andere Person zu einer zuverlässigen und respektvollen Bezugsperson,
- erhöhen Sie Ihre Selbstachtung,
- zeigen Sie der anderen Person, dass Sie zuhören und versuchen, sie zu verstehen.

Die Grafik veranschaulicht den Einfluss von Validierung und Invalidierung auf die negative gefühlsmäßige Erregung (Shenk & Fruzzetti, 2011).

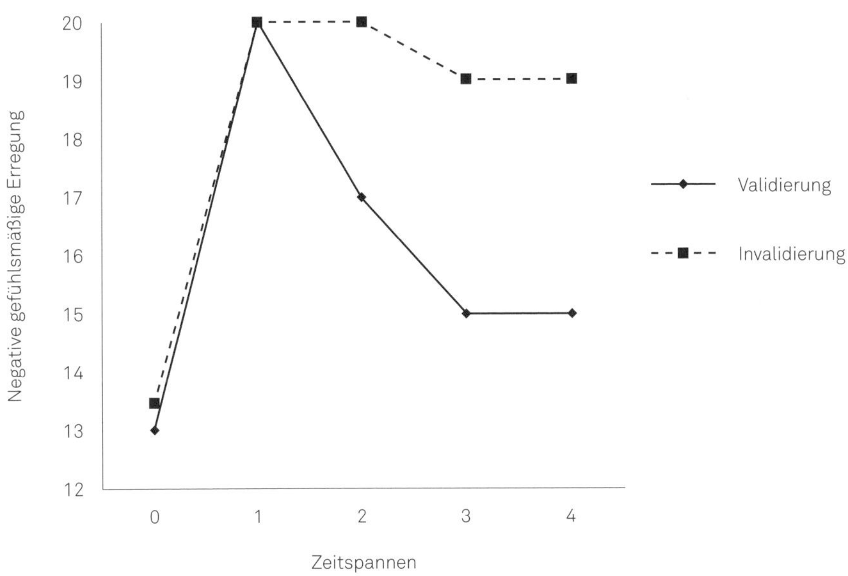

Infoblatt 3 (Seite 1/3) **Validierung**

Was und wie können Sie validieren?

Was können Sie validieren?

Folgendes können Sie validieren:

- Gefühle,
- Wünsche,
- Gedanken/Überzeugungen,
- Handlungen (oder einen Handlungsimpuls),
- Leid,
- Anstrengungen,
- Aufgabenschwierigkeit,
- Dinge, die die Person für andere tut.

Worauf sollten Sie beim Validieren achten?

Wenn Sie validieren, sollten Sie:

- auf den richtigen Zeitpunkt achten,
- auf die Grenzen der anderen Person achten,
- danach fragen, ob sich Ihr Gegenüber von Ihnen verstanden fühlt,
- mit Worten und Handlungen validieren.

Wie können Sie mit Worten validieren?

1. Hören Sie aufmerksam zu.

- Wenden Sie sich der anderen Person freundlich und wertschätzend zu.
- Bauen Sie Blickkontakt auf.
- Fragen Sie sich:
  - Wie fühlt die andere Person sich?
  - Was sind ihre Erfahrungen? Was erlebt die andere Person gerade?
  - Was wünscht die andere Person sich?
  - Was könnte sie verletzen?
- Kommen Sie immer wieder auf diese Fragen zurück.

2. Erkennen Sie das an, was Ihr Gegenüber erlebt, auch wenn Sie die Dinge anders sehen.

- Geben Sie die Gedanken, Gefühle oder Wünsche der anderen Person wieder, ohne diese zu bewerten oder zu verurteilen.
- Lassen Sie die Gefühle der anderen Person ein wenig in Ihnen selbst aufkommen und drücken Sie diese Gefühle über Ihre Stimmlage, Ihren Gesichtsausdruck und Ihre Körperhaltung aus.
- Sagen Sie z.B.:
  - „Interessant, dass du so darüber denkst."
  - „Es scheint, als hätte dich das traurig gemacht/verletzt/enttäuscht/verärgert etc."
  - „Ich glaube, ich habe etwas getan, was dich verletzt hat."

Infoblatt 3 (Seite 2/3) Validierung

Was und wie können Sie validieren?

3. **Interessieren Sie sich aufrichtig für die Perspektive und die Erfahrungen der anderen Person. Fragen Sie nach, um Ihr Gegenüber besser zu verstehen und Klarheit zu gewinnen. Versuchen Sie, die primären Gefühle zu entdecken und zu validieren.**

   - Fragen Sie:
     - „Ich sehe, du bist wütend, was ist geschehen?"
     - „Was habe ich getan, was dich so wütend macht?"
     - „Was genau hat dich so traurig gemacht?"
     - „Kannst du mir es erklären? Ich habe es noch nicht ganz verstanden."
   - Finden Sie heraus, um welches Gefühl es eigentlich geht. Fassen Sie das primäre Gefühl der anderen Person in Worte, ohne zu bewerten, oder auch als Hypothese.
     - „Ich frage mich, ob du enttäuscht bist, dass es nicht so gelaufen ist, wie du gedacht hast."
     - „Ich könnte mir vorstellen, dass unter der Wut auch Traurigkeit war?"
     - „Ich glaube, mich hätte dieses Verhalten auch verletzt. War das bei dir so?"

4. **Verstehen Sie die Probleme oder schwieriges Verhalten der anderen Person vor dem Hintergrund ihrer Lebensgeschichte und ihrer Erfahrungen.**

   - Formulieren Sie z. B. folgendermaßen:
     - „Ich kann mir vorstellen, dass du dich damit nicht wohlfühlst. In diesem Bereich hast du ja auch bereits schlechte Erfahrungen gemacht."
     - „Ich kann mir vorstellen, dass du an der Stelle misstrauisch bist. In ähnlichen Situationen ist dein Vertrauen ja auch schon missbraucht worden."

5. **Normalisieren Sie die Gedanken, Gefühle und Wünsche Ihres Gegenübers, wenn diese normal sind.**

   - Treten Sie einen Schritt zurück und fragen Sie sich:
     - Würden sich die meisten Menschen in dieser Situation so fühlen?
     - Würden die meisten Menschen so reagieren, wie mein Kind oder meine Partnerin bzw. mein Partner?
     - Würden die meisten Menschen das jetzt wollen?
   - Antworten Sie:
     - „Es ist ganz normal, dass du dich so fühlst."
     - „Jeder hätte so reagiert."
     - „Natürlich bist du verletzt. Was ich gesagt habe, war gemein."

6. **Begegnen Sie der anderen Person auf Augenhöhe, bringen Sie ihr Wertschätzung und Respekt entgegen.**

   - Behandeln Sie Ihr Gegenüber auf Augenhöhe.
   - Seien Sie authentisch und ehrlich.
   - Wenn die andere Person nicht hilfreich handelt, dann sagen Sie ihr dies offen auf eine unterstützende und einfühlsame Weise.

Infoblatt 3 (Seite 3/3) **Validierung**

Was und wie können Sie validieren?

7. Zeigen Sie Ihre eigene Verletzbarkeit, wenn die andere Person sich verletzlich zeigt.

- Achten Sie darauf, wann sich Ihr Kind, Ihre Partnerin oder Ihr Partner verletzlich zeigt, und zeigen Sie sich dann auch verletzlich, z. B.:
  - Das Meerschweinchen Ihres Kindes ist gestorben. Ihr Kind lehnt sich bei Ihnen an und sagt: „Es ist so traurig, dass Macky nicht mehr da ist." Sagen Sie: „Ja, das finde ich auch sehr traurig."
  - Ihre jugendliche Tochter sagt zu Ihnen: „Ich war vorhin echt blöd zu dir. Es tut mir leid, dass wir so gestritten haben." Sagen Sie: „Das tut mir auch leid. Ich wollte das auch nicht, und ich habe auch blöde Sachen gesagt."
  - Ihre Frau sagt zu Ihnen: „Wir hatten so ein schönes Wochenende, schade, dass wir morgen wieder arbeiten müssen." Sagen Sie: „Ja, das geht mir genauso. Das war wirklich ein schönes Wochenende."
  - Ihr Mann sagt zu Ihnen: „Wir haben gerade wirklich wenig Zeit füreinander. Das finde ich sehr schade." Sagen Sie: „Ja, das finde ich auch. Ich wünsche mir auch, dass wir bald wieder mehr Zeit füreinander haben."

Wie können Sie mit Handlungen validieren?

Zeigen Sie auch über Handlungen, dass Sie die andere Person verstehen und ernst nehmen.

Bieten Sie Unterstützung und Fürsorge an, nachdem Sie sich selbst gefragt haben: „Wie würde ich in dieser Situation gern behandelt werden?"

Zum Beispiel:

- Hat Ihr Gegenüber Hunger, geben Sie ihr bzw. ihm etwas zu essen.
- Wünscht sich die andere Person Ihre Gesellschaft, verbringen Sie Zeit mit ihr oder unternehmen etwas mit ihr zusammen.
- Möchte die andere Person allein sein, geben Sie ihr die Zeit allein.
- Weint die andere Person, trösten Sie sie, nehmen Sie sie in den Arm, geben Sie ihr ein Taschentuch.
- Friert Ihr Gegenüber, geben Sie ihr bzw. ihm eine Decke, machen Sie ihr bzw. ihm eine Wärmflasche oder drehen Sie die Heizung höher.

Übungsblatt 1 — Validierung

Validierung üben

Wählen Sie eine Situation aus der letzten Woche aus, in der Sie Ihr Kind, Ihre Partnerin bzw. Ihren Partner validiert haben. Beschreiben Sie die Situation.

____

____

Was haben Sie genau getan, um das Verhalten, die Gedanken oder die Gefühle der anderen Person nachzuvollziehen, zu verstehen? (vgl. Modul Validierung/Infoblatt 3: Was und wie können Sie validieren?)

____

____

Wie haben Sie der anderen Person mitgeteilt, dass Sie sie verstehen? Was genau haben Sie getan oder gesagt, um die andere Person zu validieren? (vgl. Modul Validierung/Infoblatt 3: Was und wie können Sie validieren?)

____

____

Was war die Folge? Wie hat die andere Person reagiert?

____

____

Wie haben Sie sich danach gefühlt?

____

____

Falls Sie versucht haben, zu validieren, es bei der anderen Person aber nicht so angekommen ist, haben Sie eine Idee, warum es nicht funktioniert hat?

____

____

____

Übungsblatt 2 — Validierung

Validierung des primären Gefühls

Die folgenden Übungen sollen Ihnen dabei helfen, die (primären) Gefühle Ihres Familienmitglieds leichter zu erkennen.

1. In den Schuhen Ihres Kindes, Ihrer Partnerin bzw. Ihres Partners

Wenn Sie sich das nächste Mal über Ihre Angehörige bzw. Ihren Angehörigen ärgern, nutzen Sie die Gelegenheit zum Üben: Versetzen Sie sich in die Perspektive dieser Person. „Ziehen Sie sich ihre Schuhe an" und überlegen Sie drei gute Gründe, weshalb die andere Person so fühlt und handelt, wie sie es tut.

___

___

___

2. Validieren Sie das primäre Gefühl

Beschreiben Sie eine Situation, in der Ihr Kind, Ihre Partnerin bzw. Ihr Partner Ärger über eine andere Person ausgedrückt hat (z. B. über einen Mitschüler geschimpft hat).

___

___

___

Überlegen Sie, welches das primäre Gefühl Ihrer bzw. Ihres Angehörigen in der Situation gewesen sein könnte (z. B. Angst, Traurigkeit, Enttäuschung).

___

Überlegen Sie: Was genau hätten Sie tun oder sagen können, um die andere Person in dieser Situation zu validieren?

___

___

___

___

Übungsblatt 3 — Validierung

Zeigen Sie Ihre eigene Verletzbarkeit, wenn die andere Person sich verletzlich zeigt

Wählen Sie eine Situation aus der letzten Woche aus, in der sich Ihr Kind, Ihre Partnerin bzw. Ihr Partner Ihnen gegenüber verletzlich gezeigt hat.

Beschreiben Sie die Situation:

Was genau haben Sie getan oder gesagt, um Ihre eigene Verletzbarkeit zu zeigen? (vgl. Modul Validierung/ Infoblatt 3: Was und wie können Sie validieren?)

Was war die Folge? Wie haben Sie sich danach gefühlt?

Übungsblatt 4 — Validierung

Üben Sie, zu validieren

Machen Sie einmal am Tag eine validierende Äußerung gegenüber einer Person und notieren Sie Ihre Erfahrungen.

Tag	Wen haben Sie validiert?	Wie haben Sie validiert?	Wie hat die andere Person reagiert?	Wie ging es Ihnen danach?
Mo				
Di				
Mi				
Do				
Fr				
Sa				
So				

Infoblatt 4 **Validierung**

Selbstvalidierung

Validieren Sie sich selbst

Wenden Sie die Hinweise zur Validierung (vgl. Modul Validierung/Infoblatt 3: Was und wie können Sie validieren?) auf sich selbst an:

- Betrachten Sie Ihre eigenen Gedanken, Gefühle und Handlungen achtsam und beschreibend.
- Nehmen Sie Ihre Gefühle offen an, auch wenn Sie sie nicht mögen. Ihre Gefühle sind Ihre Gefühle.
- Versuchen Sie, sich selbst durch die Augen eines Menschen zu sehen, der es gut mit Ihnen meint (z. B. Eltern, Ehefrau/Ehemann, Freundin/Freund).
- Validieren Sie sich selbst, wie Sie es bei einer anderen Person tun würden, die diese Gefühle ausdrückt.
- Beachten Sie Ihre Grenzen:
  - Wenn Sie nicht auf Ihre Grenzen achten, dann werden Sie irgendwann erschöpft und nicht mehr in der Lage sein, für Ihr Kind, für Ihre Partnerin bzw. Ihren Partner da zu sein.
  - Auf eigene Grenzen zu achten, hilft Ihnen, Ihr Gefühl für sich selbst, Ihre Selbstachtung und Ihre Beziehung langfristig aufrechtzuerhalten. Wenn Sie sich Ihrer Grenzen bewusst sind, dann sind Sie in einer stärkeren Position, um Ihr Familienmitglied zu unterstützen.
  - Beachten Sie auch, dass sich Ihre Grenzen im Laufe der Zeit verschieben können. Teilen Sie Ihre Grenzen mit, ohne dabei Ihr Gegenüber zu verletzen.

Beispiel

Wenn Sie zum Beispiel für Ihr Familienmitglied immer telefonisch erreichbar sind, und dieses oft auch mitten in der Nacht anruft, wird es Sie irgendwann überfordern und stark belasten. Wenn Sie auf Ihre Grenzen achten und absprechen, wie oft und zu welchen Uhrzeiten ein Anruf für Sie akzeptabel ist, dann haben Sie mehr Energie, mehr Erholung und Schlaf und können Ihr Familienmitglied auch langfristig besser unterstützen.

Notieren Sie die Bereiche, in denen Sie sich häufig selbst invalidieren:

____

____

____

In welchem dieser Bereiche möchten Sie üben, sich selbst mehr zu validieren?

____

____

____

Übungsblatt 5 Validierung

Selbstvalidierung

Beschreiben Sie eine kürzlich aufgetretene Situation, die bei Ihnen ein starkes Gefühl ausgelöst hat.

Was war Ihr primäres Gefühl (neben dem Ärger, falls es Ärger gab)?

Ist Ihr primäres Gefühl für Sie nachvollziehbar? Warum ist Ihr primäres Gefühl nachvollziehbar? Würden sich andere Menschen in dieser Situation genauso oder ähnlich fühlen?

Was genau haben Sie getan oder gesagt, um sich selbst zu validieren?

Betrachten Sie Ihr primäres Gefühl genau. Nehmen Sie wahr, was passiert, wenn Sie sich auf Ihr primäres Gefühl konzentrieren. Wie ist Ihre Körperreaktion, wie sind Ihre Gedanken, wie ist Ihr Handlungsimpuls?

Wie fühlt es sich an, sich selbst zu validieren?

Würden Sie das nächste Mal gerne etwas anderes zu sich sagen bzw. machen? Wenn ja, was?

Übungsblatt 6 Validierung

Selbstvalidierung im Nachhinein

Wählen Sie eine Situation aus der jüngsten Vergangenheit aus, in der Sie sich selbst invalidiert haben, statt zu validieren. Beschreiben Sie die Situation.

Was war Ihr primäres Gefühl?

Was genau haben Sie gedacht, getan oder gesagt? (z. B. sich selbst beleidigt: „Ich bin so ein Idiot.").

Wie war Ihr Tonfall? (verurteilend, kritisch, verärgert?)

Üben Sie, zu erkennen, wenn Ihre Gedanken einen abwertenden, unangenehmen oder negativeren Ton bekommen. Was könnten Sie stattdessen über sich denken oder zu sich sagen?

Wertschätzender Gedanke sich selbst gegenüber:

Sagen Sie sich diese Sätze innerlich selbst. Üben Sie, dies in einem freundlichen Tonfall zu tun.

Berücksichtigen Sie, dass sich Ihre Erwartungen von dem unterscheiden, was in der Situation eingetreten ist. Es ist nicht das eingetreten, was Sie eigentlich im Sinn hatten. Vielleicht sind Sie enttäuscht, das ist nachvollziehbar!

Ist Ihr primäres Gefühl für Sie nachvollziehbar? Warum ist Ihr primäres Gefühl nachvollziehbar? Würden sich andere Menschen in dieser Situation genauso oder ähnlich fühlen?

Infoblatt 5 Validierung

Versöhnung statt Rache – Den Teufelskreis von Invalidierungen durchbrechen

In nahen Beziehungen kann es schnell passieren, dass wir in einen Teufelskreis geraten. Eine Person zeigt ihre Gefühle unangemessen, die andere Person reagiert invalidierend, die erste Person reagiert ebenfalls invalidierend usw.

Wenn Sie bemerken, dass Ihre Anspannung steigt und Sie den Impuls haben, anzugreifen, befinden Sie sich vermutlich in diesem Teufelskreis. Wenn Sie aus diesem Teufelskreis aussteigen wollen, müssen Sie Skills einsetzen – und dies wird nicht einfach sein. In diesem Moment sind Sie verletzt, und es fühlt sich vermutlich richtig an, zurückzuschlagen. Überlegen Sie sich jedoch, wie es dann weitergeht. Die gegenseitigen Verletzungen hören nicht auf, am Ende fühlen Sie sich beide schlecht und die Beziehung hat darunter gelitten.

Folgende Skills helfen Ihnen, aus diesem Teufelskreis auszubrechen:

- **Auf dem „Druck anzugreifen" surfen** (vgl. Modul Emotionsmanagement und angemessener Gefühlsausdruck/Übungsblatt 5: Umgang mit starker Wut und dem Drang, anzugreifen): Nehmen Sie wahr, dass die Anspannung hoch ist und Sie den Impuls haben, anzugreifen. Stellen Sie sich vor, dieser Impuls wäre wie eine Welle, auf der Sie surfen. Sie registrieren den Impuls und beschreiben ihn innerlich, ohne ihm zu folgen. Stellen Sie fest, dass dieser Impuls mal stärker und mal schwächer ist, wie eine Welle, die sich auf- und abbaut. Atmen Sie mit den Wellen. Nehmen Sie wahr, dass die Wellen schwächer werden, wenn Sie dem Impuls nicht nachgeben.
- **Achtsamkeit:** Nehmen Sie achtsam wahr und versuchen Sie, nicht zu bewerten, sondern zu beschreiben: Was passiert gerade? Wie fühlen Sie sich gerade? Welches ist Ihr primäres Gefühl?
- **Selbstvalidierung:** Können Sie sich für Ihr primäres Gefühl validieren? (z. B. „Ja, das hat mich gerade verletzt, enttäuscht, das macht mich traurig, das macht mir Angst.").
- **Selbstberuhigung:** Seien Sie freundlich mit sich und Ihren Gefühlen. Vielleicht können Sie mit dem Gefühl atmen? Vielleicht können Sie sich sagen: „Puh, das ist jetzt schwer. Ich möchte trotzdem ruhig bleiben und einen Weg finden."
- **Achtsamkeit in der Beziehung:** Erinnern Sie sich an Ihre eigentlichen Ziele: „Hier geht es um einen Menschen, den ich liebe und den ich nicht verletzen möchte. Ich möchte die Beziehung nicht weiter belasten. Ich möchte einen guten Umgang mit diesem Menschen finden." Nehmen Sie die andere Person achtsam und ohne zu werten wahr: Wie fühlt sich die andere Person gerade? Gibt es Möglichkeiten, die Gefühle oder Gedanken der anderen Person zu validieren?
- **Angemessener Gefühlsausdruck:** Drücken Sie Ihr primäres Gefühl angemessen aus. Sagen Sie z.B. freundlich (ohne Angriff): „Mich verletzt, was du sagst – und ich verletzte dich wahrscheinlich auch. Lass uns damit aufhören. Ich möchte nicht, dass wir uns weiter wehtun." Oder: „Ich war gerade sehr vorwurfsvoll zu dir. Eigentlich mache ich mir große Sorgen um dich."

Infoblatt 6 — Validierung

Versöhnung statt Rache – Wiedergutmachung, wenn ich invalidierend war

Niemand schafft es, immer validierend zu sein. Wenn Sie bemerken, dass Sie Ihr Kind, Ihre Partnerin oder Ihren Partner invalidiert haben, ist eine Wiedergutmachung angebracht – und zwar unabhängig davon, wer angefangen hat.

Warum?

- Eine Wiedergutmachung wird wahrscheinlich dabei helfen, dass die nächste Interaktion konstruktiver verläuft.
- Eine Wiedergutmachung steigert die Selbstachtung.

Hier sind die gleichen Skills nötig, die auch beim Durchbrechen des Teufelskreises eingesetzt werden. In der Regel ist eine Wiedergutmachung erst nach einem Streit möglich, denn Sie benötigen zunächst etwas Zeit, um sich selbst zu regulieren.

Folgende Komponenten sind hilfreich:

- **Ehrlichkeit:** Finden Sie den Teil, den Sie wiedergutmachen wollen.
- **Achtsamkeit:** Seien Sie für den Einfluss Ihres invalidierenden Verhaltens auf die andere Person achtsam.
- **Erlaubnis:** Erlauben Sie, dass die andere Person sich weiterhin schlecht damit fühlt. Versuchen Sie nicht, Ihr Verhalten ungeschehen zu machen.
- **Angemessener Gefühlsausdruck.**
- **Beschreibung:** Beschreiben Sie, was Sie getan haben und welchen Einfluss dies Ihrer Meinung nach auf die andere Person hat.

Übungsblatt 7 Validierung

Versöhnung statt Rache – Wiedergutmachung

Wählen Sie eine Situation aus der jüngsten Vergangenheit aus, in der Sie Ihr Kind, Ihre Partnerin oder Ihren Partner invalidiert haben. Beschreiben Sie die Situation:

___

___

___

Was genau haben Sie getan oder gesagt, was die andere Person verletzt haben könnte? Haben Sie z. B. die Augen gerollt, sind plötzlich weggegangen oder haben Sätze gesagt, wie „Ist doch Quatsch deswegen traurig zu sein."?

___

___

___

Was war die Folge? Wie hat die andere Person reagiert? Wie hat die andere Person sich danach vermutlich gefühlt?

___

___

Wie haben Sie sich danach gefühlt?

___

___

Welchen Teil Ihres Verhaltens bereuen Sie und möchten Sie gern wiedergutmachen?

___

___

Was könnten Sie tun, um eine Wiedergutmachung zu leisten? Können Sie die Gefühle, die Ihr Verhalten vermutlich bei der anderen Person ausgelöst hat, validieren?

___

___

___

Übungsblatt 8

Validiert werden

Validierung

Schreiben Sie auf, wenn Sie in dieser Woche durch andere validiert werden.

Tag	Wer hat Sie validiert?	Wie wurden Sie validiert?	Wie ging es Ihnen jeweils damit?	Wie haben Sie reagiert?
Mo				
Di				
Mi				
Do				
Fr				
Sa				
So				

5.6 Modul Wiederaufbau der Beziehung

5.6.1 Einführung

Wenn sich in familiären Beziehungen immer wieder negative Begegnungen ereignen, in denen es zu Invalidierungen oder Konflikten kommt, vermeidet die Familie im Verlauf der Zeit gemeinsame Aktivitäten. Damit kommt es dann seltener zu angenehmen gemeinsamen Aktivtäten, die die Familienmitglieder einander nahebringen. Negative Interaktionen werden nicht mehr durch positive ausgeglichen. Das Verhältnis verschiebt sich mit der Zeit stärker zugunsten der negativen Ereignisse. Treten viele Konflikte auf, wird die andere Person nach einiger Zeit nur noch mit unangenehmen Gefühlen und Streit in Verbindung gebracht. Die Beteiligten nehmen einander jeweils als aversiven Reiz wahr. Aus Angst vor weiteren negativen Interaktionen, hören sie irgendwann ganz auf, gemeinsam Zeit zu verbringen. Die Vermeidung von Interaktionen wird negativ verstärkt, weil dadurch von Konflikten ausgelöste unangenehme Gefühle reduziert werden.

Beispiele

- Macht eine Frau ihrem Mann immer wieder den Vorwurf, in der Erziehung der Tochter nicht mit ihr an einem Strang zu ziehen, dann empfindet der Mann Schuld, Scham und auch Wut. Allein die Gegenwart der Frau kann bei ihm diese Gefühle auslösen, obwohl sie nichts Negatives gesagt oder getan hat. Der Mann fühlt in ihrer Gegenwart Schuld, Scham und Wut und geht ihr aus dem Weg, um diese Gefühle zu vermeiden.
- Thematisieren Eltern ständig Fehler oder Regelverstöße ihrer Kinder, kann das bei den Kindern Gefühle wie Angst oder Scham erzeugen. Diese Gefühle empfinden die Kinder schließlich in Gegenwart der Eltern automatisch und versuchen daher, ihre Eltern zu meiden.

Das Modul „Wiederaufbau der Beziehung“ soll diesen Prozess wieder umkehren und Nähe herstellen. Die Teilnehmer sollen bewusst angenehme gemeinsame Aktivitäten unternehmen und dabei achtsam sein. Sie sollen versuchen, negative Gedanken, Erinnerungen oder Gefühle vorbeiziehen zu lassen. Die positiven Erlebnisse sollen den Wunsch erzeugen, mehr Zeit miteinander zu verbringen und weiter daran zu arbeiten, negative Interaktionen zu verringern und positive zu steigern (Fruzzetti, 2006; Fruzzetti, 2012; Fruzzetti & Payne, 2015).

Mit der Arbeit an diesem Modul sollte begonnen werden, wenn sowohl individuell als auch familiär ein gewisses Maß an Stabilität hergestellt ist. Die Teilnehmer sollten die Familienskills Achtsamkeit, Achtsamkeit in der Beziehung, Emotionsmanagement und angemessener Gefühlsausdruck, Validierung und Problemlösen vorher erlernt haben. Ist dies noch nicht geschehen, besteht die Gefahr, schnell wieder in negative Interaktionen zu geraten, womit das Ziel dieses Moduls gescheitert wäre.

Klären Sie die Beteiligten über den oben beschriebenen Teufelskreis auf, damit sie verstehen, dass der Wiederaufbau der Beziehung ein klares Commitment zum Einsatz der Skills erfordert. Es kann sich gerade zu Anfang „holperig“ anfühlen und entspricht vermutlich oft nicht dem Handlungsimpuls, gemeinsamen Aktivitäten nachzugehen. Erläutern Sie die Möglichkeit, dass die Beteiligten zunächst weiter in „Habachtstellung“ sind und darauf warten, dass etwas Negatives in der Interaktion passiert. Dadurch verpassen sie die Gelegenheit, sich auf die gemeinsame Aktivität einzulassen oder sie gar zu genießen. Positive Erfahrungen zu machen, erfordert eine bewusste Lenkung der Aufmerksamkeit auf positive Dinge (vgl. hierzu auch das Thema Neulernen im Kapitel 5.4 und Kapitel 5.3).

Der Wiederaufbau der Beziehung kann in unterschiedlichen Schritten geschehen:

1. *Passive gemeinsame Zeit:*
   - Auch wenn mein Angehöriger nicht da ist, kann ich mir vornehmen, an eine positive Situation mit ihm zu denken, z. B., dass er mich heute früh angelächelt hat.
   - Wenn mein Angehöriger da ist, versuche ich, achtsam dafür zu sein, dass ich nicht allein bin. Ich bin achtsam dafür, was der andere tut. So nehme ich z. B. wahr, dass mein Sohn duscht oder meine Frau gerade ein Buch liest. Ich nehme mein Familienmitglied wahr oder beschreibe es, ohne zu bewerten.
2. *Interaktive Zeit:*
   - Ich übe in Situationen, die sonst häufig zu Konflikten führen, achtsam zu sein. D.h. ich versuche zu beschreiben, was der andere tut, Bewertungen über frühere Konfliktsituationen loszulassen und im Hier und Jetzt zu sein. Dies kann ich zunächst in der Vorstellung, dann ich leichteren und erst später auch in schwierigeren Situationen üben.
   - In nicht konflikthaften Situationen übe ich ebenfalls, achtsam zu sein, mich nicht abzulenken (z. B. durch den Fernseher oder Computer), sondern mich ganz darauf zu konzentrieren, dass wir gerade eine gemeinsame, entspannte Situation miteinander erleben. Dies verstärkt das positive Erleben und Zusammengehörigkeitsgefühl.
3. *Positive gemeinsame Zeit genießen:*
   - Ich plane bewusst positive gemeinsame Aktivitäten und lenke meine Aufmerksamkeit auf die Gegenwart und auf mein Gegenüber.
   - Ich nehme achtsam wahr, wenn mein Gegenüber etwas Nettes für mich tut.
   - Ich selbst verschenke kleine Aufmerksamkeiten (z. B. eine nette SMS schicken oder einen Tee für den anderen machen).

Arbeitet die Familie am Aufbau positiver gemeinsamer Aktivitäten, sollten diese für *alle* Beteiligten gleichermaßen vergnüglich und zufriedenstellend sein. Es sollte eine Vielfalt an Aktivitäten ausgesucht werden (Campbell & Fruzzetti, 2006). Die Familie oder das Paar kann Aktivitäten aus der Vergangenheit reaktivieren, die allen Freude bereitet haben oder neue Dinge ausprobieren. Nicht nur gemeinsame Aktivitäten beleben die Beziehung. Weitere Möglichkeiten, Zeit zusammen zu verbringen, sich zu öffnen und neue Seiten aneinander kennenzulernen sind der Austausch über spirituelle, moralische oder persönliche Werte, Wissen, Ziele, Pläne oder das Teilen intellektueller oder geistiger Interessen (Fruzzetti, 2006).

Natürlich muss in einer Paarbeziehung oder einer Familie ein Gleichgewicht zwischen Nähe und Autonomie bestehen. Daher sollten die Beteiligten für ein ausgewogenes Verhältnis zwischen gemeinsamen und getrennten Aktivitäten sorgen. Sie sollten sich also auch darin unterstützen, Dinge getrennt voneinander zu erleben, denn dies fördert die Vitalität sowie die Zufrieden- und Ausgeglichenheit bei allen Beteiligten. Damit sich niemand ausgegrenzt fühlt, sollte über die unabhängigen Aktivitäten gesprochen werden. Der Erfahrungsaustausch über getrennte Aktivitäten macht den anderen interessant, attraktiv und schafft Nähe (Fruzzetti & Payne, 2015).

Die Teilnehmer sollten zusätzlich ein Bewusstsein dafür entwickeln, dass das Zeigen gegenseitiger Zuneigung durch liebevolle und wertschätzende Gesten ein weiterer wichtiger Weg zur Beziehungsförderung ist.

In Paarbeziehungen sollte auch die Intimität nicht vernachlässigt werden. Das Nachlassen der sexuellen Anziehung und des sexuellen Verlangens in langjährigen Beziehungen ist normal. Darüber hinaus können Konflikte, Krisen und Spannungen die gemeinsame Sexualität stark beeinträchtigten. Die Lust auf gemeinsame Sexualität geht verloren, und es folgt der Rückzug. Wenn Körperlichkeit früher eine entscheidende Rolle in der Beziehung gespielt hat und verloren gegangen ist, ist eine Reaktivierung der gemeinsamen Sexualität für den Wiederaufbau der Paarbeziehung wichtig. Neben der sexuellen Lust und Befriedigung werden hier auch andere Aspekte der Beziehung aktiviert. Dazu gehören beispielsweise das Erleben von Gemeinsamkeit, Zuwendung, Geborgenheit und Nähe. Sich dem Thema zu nähern, kann jedoch eine Herausforderung sein. Vielen fällt es schwer, über Sexualität zu sprechen. Das Thema kann außerdem zu Konflikten führen, wenn sich die Vorstellungen zu Sexualität unterscheiden. Bevor Paare an ihrem Sexualleben arbeiten, sollten sie wieder Vertrauen ineinander aufgebaut haben. Sollten Beteiligte unter sexuellen Funktionsstörungen leiden, empfiehlt sich eine störungsspezifische Psychotherapie.

5.6.2 Didaktik

Ziele des Moduls

Ziel des Moduls ist der Wiederaufbau der Beziehung. Die Teilnehmer sollen wieder mehr positive Zeit miteinander genießen. Es soll Nähe und Vertrauen entstehen und Neugier und Interesse füreinander geweckt werden. Negative Interaktionen und die gegenseitige Vermeidung sollen dabei abgebaut werden. Den Teilnehmern wird vermittelt, dass der Wiederaufbau der Beziehung eine Herausforderung sein kann und den Einsatz anderer Familienskills erfordert.

Didaktisches Vorgehen

Fragen Sie, wie häufig die Beteiligten schöne Aktivitäten miteinander unternehmen. Erkundigen Sie sich, was die Teilnehmer bisher bereits versucht haben, um gemeinsam eine gute Zeit miteinander zu genießen und wie die Erfahrungen waren. Haben die Teilnehmer sich dabei ertappt, den Kontakt zur anderen Person zu vermeiden? Hat diese Vermeidung sie ihrem Ziel, ihre Beziehung zu verbessern, nähergebracht? Validieren Sie, dass es nachvollziehbar ist, Konflikte vermeiden und Entlastung erleben zu wollen. Fragen Sie die Teilnehmer, warum es wichtig ist, am Wiederaufbau der Beziehung zu arbeiten. Es geht um die Entwicklung positiver Gefühle füreinander, wie Zuneigung, Vertrauen, Nähe und ein Wir-Gefühl. Arbeiten Sie die Info- und Übungsblätter mit den Teilnehmern durch. Vermitteln Sie jeweils erst die Theorie, besprechen Sie dann das Vorgehen in den Übungen. Lassen Sie die Teilnehmer anhand der Übungsblätter zu Hause üben. Betonen Sie immer wieder, dass die gemeinsamen Aktivitäten bewusst, achtsam und mit dem Gefühl der Verbundenheit durchgeführt werden sollen. Validieren Sie Schwierigkeiten bei der Durchführung der Übungen und fragen Sie nach, was genau den Teilnehmern schwergefallen ist. Gehen Sie davon aus, dass die Teilnehmer immer wieder in Vermeidungsverhalten zurückfallen, insbesondere, wenn sie die anderen Familienskills nicht ausreichend anwenden. Arbeiten Sie wiederholt am Commitment für das Vorgehen. Verbalisieren Sie, dass Sie auf die Stärken der Teilnehmer vertrauen und daran glauben, dass sie es schaffen werden, ihre Beziehung wiederzubeleben. Verstärken Sie jeden Schritt der Teilnehmer in diese Richtung.

5.6.3 Einsatz der Handouts

Infoblatt 1: Von Distanz zu Nähe

Ziel: Die Teilnehmer sollen das Ziel dieser Einheit verstehen. Sie sollen erkennen, welche Mechanismen in konfliktreichen Beziehungen dazu führen, dass die Beteiligten kaum noch angenehme Dinge miteinander unternehmen oder sich sogar aus dem Weg gehen.

Didaktik: Lesen und diskutieren Sie das Infoblatt 1. Heben Sie hervor, dass die gegenseitige Vermeidung aufgrund wiederholter negativer Begegnungen erlernt und durch neue Erfahrungen wieder gelöscht werden kann.

Infoblatt 2: Richten Sie Ihren „Scheinwerfer" auf positive Dinge und verbringen Sie wieder mehr Zeit miteinander und Übungsblatt 1: Richten Sie Ihren „Scheinwerfer" auf positive Dinge und verbringen Sie wieder mehr Zeit miteinander

Ziel: Die Teilnehmer sollen verstehen, warum es für die Beziehung sinnvoll ist, eine bewusste Entscheidung für einen achtsamen Umgang mit positiven Erfahrungen in der Beziehung zu treffen und gemeinsame positive Aktivitäten auch gezielt zu planen. Sie sollen Ideen dazu entwickeln, wie dieser Aufbau konkret erfolgen könnte. Gleichzeitig sollen sie für die dabei möglicherweise auftretenden Schwierigkeiten validiert werden.

Didaktik: Arbeiten Sie heraus, dass durch positive gemeinsame Erlebnisse wieder positive Gefühle für die Partnerin, den Partner oder das Kind geweckt werden sollen, um die Beziehung wiederzubeleben. Besprechen Sie die verschiedenen Möglichkeiten – vom passiven zum aktiven Zusammensein (vgl. Kapitel 5.6.1). Diskutieren Sie mit den Teilnehmern, welche Bedenken oder Schwierigkeiten sie hinsichtlich des Wiederaufbaus der Beziehung haben bzw. erwarten. Erwähnen Sie, dass der Wiederaufbau der Beziehung außerdem die Familienskills Achtsamkeit in der Beziehung und Emotionsmanagement (Neulernen) fördert.

Lassen Sie die Teilnehmer anhand des Übungsblattes 1 konkret die verschiedenen Möglichkeiten, positiven Aspekten in der Beziehung wieder mehr Raum zu geben, üben. Besprechen Sie dies anschließend gemeinsam.

Übungsblatt 2: Gemeinsame positive Aktivitäten aufbauen

Ziel: Die Teilnehmer sollen gezielt gemeinsame positive Aktivitäten planen und umsetzen. Hierdurch soll die Möglichkeit gegeben werden, dass sie sich einander wieder näher fühlen und dadurch der Wunsch nach gemeinsamen Aktivitäten verstärkt wird.

Didaktik: Die Teilnehmer sollen sich gemeinsam mit ihrem Familienmitglied positive Unternehmungen aussuchen und die Umsetzung konkret planen. Den Einfluss der Aktivitäten auf die Stimmung und die Gefühle der anderen Person gegenüber sollen festgehalten werden.

Übungsblatt 3: Nähe durch unabhängig voneinander durchgeführte Aktivitäten entstehen lassen

Ziel: Die Teilnehmer sollen erkennen, dass eine Balance von gemeinsamen und unabhängig voneinander durchgeführten Aktivitäten sinnvoll ist. Gleichzeitig sollen sie erfahren, dass auch unabhängig voneinander durchgeführte Aktivitäten eine Nähe herstellen können, wenn sie sich im Anschluss über ihre Erfahrungen austauschen.

Didaktik: Arbeiten Sie mit den Teilnehmern heraus, dass getrennte Aktivitäten genauso wichtig sind wie gemeinsame, und dass der Austausch über solche Aktivitäten Nähe aufbauen kann. Fragen Sie die Teilnehmer, welche Herausforderungen durch getrennte Aktivitäten entstehen könnten. So könnte z. B. Neid oder ein Gefühl des Ausgeschlossenseins entstehen. Überlegen Sie gemeinsam, wie die Teilnehmer mit diesen Herausforderungen umgehen könnten. Hierbei können unterschiedliche Skills hilfreich sein.

Die Teilnehmer können beispielsweise erkunden, ob das erlebte Gefühl ein primäres Gefühl ist. Sie können versuchen, aus ihrer Biografie heraus zu verstehen, wie es zu diesem Gefühl kommt. Zudem können sie sich selbst validieren. Sie können das Gefühl angemessen ausdrücken oder die Fakten prüfen und evtl. dem Gefühl entgegengesetzt handeln. Besprechen Sie die Erfahrungen der Teilnehmer bei der Durchführung der Übungen in der folgenden Sitzung nach.

Übungsblatt 4: Austausch über Werte, Wissen, Interessen und Ideen

Ziel: Die Teilnehmer üben, sich mit ihrem Familienmitglied über Werte, Wissen, Interessen und Ideen auszutauschen, um sich gegenseitig neu kennenzulernen und ihre Neugierde aufeinander zu wecken

Didaktik: Lesen und besprechen Sie mit den Teilnehmern das Übungsblatt 4. Betonen Sie, dass es nicht darum geht, die Werte oder Interessen der anderen Person zu teilen, sondern achtsam und neugierig die Denk- und Sichtweise der Person kennenzulernen und stehen zu lassen, auch wenn man selbst anderer Meinung ist.

Übungsblatt 5: Zuneigung durch liebevolle Gesten zeigen

Ziel: Die Teilnehmer sollen lernen, ihre Zuneigung durch liebevolle Gesten füreinander auszudrücken.

Didaktik: Erarbeiten Sie gemeinsam mit den Teilnehmern das Übungsblatt 5. Erfragen Sie, welche liebevollen, fürsorglichen Gesten die Beteiligten einander zeigen möchten. Natürlich müssen die Teilnehmer nicht alles, was Sie sich vornehmen, vor der Gruppe berichten. Erläutern Sie, dass die Reaktion der andere Person möglicherweise nicht gleich so ausfällt, wie die Teilnehmer sich es wünschen. Diskutieren Sie in der Gruppe, warum das so sein könnte und warum es trotzdem gut sein kann, weiterzumachen. Sprechen Sie in der nächsten Sitzung mit den Teilnehmern über deren Erfahrungen.

Übungsblatt 6: Wiederbelebung der Sexualität in der Paarbeziehung

Ziel: Durch die Reaktivierung des Sexuallebens soll die Paarbeziehung gestärkt werden.

Didaktik: Diesen Aspekt des Wiederaufbaus der Beziehung bei Paaren sollten Sie erst dann thematisieren, wenn die Paare bereits Vertrauen und Nähe aufgebaut haben. Besprechen Sie das Übungsblatt 6 ausführlich und beziehen Sie die Erfahrungen der Teilnehmer ein. Validieren Sie, dass die Reaktivierung der Sexualität und das Sprechen darüber schwer sein können. Fragen Sie in der nächsten Sitzung, ob das Paar sich mit dem Thema beschäftigt hat und wie die Erfahrungen damit waren.

5.6.4 Wiederaufbau der Beziehung: Info- und Übungsblätter

Infoblatt 1 **Wiederaufbau der Beziehung**

Von Distanz zu Nähe

Warum entsteht Distanz?

Wenn sich Auseinandersetzungen oder Konflikte in Paarbeziehungen oder Familien häufen, unternehmen diese Paare und Familien im Laufe der Zeit immer weniger miteinander und reden auch kaum noch miteinander. Dieses Verhalten ist eine *erlernte* Reaktion. Der Lernprozess läuft folgendermaßen ab:

Auseinandersetzungen und Konflikte können sehr schmerzhaft sein. Wenn wir in unserer Partnerschaft oder Familie viele Konflikte und Missverständnisse in der Kommunikation mit einer Person erlebt haben, so verbinden wir diese Person bald nur noch mit unangenehmen Gefühlen und Stress. Die Person wird für uns zu einem unangenehmen Reiz, den wir vermeiden möchten, indem wir möglichst wenig miteinander sprechen und unternehmen.

Umgekehrt stellen auch wir für die andere Person einen unangenehmen Reiz dar, den diese vermeiden möchte.

Unser Vermeidungsverhalten wird auch dadurch verstärkt, weil die Angst, die wir angesichts eines möglichen Konflikts verspüren, abnimmt, sobald wir uns aus dem Weg gehen. Das Vermeidungsverhalten führt also schnell zu einer Entspannung. Die Situation fühlt sich somit zunächst angenehmer an. Dies wiederum erhöht die Wahrscheinlichkeit, dass wir auch zukünftig versuchen werden, Auseinandersetzungen zu vermeiden, indem wir uns aus dem Weg gehen.

Das Vermeidungsverhalten verselbstständigt sich somit zunehmend und die Distanz zueinander nimmt weiter zu.

Wie fördern Sie Nähe?

Der Wiederaufbau der Beziehung hat zum Ziel, die Nähe, die Freude und den Spaß, die Sie als Paar oder Familie in der Vergangenheit miteinander hatten, wiederzubeleben.

Um die Zahl positiver Interaktionen zu steigern und dadurch negative zu verringern, müssen Sie gemeinsamen angenehmen Erfahrungen eine Chance geben.

Infoblatt 2 **Wiederaufbau der Beziehung**

Richten Sie Ihren „Scheinwerfer" auf positive Dinge und verbringen Sie wieder mehr Zeit miteinander

Wenn wir einander aus dem Weg gehen, dann entgehen uns Erfahrungen, die uns Freude bereitet hätten. Zum Glück können Sie Ihr Verhalten verändern. Ein Skill, den Sie hier einsetzen können, ist das „entgegengesetzte Handeln": Verbringen Sie Zeit mit Ihrem Familienmitglied, statt ihm aus dem Weg zu gehen. Einfach ist das natürlich anfangs nicht.

Damit die Zeit miteinander dann auch wirklich angenehm wird, müssen Sie alle anderen Skills, die Sie bisher gelernt haben, ebenfalls berücksichtigen.

Besonders wichtig sind die folgenden Skills:

- **Achtsamkeit,**
- **Achtsamkeit in der Beziehung,**
- **Emotionsmanagement und angemessener Gefühlsausdruck sowie**
- **Validierung.**

Erinnern Sie sich an die Skills?

Um es schrittweise anzugehen, können folgende Schritte sinnvoll sein:

1. Achtsam passiv zusammen sein:

- Denken Sie an die andere Person, auch wenn sie nicht da ist (z. B. an das Lächeln am Morgen).
- Nehmen Sie achtsam wahr, wenn Sie beide zusammen zu Hause oder in einem Raum sind.
- Nehmen Sie beispielsweise wahr, dass Ihr Sohn gerade duscht oder Ihr Mann gerade ein Buch liest.
- Nehmen Sie Ihre Partnerin bzw. Ihren Partner oder Ihr Kind achtsam wahr, wenn sie, er, es schläft.
- Nehmen Sie wahr, dass Sie nicht allein sind. Beschreiben Sie innerlich, was die andere Person gerade tut.
- Wenn Bewertungen auftauchen, nehmen Sie auch diese wahr und richten Sie Ihre Aufmerksamkeit wieder auf das achtsame Wahrnehmen und Beschreiben.

2. Achtsam in der Interaktion sein:

- Üben Sie, auch in Situationen, die sonst häufig zu Konflikten führen, achtsam zu bleiben, nicht zu bewerten und zu beschreiben. Versuchen Sie ganz im Hier und Jetzt zu bleiben und nicht an frühere Konfliktsituationen zu denken.
- Seien Sie in entspannten gemeinsamen Situationen ebenso achtsam. Genießen Sie, die entspannte Situation und die Gesellschaft der anderen Person. Lassen Sie sich nicht durch andere Dinge ablenken (z. B. Fernseher, Computer, über den morgigen Tag nachdenken).

3. Gemeinsam positive Zeit genießen:

a. Planen Sie gemeinsam Aktivitäten, die Ihnen beiden Freude bereiten (vgl. Modul Wiederaufbau der Beziehung/Übungsblatt 1 bis 4).
b. Nehmen Sie achtsam wahr, wenn Ihr Gegenüber etwas Freundliches für Sie tut.
c. Verschenken Sie selbst kleine Aufmerksamkeiten (Bringen Sie z. B. der anderen Person eine Tasse Kaffee ans Bett; vgl. Modul Wiederaufbau der Beziehung/Übungsblatt 5).

Je häufiger Sie Ihre Aufmerksamkeit auf die positiven Dinge in der Beziehung lenken oder schöne Aktivitäten miteinander genießen, desto stärker werden Sie den Wunsch entwickeln, mehr Zeit miteinander zu verbringen.

Es kann sein, dass es Ihnen zunächst sehr schwerfällt, den „Scheinwerfer" zu verstellen, weil Sie angespannt sind und regelrecht auf Konflikte warten. Seien Sie geduldig mit sich, und versuchen Sie es immer wieder neu.

Sie werden Ihr Familienmitglied wieder zunehmend mit positiven Gefühlen in Verbindung bringen.

Übungsblatt 1 — Wiederaufbau der Beziehung

Richten Sie Ihren „Scheinwerfer“ auf positive Dinge und verbringen Sie wieder mehr Zeit miteinander

Bitte notieren Sie in der Tabelle, welche der im Infoblatt 2 aufgelisteten Möglichkeiten, Sie jeweils geübt haben und wie es Ihnen damit ergangen ist.

Tag	Was habe ich getan?	Welche Erfahrungen habe ich gemacht?
Mo		
Di		
Mi		
Do		
Fr		
Sa		
So		

Übungsblatt 2 — Wiederaufbau der Beziehung

Gemeinsame positive Aktivitäten aufbauen

Erstellen Sie mit Ihrem Kind, Ihrer Partnerin bzw. Ihrem Partner eine Liste mit angenehmen Aktivitäten, die Sie gemeinsam ausprobieren möchten und tragen Sie diese Aktivitäten in den folgenden Zeilen ein.

Liste angenehmer Aktivitäten:

Wählen Sie drei gemeinsame Aktivitäten aus dieser Liste aus, und setzen Sie diese in den kommenden Wochen um. Halten Sie alle auf Ihrem jeweiligen Übungsblatt zusätzlich fest, wie Ihre Stimmung vor und nach der Aktivität war und welche Gefühle Sie nach der Aktivität in Bezug auf die andere Person bzw. die anderen Personen hatten. Schätzen Sie dabei Ihre Stimmung von „0 = extrem schlechte Stimmung" bis „5 = sehr gute Stimmung" ein.

Wochentag	Aktivität	Meine Stimmung davor	Meine Stimmung danach	Meine Gefühle für den anderen danach

Notieren Sie im Folgenden diejenigen Aktivitäten, die Ihnen Freude bereit haben, damit Sie zukünftig auf diese zurückgreifen können.

Folgende Aktivitäten haben uns Freude bereitet und uns einander nähergebracht:

Übungsblatt 3 — Wiederaufbau der Beziehung

Nähe durch unabhängig voneinander durchgeführte Aktivitäten entstehen lassen

In einer guten Beziehung besteht eine Balance zwischen gemeinsamen und unabhängigen Aktivitäten.

Auch durch Aktivitäten, die Sie unabhängig voneinander unternehmen, kann Nähe entstehen, wenn Sie Ihre Erfahrungen später teilen.

Gönnen Sie sich und Ihrem Kind, Ihrer Partnerin bzw. Ihrem Partner Unternehmungen allein oder mit anderen. Unterstützen Sie die andere Person darin, Aktivitäten allein zu unternehmen.

Es kann vorkommen, dass Sie unangenehme Gefühle wie Neid, Eifersucht oder Ausgeschlossensein empfinden, wenn Sie und Ihre Partnerin bzw. Ihr Partner oder Ihr Kind unabhängig voneinander etwas unternehmen.

Es gibt unterschiedliche Skills, die Ihnen helfen können, mit dieser Situation umzugehen:

- Prüfen Sie, ob es sich bei den Gefühlen um primäre Gefühle handelt. Suchen Sie nach den primären Gefühlen. Versuchen Sie aus Ihrer Biografie heraus zu verstehen, wie es zu diesen Gefühlen kommt.
- Validieren Sie sich selbst.
- Drücken Sie Ihr Gefühl angemessen aus.
- Prüfen Sie die Fakten: Unterstützen die Fakten Ihre Bewertungen oder gibt es hilfreichere Bewertungen zu der Situation.
- Handeln Sie dem Gefühl entgegengesetzt.

Erstellen Sie jeweils eine Liste mit Aktivitäten, die Sie unabhängig voneinander unternehmen. Tauschen Sie nach jeder Aktivität Ihre Erfahrungen aus. Berichten Sie der anderen Person, was für Sie an der Aktivität angenehm, unangenehm oder wichtig war. Fragen Sie Ihr Gegenüber nach seinen Erfahrungen.

Meine Liste schöner Aktivitäten:

Aktivität	**Was für mich an der Aktivität wichtig, angenehm oder unangenehm war**

Übungsblatt 4 Wiederaufbau der Beziehung

Austausch über Werte, Wissen, Interessen und Ideen

Tauschen Sie sich mit Ihrem Familienmitglied über Ihre Werte, Interessen, Ideen oder Ihr Wissen aus, um die gegenseitigen Lebenswelten besser kennenzulernen.

Bringen Sie Ihre Neugierde und Ihr Interesse an der anderen Person zum Ausdruck. Hören Sie ihr mit Respekt und achtsam zu.

Konzentrieren Sie sich darauf, was die andere Person denkt und fühlt und nehmen Sie ihre Sichtweise offen an.

Machen Sie sich bewusst, dass Ihr Gegenüber verwundbar ist.

Sollten Sie anderer Meinung sein, denken Sie daran, dass Sie dies zu einem anderen Zeitpunkt besprechen können. Kleine, gemeinsame Zeitfenster reichen für den Austausch aus.

Durch folgende Themen habe ich Nähe empfunden oder Neues über die andere Person erfahren:

____

____

Durch folgende Themen hat mein Gegenüber Nähe empfunden oder Neues über mich erfahren:

____

____

Übungsblatt 5 — Wiederaufbau der Beziehung

Zuneigung durch liebevolle Gesten zeigen

Es ist wichtig, dass Sie in einer Beziehung immer wieder bewusst Ihre Zuneigung füreinander ausdrücken. Das kann ein Lächeln, eine Berührung, eine liebevolle Notiz oder die Übernahme einer Aufgabe für die andere Person sein. Ihr Gegenüber fühlt sich dadurch wertgeschätzt und angenommen. Denken Sie daran, dass Ihr eigenes Verhalten die Reaktionen Ihres Gegenübers beeinflusst. Die Wahrscheinlichkeit steigt, dass Ihr Gegenüber und Sie sich gegenseitig häufiger bewusst Gutes tun.

Überlegen Sie sich eine Reihe liebevoller, fürsorglicher Dinge, die Sie für die andere Person tun können. Nehmen Sie sich vor, jeden Tag eine dieser Gesten zu zeigen. Üben Sie es zunächst gedanklich. Konzentrieren Sie sich auf Ihre Zuneigung für die andere Person, wenn Sie eine der Gesten zeigen.

Die folgenden liebevollen, fürsorglichen Gesten möchte ich der anderen Person zeigen:

____

____

____

____

Notieren Sie Ihre ausgedrückten Gesten in der Tabelle. Schreiben Sie auf, wie die andere Person darauf reagiert hat. Es kann sein, dass Ihr Gegenüber zunächst nicht so reagiert, wie Sie es sich wünschen, weil sie bzw. er diese Gesten von Ihnen evtl. nicht mehr gewohnt ist und nicht einschätzen kann, wie Ihr Verhalten gemeint ist. Lassen Sie sich davon nicht abbringen ☺. Schätzen Sie Ihre Stimmung danach von „0 = extrem schlechte Stimmung" bis „5 = sehr gute Stimmung" ein.

Tag	Liebevolle Geste	Reaktionen der anderen Person	Meine Stimmung danach
Mo			
Di			
Mi			
Do			
Fr			
Sa			
So			

Übungsblatt 6 Wiederaufbau der Beziehung

Wiederbelebung der Sexualität in der Paarbeziehung

In langjährigen Paarbeziehungen ist es völlig normal, dass die sexuelle Anziehungskraft nachlässt. Außerdem können häufige Konflikte Paaren die Lust an der Sexualität mit der anderen Person nehmen. Die gemeinsam empfundene Lust schafft eine große Intimität zwischen Ihnen, was die Paarbeziehung stärkt. Ein gemeinsames Sexualleben drückt Zuneigung und Liebe aus und kann das Zusammengehörigkeitsgefühl stärken. Voraussetzung zur Wiederbelebung der Sexualität ist, dass Sie bereits Vertrauen und Nähe zueinander entwickelt haben.

Es fällt vielen Menschen schwer, über Sexualität zu sprechen. Häufig löst das Thema Scham aus. Über Sexualität zu sprechen, ist jedoch der erste Schritt zur Wiederbelebung der Sexualität. Sie müssen wissen, wie Sie beide Ihr Liebesleben wahrnehmen. Um eine befriedigende Sexualität wiederherzustellen, müssen Sie offen miteinander über Ihre Wünsche, Ängste und Befürchtungen sprechen. Seien Sie neugierig und stellen Sie der anderen Person Fragen. Bleiben Sie achtsam in der Beziehung. Validieren Sie die sexuellen Bedürfnisse Ihres Gegenübers.

Beginnen Sie damit, häufiger an Sex mit Ihrer Partnerin bzw. Ihrem Partner zu denken. Nehmen Sie dabei achtsam Ihre Gedanken, Empfindungen und Impulse wahr.

Unternehmen Sie gemeinsam sexuelle Aktivitäten, die Ihre sexuelle Anziehungskraft und Erregung erhöhen. Denken Sie daran, dass Sex mehr ist als nur ein Orgasmus. Küsse, erregende Berührungen am ganzen Körper aber auch das Reden über sexuelle Aktivitäten ist Teil der Sexualität. Bleiben Sie dabei achtsam gegenüber Ihrer Partnerin bzw. Ihrem Partner. Nehmen Sie Ihre Anziehungskraft und Ihr Verlangen wahr. Seien Sie weiterhin achtsam und nicht bewertend. Wann immer Bewertungen aufkommen, heißen Sie sie willkommen und lassen Sie diese wieder ziehen.

5.7 Modul Problemmanagement

5.7.1 Einführung

Es liegt in der Natur von Beziehungen, dass es immer mal wieder zu „emotionalen Turbulenzen“ kommt. Das gilt nicht nur in Familien mit einem an einer BPS erkrankten Familienmitglied.

In der kognitiv-behavioralen Therapie kommen an dieser Stelle Problemlösetrainings zur Anwendung. Eine Problemlösung kann jedoch nur dann gelingen, wenn alle Beteiligten achtsam in der Beziehung sind, sich gegenseitig validieren und ihre eigenen Gefühle regulieren und angemessen ausdrücken können. Daher sollten die Familienmitglieder bereits die anderen Familienskills kennen und einsetzen können.

Doch selbst dann sind nicht alle Probleme in einer Beziehung lösbar. Es ist sogar wahrscheinlich, dass sich viele Probleme nicht lösen lassen oder nicht alle Beteiligten dazu bereit sind, an einer Problemlösung zu arbeiten. Deswegen geht es in diesem Kapitel auch darum, wie Familien mit Problemen umgehen können, die nicht lösbar sind, ohne die Beziehung immer wieder zu belasten. Fruzzetti spricht bevorzugt über Problemmanagement statt Problemlösung, um keine falschen Erwartungen zu wecken und dem Gefühl, versagt zu haben, wenn sich ein Problem nicht lösen lässt, entgegenzuwirken.

Zentrale Ziele des Problemmanagements sind:
a) unser Gegenüber zu verstehen – in seinem Denken, Fühlen und Handeln,
b) uns selbst zu verstehen – in unserem eigenen Denken, Fühlen und Handeln und
c) zu verstehen, wie unser Verhalten sich gegenseitig beeinflusst.

Sobald ein echtes gegenseitiges Verständnis entsteht, können Wege aus der Eskalationsschleife möglich werden, selbst wenn das grundlegende Problem sich nicht lösen lässt. Es ist wichtig, sich darüber klar zu sein, dass mit einem rein praktischen Problemlösetraining keine emotionalen Probleme gelöst werden können. Gelingt es uns aber, unser eigenes und das Verhalten der anderen in einem Konflikt besser zu verstehen, und sind wir bereit, entsprechende Skills einzusetzen, so ist es möglich, den Konfliktverlauf zu verändern.

Im Folgenden wird erläutert, wie Familienskills dabei helfen können, Probleme innerhalb der Beziehung auf eine konstruktive Art zu lösen bzw. hilfreich mit ihnen umzugehen. Es wird beschrieben, welche Voraussetzungen für ein gutes Problemmanagement gegeben sein sollten und welche Skills und Methoden einen konstruktiven Umgang mit Problemen fördern.

Problemmanagement: Vorbereitung eines Gesprächs

Wenn in einer Beziehung oder in der Familie Bedürfnisse ausgedrückt, Kritik angebracht oder Probleme gelöst werden sollen, muss eine gute Vorbereitung des Gesprächs erfolgen. Hierzu gehört, den richtigen Zeitpunkt für ein Gespräch zu wählen, sich über das Ziel des Gesprächs klar zu werden und die Gesprächseröffnung zu planen.

Timing. Soll ein guter Umgang mit dem Problem gelingen, müssen alle Beteiligten zum Zeitpunkt des Gesprächs in der Lage sein, miteinander am entsprechenden Problem zu arbeiten. Die Beteiligten sollen lernen, zu erkennen, wann ein konstruktives Gespräch möglich ist. Folgende Fragen können dabei helfen:

1. Ist die Situation passend?
2. Ist die Anspannung bei allen Beteiligten in einem Bereich, in dem eine Besprechung des Problems möglich ist?
3. Sind alle in einer einigermaßen stabilen Grundverfassung? Ist z. B. niemand aktuell hungrig oder unter Zeitdruck?
4. Kann das Gespräch ohne Störungen ablaufen?
5. Sind alle Beteiligten damit einverstanden, das Gespräch jetzt zu führen?

Falls eine dieser Fragen mit „Nein" beantwortet wird, ist es sinnvoller, das Gespräch zu verschieben und einen geeigneteren Zeitpunkt abzuwarten.

Zielklärung. Fruzzetti differenziert zwischen emotionalem und instrumentellem Ziel und dem Wunsch, mehr Nähe in der Beziehung zu erleben. Beim *emotionalen Ziel* geht es darum, gehört und verstanden zu werden. Die Angehörige möchte ihre Gefühle oder Bedürfnisse mitteilen, ohne dass es sofort um eine Lösung geht. Sie möchte, dass ihre Gefühle Anerkennung erhalten. Sie möchte validiert werden. Ein schneller Lösungsvorschlag würde hier eher zu Druck führen oder zum Gefühl, im eigenen Leid nicht genug gesehen zu werden. Es kann jedoch Situationen geben, in denen eine Angehörige ausdrücklich den Wunsch hat, nach einer Lösung für das Problem zu suchen *(instrumentelles Ziel).* An dieser Stelle würde eine alleinige Anerkennung der Gefühle nicht ausreichen und nicht als hilfreich empfunden werden. Des Weiteren kann eine Angehörige das Anliegen haben, dass in der *Beziehung mehr Nähe* entsteht, dass die Beteiligten bewusst Zeit miteinander verbringen und sich dadurch verbunden fühlen.

Oft sind wir uns nicht klar darüber, um was es uns eigentlich gerade geht. Dann wird es der anderen Person schwerfallen, unseren Wünschen zu entsprechen. Wenn wir wissen, welches Ziel wir verfolgen, ist es für die andere Person hilfreich, wenn wir unser Ziel mitteilen. Wir sollten nicht erwarten, dass die andere Person dies erahnt. Im ersten Schritt sollen die Angehörigen sich daher überlegen, welches Ziel sie in einem Gespräch verfolgen. Die Angehörige kann sich vor dem Gespräch fragen:

a) Möchte ich gehört und verstanden werden?
b) Möchte ich ein Problem lösen?
c) Möchte ich mich meinem Familienmitglied näher fühlen?

Wenn die Angehörige sich selbst klar über ihr Ziel ist, sollte sie dies offen mit ihrem Gegenüber thematisieren und überprüfen, ob beide das gleiche Ziel haben.

Gesprächseröffnung. Zu einer guten Vorbereitung gehört, sich schon vor dem Gespräch zu überlegen, wie man in das Gespräch einsteigen möchte. Vermitteln Sie den Angehörigen daher folgenden Leitsatz:

> Beginnen Sie das Gespräch mit etwas Positivem. Dieses Vorgehen unterstreicht den Wunsch nach einer konstruktiven Lösung des Problems und macht deutlich, dass Ihnen die Beziehung wichtig ist.

Problemmanagement: Durchführung eines Gesprächs

Um das Gespräch im weiteren Verlauf konstruktiv zu gestalten und eskalierende Konflikte zu verhindern, sollten die Beteiligten bereits erlernte Familienskills und in diesem Modul zusätzlich aufgeführte Regeln einhalten. Die Regeln und Skills sind ausführlich auf „Infoblatt 2: Regeln für ein Gespräch" und „Infoblatt 3: Hilfreiche Familienskills für ein Gespräch" dargestellt. Die Regeln überschneiden sich teilweise mit den Familienskills. Zusätzlich können natürlich auch die zwischenmenschlichen Fertigkeiten aus dem DBT-Skillsmanual für Erwachsene (Bohus & Wolf-Arehult, 2013) bzw. Adoleszente (von Auer & Bohus, 2017) genutzt werden. Dazu findet sich eine Zusammenfassung auf dem „Infoblatt 9: Skills für ein Konfliktgespräch". Dieses Infoblatt können Sie bei Bedarf nutzen, wenn es um eine Wiederholung der zwischenmenschlichen Skills geht. Erarbeiten Sie immer wieder mit den Beteiligten, wie all diese Skills in einem Konfliktgespräch Anwendung finden können.

Konfliktverläufe verstehen – Die doppelte Kettenanalyse

Doppelte Kettenanalysen helfen, einen emotional aufgeladenen Konflikt besser zu verstehen. Darum sind sie häufig die Grundlage für ein Problemmanagement. Doppelte Kettenanalysen helfen Ihnen als Therapeutin und den Beteiligten, die nicht sichtbaren Prozesse, wie Gedanken und Gefühle der an einem Konflikt beteiligten Personen nachzuvollziehen und damit zu eruieren, wie es zu einem Problemverhalten oder einer Eskalation der Situation kam. Wenn die Beteiligten einen Konfliktverlauf besser verstehen, können sie einander besser verstehen und validieren. Manchmal reicht dieser Prozess allein bereits aus, um einen Konflikt in Zukunft zu vermeiden oder im weiteren Verlauf anders zu reagieren.

Die doppelte Kettenanalyse ermöglicht, zu ergründen, an welcher Stelle der Kette ein hilfreiches Problemmanagement und die Vermeidung einer Eskalation durch den Einsatz von individuellen oder Familienskills möglich gewesen wäre (vgl. auch Kapitel 3.1.2 zum genauen therapeutischen Vorgehen bei der Erstellung einer doppelten Kettenanalyse).

Zunächst sollten Paare eine doppelte Kettenanalyse immer mit therapeutischer Unterstützung erstellen. Sind Paare in der Lage, sich gut zu regulieren, können sie üben, die doppelte Kettenanalyse ohne therapeutische Hilfe auszuarbeiten. In der Arbeit mit Eltern und Jugendlichen sollte der Vorgang immer therapeutisch begleiten werden.

Mit der doppelten Kettenanalyse können dysfunktionale interaktionelle Verhaltensweisen und innere Prozesse der Beteiligten in einem Konflikt verändert werden. Sie eignet sich in der Regel nicht zum Lösen praktischer Probleme. Hier eignet sich eher das Problemlöseschema.

Das Problemlöseschema

Das Problemlösetraining von D'Zurilla und Goldfried (1971) gehört zu den Standardinterventionstechniken der kognitiven Verhaltenstherapie. Es geht hierbei um den Erwerb adäquater Strategien zur schnelleren und effektiveren Lösung eines praktischen Problems. Fruzzetti hat dieses Schema angepasst, um Familien oder Paaren eine strukturierte Problemlösung möglich zu machen (Fruzzetti, 2006). Das Problemlöseschema unterstützt Familien darin, ein Problem zu definieren, Ziele zu formulieren und Lösungsmöglichkeiten zu entwickeln. Die Schritte sind auf Infoblatt 7 ausführlich dargestellt. Besonders wichtig ist hierbei, dass sowohl das Problem als auch das Ziel genau definiert werden. Die Beteiligten sollen sich bei diesem Prozess nur um ein Problem kümmern. Um das Vorgehen zu üben, sollten sie ein „kleineres" praktisches Problem auswählen. Beim Brainstorming sollten alle darauf achten, dass alle Lösungsvorschläge aufgenommen werden, egal wie unrealistisch sie wirken. Alle Personen müssen ihr Commitment zur gewählten Lösung geben. Sie legen einen Zeitpunkt fest, zu dem sie die Lösung gemeinsam überprüfen und bei Bedarf überarbeiten. Sie verpflichten sich auch, sich gegenseitig zu unterstützen und sich gegebenenfalls Unterstützung von außen zu holen.

Natürlich sollten Paare oder Familien bei der Anwendung des Problemlöseschemas alle anderen bisher benannten Familienskills und Strategien zum konstruktiven Umgang mit Problemen ebenfalls einsetzen. Wie oben bereits erwähnt, ist der Einsatz dieses Vorgehens nur möglich, wenn alle Beteiligten bereits emotional reguliert sind.

Das Problemlöseschema ist für die Arbeit an emotionalen Konflikten in Beziehungen eher ungeeignet. Emotionale Konflikte lassen sich besser mit der doppelten Kettenanalyse bearbeiten (vgl. auch Kapitel 3.1.2).

Hier einige beispielhafte praktische Probleme, die sich mit dem Problemlöseschema bearbeiten lassen:

- Die 16-jährige Tochter will mit ihren Freundinnen bis nach Mitternacht auf eine Party gehen. Die Eltern möchten, dass sie um 23:00 Uhr zu Hause ist.
- Der Teenager-Sohn übernimmt nicht die besprochenen Aufgaben in Bezug auf den gemeinsamen Hund. Die berufstätige Mutter hat diese Aufgaben übernommen, möchte das aber ändern.
- Die Partnerin stört sich daran, dass ihr Partner die Wohnung nicht so ordentlich putzt, wie sie selbst und sie daher die Wohnung dann „nachputzt".
- Der Partner möchte unbedingt ein neues größeres Auto. Die Partnerin hat die Einschätzung, dass sie sich diese Anschaffung finanziell nicht leisten können.

Falls die andere (noch) keine Bereitschaft zur Verhaltensänderung zeigt

Manchmal können Probleme nicht gelöst werden, weil eine der Beteiligten (noch) nicht zur Veränderung bereit oder in der Lage ist. In diesem Fall kann die Angehörige alle bisher beschriebenen Strategien zum Problemmanagement nutzen, um die Veränderungsmotivation ihres Gegenübers zu erhöhen: Achtsamkeit und Achtsamkeit in der Beziehung sind die Grundlage für den Einsatz aller anderen Familienskills. Die doppelte Kettenanalyse kann durchgeführt werden, um zu verstehen, welche inneren Prozesse in der anderen Person ablaufen, die eine Verhaltensänderung verhindern.

Außerdem kann der Einsatz von Familienskills wie angemessener Gefühlsausdruck, Validierung des Gegenübers und zwischenmenschliche Skills mit Orientierung auf die Beziehung hilfreich sein (von Auer & Bohus, 2017), um die Veränderungsbereitschaft der anderen zu erhöhen. Der Wunsch einer Angehörigen, dass sich ein anderes Familienmitglied stärker um eine Veränderung bemüht, kann z. B. durch einen angemessenen Gefühlausdruck möglicherweise von dieser Person eher angenommen werden. Eine Validierung der validen Anteile der Gefühle oder Gedanken, die die andere daran hindern, ihr Verhalten zu verändern, kann bei dieser die Bereitschaft zur Veränderung wecken. Ferner kann es hilfreich sein, dass die Angehörige einen Schritt zurücktritt und darüber nachdenkt, ob ihr Gegenüber im Augenblick eine Lösung möchte oder in der Lage ist, eine Lösung zu erzielen. Auch in diesem Stadium ist es wichtig, dass die Angehörige den passenden Zeitpunkt für ein Gespräch findet, das Gespräch positiv beginnt und das Verhalten der anderen Person beschreibt und sie nicht bewertet. Manchmal ist es möglich, zunächst eine kleine Verhaltensveränderung zu verhandeln, sodass weitere Veränderungen im Verlauf möglich werden. Diese Strategie nennt sich „Fuß in der Tür".

Akzeptanz, wenn sich nichts verändert

Wenn sich der Konflikt trotz des Einsatzes aller genannten Skills nicht lösen lässt, oder sich die andere Person nicht auf eine Verhaltensänderung einlässt, bleibt nur an der Akzeptanz der Situation und des Verhaltens des Gegenübers zu arbeiten. Alle Strategien, die hierbei hilfreich sein können, werden im Kapitel 5.8 zum Thema Akzeptanz und Nähe erläutert.

5.7.2 Didaktik

Ziele des Moduls

Ziel dieses Kapitels ist es, die Teilnehmerinnen mit einem Problemmanagement vertraut zu machen. Die Teilnehmerinnen erfahren, wie sie ein Gespräch vorbereiten und unter Anwendung der bislang gelernten Familienskills konstruktiv führen können. Sie sollen lernen, welche Skills im Umgang mit oder zum Lösen von Problemen geeignet sind.

Didaktisches Vorgehen

Das Modul Problemmanagement setzt voraus, dass die Teilnehmerinnen bereits die anderen Familienskills kennen und in der Lage sind, diese bei allen Methoden des Problemmanagements anzuwenden Die Teilnehmerinnen sollten sich also ihrer Wünsche und Bedürfnisse in der Beziehung bewusst sein und auf die Verringerung ihrer Anfälligkeit (z. B. ausreichend Schlaf, regelmäßige Ernährung usw.) achten. Sie sollten ihre Gefühle regulieren und achtsam bezüglich ihrer primären Gefühle und Bewertungen sein. Außerdem sollten sie ihre Gefühle angemessen ausdrücken und validieren können und bereit sein, mit der anderen Person zusammenzuarbeiten. Zugegeben, das sind hohe Ansprüche. Natürlich gelingt dies alles nicht immer. Es sollte aber zumindest ein Commitment dafür vorliegen, all dies zu versuchen.

Probleme können über Gespräche und Verhandlungen geklärt werden. Vermitteln Sie die Bedeutung der Vorbereitung eines Gesprächs, die Klärung des Gesprächsziels, die Wahl des richtigen Zeitpunkts und des angemessenen Gefühlsausrucks. Des Weiteren sollten Sie die Wichtigkeit der Wahl der passenden Strategien für den Umgang mit Problemen hervorheben. Es ist entscheidend, was wir in einem Gespräch erreichen wollen. Davon hängt die Wahl der Skills ab. Wir können Probleme nicht immer lösen. Familienskills können uns helfen, mit dem Problem besser umzugehen. Die Methode der doppelten Kettenanalyse ermöglicht Ihnen und den Beteiligten, einen Konfliktablauf zu verstehen und durch den Einsatz von Familienskills zu verändern. Das Problemlöseschema ist eine effektive Methode, um Lösungen für praktische Probleme zu erarbeiten und umzusetzen. Heben Sie hervor, dass eine

Lösung nicht immer funktionieren muss. Manchmal wird es nötig sein, neu zu verhandeln und eine andere Lösung zu finden. Wenn sich ein Problem nicht lösen lässt oder die andere Person ihr Verhalten nicht ändert, dann können wir den Familienskill Akzeptanz anwenden, um eine Situation oder das Verhalten unseres Gegenübers und unsere dazugehörigen Gefühle zu akzeptieren (vgl. Kapitel 5.8).

5.7.3 Einsatz der Handouts

Infoblatt 1: Vorbereitung eines Gesprächs

Ziel: Um ein problembehaftetes Gespräch konstruktiv führen zu können, sollten die Teilnehmerinnen wissen, dass sie diese Gespräche gut vorbereiten müssen. Die Teilnehmerinnen sollen lernen, sich über ihr Ziel in einem Gespräch klar zu werden. Zusätzlich sollen sie lernen, den richtigen Zeitpunkt für ein solches Gespräch zu wählen.

Didaktik: Erläutern Sie das Infoblatt 1 und diskutieren Sie mit den Teilnehmerinnen eigene Beispiele. Besprechen Sie mit den Teilnehmerinnen, warum Skills zu Achtsamkeit und Achtsamkeit in der Beziehung hilfreich sind, um die beiden Voraussetzungen für ein konstruktives Gespräch zu erfüllen.

Infoblatt 2: Regeln für ein Gespräch

Ziel: Die Teilnehmerinnen sollen Strategien kennenlernen und nutzen, die einen möglichst konstruktiven Gesprächsverlauf ermöglichen. Die Teilnehmerinnen sollen die Strategien im Rollenspielen üben.

Didaktik: Besprechen Sie zu Beginn die Regeln gemeinsam mit den Teilnehmerinnen. Führen Sie ein Master-Role-Play mit einer der Teilnehmerinnen mit zwei Durchgängen durch: Im ersten Durchgang führen Sie ein Gespräch, ohne die Regeln zu beachten. Im Anschluss fragen Sie die Teilnehmerinnen, mit welchen Verhaltensweisen Sie im Rollenspiel zur Eskalation des Konflikts beigetragen haben. Im zweiten Durchgang wenden Sie die Regeln für ein Gespräch an. Vorab geben Sie den Teilnehmerinnen die Aufgabe, genau zu beobachten, welche der Regeln Sie anwenden. Erkundigen Sie sich anschließend bei den Teilnehmerinnen, ob Ihre Strategien, wie z. B. positiver Gesprächsbeginn, Gefühle angemessen ausdrücken und Validierung, bei der anderen Person „angekommen“ sind und was dies bei der anderen Person bewirkt hat.

Infoblatt 3: Hilfreiche Familienskills für ein Gespräch

Ziel: Die Teilnehmerinnen sollen wissen, dass sie zur Einhaltung der Regeln für ein Konfliktgespräch ihre Familienskills nutzen sollen und warum.

Didaktik: Besprechen Sie das Infoblatt 3 mit den Teilnehmerinnen. Diskutieren Sie, warum diese Familienskills Voraussetzung für die Einhaltung der Regeln von Infoblatt 2 sind. Besprechen Sie, dass sich die Regeln und Familienskills teilweise überschneiden.

Lassen Sie die Teilnehmerinnen anschließend die Regeln von Infoblatt 2 mithilfe der Familienskills von Infoblatt 3 üben. Nutzen Sie dafür eine nicht zu belastete Alltagssituation. Diese können die Teilnehmerinnen vorschlagen. Sie können jedoch auch eine Situation vorgeben (vgl. Kasten). Wählen Sie zwei Teilnehmerinnen aus. Bereiten Sie das Gespräch in der gesamten Gruppe vor. So können z.B. alle überlegen, wie ein günstiger Einstieg in das Gespräch erfolgen könnte (vgl. hierzu auch Infoblatt 1). Fragen Sie die Rollenspielerinnen, auf welche der Regeln oder Familienskills sie besonders achten wollen. Bitten Sie die Gruppe, während der Durchführung des Rollenspiels darauf zu achten, welche Regeln und Skills eingesetzt wurden. Lassen Sie dann das Rollenspiel durchführen. Bitten Sie im Anschluss zunächst die Rollenspielerinnen, eine Rückmeldung dazu zu geben, was ihnen gut gelungen ist. Bitten Sie dann jede Teilnehmerin sich dazu zu äußern, was den Rollenspielerinnen gut gelungen ist. Fragen Sie die Rollenspielerinnen in einer zweiten Rückmelderunde, ob sie bei einem nächsten Durchlauf gern etwas verändern würden. Fragen Sie dann die anderen Gruppenmitglieder, ob sie Verbesserungsvorschläge haben. Sollte es Verbesserungsvorschläge auf Seiten der Rollenspielerinnen oder der anderen Teilnehmerinnen geben, lassen Sie das Rollenspiel ein zweites Mal spielen. Führen Sie auch nach dem zweiten Rollenspiel Rückmelderunden in dieser Form durch. Einen dritten Durchlauf sollten Sie nur auf besonderen Wunsch der Rollenspielerinnen durchführen.

Beispielsituationen für Rollenspiele

1. Die Frau arbeitet abends oft noch an Dingen, die sie für die Arbeit fertigstellen will. Sie ist sehr gewissenhaft und fleißig. Der Mann wünscht sich, abends mehr gemeinsame Zeit mit seiner Frau zu haben, damit in der Beziehung mehr Nähe entsteht.
2. Der Mann kümmert sich um seine kranke Mutter und verbringt viel Zeit mit ihr. Die Frau hat dafür Verständnis. Um den Mann zu entlasten, kümmert sie sich zusätzlich zu ihrem Beruf auch um die Haushaltsdinge. Oft wird ihr das jedoch zu viel. Da sie den Mann jedoch nicht belasten will, hat sie ihm das noch nie mitgeteilt. Sie merkt jedoch, dass sie immer unzufriedener wird.
3. Die jugendliche Tochter zieht sich oft aus den gemeinsamen Mahlzeiten zurück, weil ihr die Situation mit den temperamentvollen sehr viel jüngeren Brüdern zu anstrengend ist. Die Mutter wünscht sich, mehr Austausch mit der Tochter. Früher war dies während der gemeinsamen Mahlzeiten möglich. Sie versteht jedoch auch, dass es der Tochter dort oft zu viel wird.

Übungsblatt 1: Vorbereitung und Durchführung eines Gesprächs

Ziel: Die Teilnehmerinnen üben in ihrem Alltag, ein Konfliktgespräch unter Berücksichtigung der bisher gelernten Strategien vorzubereiten und durchzuführen.

Didaktik: Besprechen Sie das Übungsblatt 1 und verdeutlichen Sie die einzelnen Punkte durch Beispiele. Geben Sie den Auftrag, in der kommenden Woche ein kleineres Problem auszusuchen, anhand dessen die Teilnehmerinnen die Vorbereitung auf und Durchführung eines Gesprächs üben. Sie sollen sich anhand des Übungsblattes auf das Gespräch vorbereiten und dieses mithilfe aller erlernter Strategien durchführen. Die Aufgabe wird in der kommenden Sitzung nachbesprochen.

Infoblatt 4: Doppelte Kettenanalyse, Infoblatt: 5: Doppelte Kettenanalyse am Beispiel von Frau X. und Herrn X. und Infoblatt 6: Doppelte Kettenanalyse – Beispiel für das Vorgehen anhand der Spaltentechnik

Ziel: Die Teilnehmerinnen sollen lernen, funktionale und dysfunktionale familiäre Interaktionsmuster in ihren Konflikten zu erkennen. Die doppelte Kettenanalyse soll den Teilnehmerinnen helfen, zu erarbeiten, was im Konfliktverlauf zur Eskalation beigetragen hat. Die Teilnehmerinnen sollen lernen, bislang von beiden Seiten nicht offen ausgesprochene Gedanken und Gefühle miteinander zu teilen und damit das Verständnis von Konflikten und das Verständnis füreinander zu verbessern. Das Mitgefühl der Teilnehmerinnen füreinander soll verbessert werden. Ihr Problemmanagement soll sich verbessern.

Didaktik: Informieren Sie die Teilnehmerinnen darüber, dass die doppelte Kettenanalyse eine effektive Methode ist, um den Ablauf eskalierender Konflikte in familiären Beziehungen, die evtl. auch in Problemverhalten münden, zu begreifen und das Verhalten anderer Personen in einer Konfliktsituation besser zu verstehen. Ergänzen Sie, dass dies die Grundlage dafür ist, um anschließend zu überlegen, an welchen Stellen des Konfliktverlaufs die Beteiligten individuelle und Familienskills einsetzen können, um funktional zu handeln, der Situation eine andere Richtung zu geben und Eskalationen zu verhindern.

Zur Einführung der doppelten Kettenanalyse können Sie die Beispiele auf Infoblatt 5 oder 6 nutzen.

Wenn Sie mit einer Gruppe von Paaren arbeiten, die bereits in der Lage ist, viele Skills einzusetzen und sich damit zu regulieren, können Sie an dieser Stelle eine doppelte Kettenanalyse mit einem Paar aus der Gruppe erstellen. Folgen Sie hierbei den Anweisungen aus dem Kapitel 3.1. Sie können auswählen, ob sie die klassische doppelte Kettenanalyse (vgl. Infoblatt 5) oder die Spaltentechnik (vgl. Infoblatt 6) nutzen.

Sollten Sie mit Eltern und Jugendlichen oder mit noch wenig regulierten Paaren arbeiten, würden wir Ihnen empfehlen, die doppelte Kettenanalyse in einer einzelnen Familien- oder Paartherapiesitzung durchzuführen, da Sie vermutlich häufig eingreifen müssen, um alle Beteiligten zu regulieren.

Übungsblatt 2: Doppelte Kettenanalyse für Paare

Ziel: Ziel des Übungsblattes 2 ist es, dass ein Paar lernt, selbst eine doppelte Kettenanalyse zu erstellen. Es ist sinnvoll, wenn das Paar diesen Prozess vorher mit therapeutischer Hilfe durchlaufen hat. Eltern und Jugendliche sollten in diesem Prozess grundsätzlich therapeutisch begleitet werden.

Didaktik: Sprechen Sie das Übungsblatt noch einmal kurz mit den Teilnehmerinnen durch. Die Teilnehmerinnen können sich aussuchen, welche Methode sie nutzen wollen (doppelte Kettenanalyse oder Spaltentechnik). Geben Sie den Teilnehmerinnen dann die Aufgabe, einen Konflikt aus den letzten Tagen auszuwählen, zu dem sie bis zur nächsten Stunde eine doppelte Kettenanalyse erstellen. Ggfs. ist es erforderlich, dass Sie die Teilnehmerinnen bereits in der Sitzung dabei unterstützen, einen passenden Konflikt auszuwählen, zu dem die Teilnehmerinnen dann zu Hause die Übung durchführen sollen. Besprechen Sie die Erfahrungen mit der Durchführung der Übung in der nächsten Sitzung.

Infoblatt 7: Das Problemlöseschema nach Fruzzetti

Ziel: Die Teilnehmerinnen sollen sich mit dem Problemlöseschema vertraut machen und sich aneignen, Probleme strukturiert zu lösen. Sie sollen lernen, ein gemeinsames Problem und Ziel zu definieren. Sie werden befähigt, Lösungen zu erarbeiten und deren Konsequenzen zu bedenken. Sie lernen, konkrete Handlungen auszuwählen und umzusetzen. In diesem Prozess sollen sie ihre eigene Sichtweise und die der Partnerin oder des Kindes berücksichtigen.

Didaktik: Besprechen Sie, dass das Problemlöseschema die Beteiligten darin unterstützt, Probleme klar zu umreißen und Ziele zu formulieren. Es soll helfen, passende Strategien auszuwählen, sich auf konkrete Handlungsschritte zu einigen und den gesamten Prozess immer wieder anzupassen, wenn die gewählten Handlungsschritte zu keiner Lösung des Problems führen. Heben Sie hervor, dass das Problemlöseschema allen Beteiligten hilft, impulsive Reaktionen zu vermeiden. Erinnern Sie die Teilnehmerinnen daran, die Skills, die auf den Informationsblättern 1 bis 3 vorgestellt wurden, auch beim Problemlösen anzuwenden. Gehen Sie anhand eines Beispiels der Teilnehmerinnen die acht Schritte des Problemlösens durch. Heben Sie immer wieder hervor, dass die Teilnehmerinnen die Reihenfolge einhalten und keinen Schritt auslassen sollen, auch wenn er ihnen vielleicht unwichtig erscheint. Helfen Sie den Teilnehmerinnen dabei, das Schema Schritt für Schritt zu durchlaufen.

Übungsblatt 3: Das Problemlöseschema

Ziel: Die Teilnehmerinnen sollen das Lösen eines Problems mithilfe des Problemlöseschemas üben.

Didaktik: Besprechen Sie das Übungsblatt 3. Geben Sie die Aufgabe, bis zur nächsten Sitzung ein „kleineres" Problem gemeinsam zu lösen. Erinnern Sie die Teilnehmerinnen daran, langsam vorzugehen. Besprechen Sie die Erfahrungen dann in der nächsten Sitzung. Falls die ausgewählten Schritte nicht zur Lösung des Problems führen, sollten die Beteiligten neu verhandeln und weitere Ideen ausprobieren bis sie eine Lösung finden.

Infoblatt 8: Skills, wenn die andere Person (noch) nicht zur Zusammenarbeit bereit ist

Ziel: Die Teilnehmerinnen sollen lernen, welche Skills hilfreich sein können, um ihr Gegenüber zu einer Zusammenarbeit zu motivieren. Des Weiteren wird hier schon auf den Familienskill „Akzeptanz" hingewiesen, der in Kapitel 5.8 genauer erläutert wird.

Didaktik: Besprechen Sie in der Gruppe, dass es ganz normal ist, dass nicht immer alle Beteiligten zur Zusammenarbeit oder Veränderung bereit oder in der Lage sind. In der Standard-DBT werden verschiedene Commitmentstrategien genutzt, um die Bereitschaft zur Veränderung der Teilnehmerinnen zu stärken. Besprechen Sie die Grundlagen und Skills zur Förderung der Veränderungsbereitschaft in der Gruppe. Viele davon sind den Teilnehmerinnen bereits aus den Modulen bekannt und müssen nur kurz in Erinnerung gerufen werden. Gehen Sie auf die neuen Skills „Fuß in der Tür" und „einen Schritt zurücktreten" genauer ein.

„Fuß in der Tür" ist eine Commitmentstrategie. Sie lässt sich leicht anwenden. Sie führt am wenigsten zu Komplikationen, selbst wenn sie unsachgemäß angewendet wird. Erläutern Sie, dass das Ziel der Strategie „Fuß in der Tür" ist, mit einer kleinen Bitte beim Gegenüber einen Einstieg in einen Problemlöseprozess zu erreichen und eine kleine Veränderung vorzunehmen. Die erste Frage/Bitte sollte so gewählt werden, dass die andere Person der Frage/Bitte zustimmt und kaum widersprechen kann. Die weiteren Fragen/Bitten profitieren davon, dass die andere Person bereits der vorangegangenen ähnlichen Frage zugestimmt hat.

Beispiel

„Ich weiß, dass du noch nicht bereit bist, an diesem Problem mit mir zu arbeiten. Könntest du dir vorstellen, mir heute nur für einige Minuten zuzuhören, ohne dass du etwas dazu sagen oder ändern musst?"

Erläutern Sie, dass es beim Skill „einen Schritt zurücktreten" darum geht, ein Problem erst einmal ruhen zu lassen, um sich später mit größerem Abstand damit zu beschäftigen. Wenn wir einen Schritt zurücktreten, können wir zudem die Frage besser klären, ob die andere Person überhaupt in der Lage ist, uns das zu geben, was wir möchten. Wenn wir wissen, dass sich die andere Person unabsichtlich so verhält, verbessert das unser Verständnis für diese Person und die Beziehung.

Beispiel

Ich „trete innerlich einen Schritt zurück" und erkenne, dass die andere Person Schwierigkeiten hat, sich zu strukturieren und dadurch wiederholt zu spät kommt. Dadurch wird mir klar, dass ihr Verhalten nichts mit mir zu tun hat und sie mich nicht ärgern will, wie ich das vorher angenommen hatte.

Diskutieren Sie mit den Teilnehmerinnen die Einsatzmöglichkeiten der Skills.

Infoblatt 9: Skills für ein Konfliktgespräch

Die zwischenmenschlichen Fertigkeiten wurden ursprünglich von Linehan als Skills für Menschen mit einer BPS entwickelt, um ihnen zu ermöglichen, zwischenmenschliche Situationen besser zu meistern und sich in diesen wirkungsvoll zu verhalten (Linehan, 1993b). Natürlich sollen sie auch in der eigenen Beziehung und Familie zur Anwendung kommen. Sie sind für Betroffene und Angehörige sinnvoll und können zur besseren Problembewältigung beitragen. Eine ausführliche Beschreibung mit entsprechenden Handouts finden Sie im Interaktiven Skillstraining für Borderline-Patienten (Bohus & Wolf-Arehult, 2013) oder im Interaktiven Skillstraining für Jugendliche mit Problemen der Gefühlsregulation (von Auer & Bohus, 2017).

Eine Zusammenfassung der zwischenmenschlichen Skills finden Sie auf dem Infoblatt 9. Es kann dazu dienen, die Skills zu wiederholen, wenn sie bereits erlernt wurden. Vielleicht haben Sie aber auch den Eindruck, diese Skills an dieser Stelle in die Gruppensitzungen einzuflechten, könnte eher verwirren. Entscheiden Sie daher selbst, ob es sinnvoll ist, das Infoblatt 9 zu nutzen.

Ziel: Die Teilnehmerinnen erhalten eine Auffrischung der zwischenmenschlichen Fertigkeiten aus der Standard-DBT. Sie wiederholen die drei Aspekte, die in jeder zwischenmenschlichen Situation eine Rolle spielen: das Ziel, die Beziehung und die Selbstachtung. Sie werden daran erinnert, dass diese Aspekte in unterschiedlichen Situationen gewichtet werden. Entsprechend ihrer Priorisierung können bestimmte Skills eingesetzt werden. Es soll verdeutlicht werden, dass die Anwendung der zwischenmenschlichen Skills aus der Standard-DBT durch die Familienskills ergänzt und optimiert werden kann.

Didaktik: Lesen und besprechen Sie mit den Teilnehmerinnen das Infoblatt 9. Lassen Sie die Teilnehmerinnen möglichst viele der Inhalte eigenständig mithilfe des Infoblattes wiederholen. Dabei sollten die drei Aspekte einer zwischenmenschlichen Situation und deren Priorisierung erläutert werden. Je nach Priorisierung werden andere Skills genutzt. Besprechen Sie, dass Kompromissvorschläge in der Regel hilfreich sind, um die Beziehung zu erhalten.

Besprechen Sie, inwieweit die Familienskills und die zwischenmenschlichen Fertigkeiten sich sinnvoll ergänzen können. Diskutieren Sie auch, welche der zwischenmenschlichen Skills insbesondere in nahen Beziehungen vermutlich eine große Rolle spielen.

Wenn Sie genügend Zeit haben, nutzen Sie eine Situation, die die Teilnehmerinnen erlebt haben, als Beispiel. Lassen Sie verschiedene Teilnehmerinnen einschätzen, wie sie die drei Aspekte (Ziel, Beziehung und Selbstachtung) bzgl. dieser Situation gewichten würden. Dies kann beispielsweise geschehen, indem Sie die Teilnehmerinnen bitten, sich vorzustellen, es gäbe für jeden Aspekt einen Topf. Jede Teilnehmerin soll sich vorstellen, sie habe 100 Kugeln, die sie auf die drei Töpfe (Ziel, Beziehung und Selbstachtung) verteilen kann. Wie würde die Verteilung ausfallen? Nutzen Sie eine „Verteilung“ als Beispiel und überlegen Sie gemeinsam mit der Gruppe, welche Skills aufgrund dieser Verteilung in dieser Situation eingesetzt werden sollten. Fragen Sie, welche Familienskills und Regeln für ein konstruktives Konfliktgespräch zusätzlich zur Anwendung kommen könnten. Wenn Sie ausreichend Zeit zur Verfügung haben, können Sie die Teilnehmerinnen diese Situation im Rollenspiel üben lassen. Gehen Sie dabei so vor, wie es oben bei Infoblatt 3 im Abschnitt zur Didaktik für das Rollenspiel beschrieben wurde.

5.7.4 Problemmanagement: Info- und Übungsblätter

Infoblatt 1 **Problemmanagement**

Vorbereitung eines Gesprächs

In der Regel lösen wir einen Konflikt über ein Gespräch. Ob ein Gespräch gut verläuft und es Ihnen gelingt, ein Problem zu lösen oder gut mit ihm umzugehen, ist davon abhängig, ob Sie sich auf das Gespräch vorbereiten und Sie Familienskills sowie zwischenmenschliche Skills einsetzen.

Zu einer guten Gesprächsvorbereitung zählen:

1. die Festlegung des Gesprächsziels sowie
2. die Wahl des richtigen Zeitpunkts (Timing) für das Gespräch.

1. Gesprächsziel

Oft sind wir uns nicht klar, **um was es uns eigentlich gerade geht.** Dann wird es auch der anderen Person schwerfallen, unseren Wünschen zu entsprechen. Vor einem Gespräch müssen wir also klären, worum es uns gerade bei einem Konflikt geht und dies dem anderen Familienmitglied mitteilen. Wir sollten nicht erwarten, dass unser Gegenüber dieses erahnt.

Wenden Sie Achtsamkeit an, um herauszufinden, was Sie denken, fühlen und welches Ziel Sie für das Gespräch haben:

a) Möchte ich gehört und verstanden werden?

b) Möchte ich ein Problem lösen?

c) Möchte ich mich der anderen Person in der Beziehung näher fühlen?

2. Timing

Den richtigen Zeitpunkt für ein Gespräch zu finden und die Geduld zu haben, diesen abzupassen, ist nicht immer leicht und doch wichtiger als wir vielleicht denken. Nutzen Sie auch hier Skills zu Achtsamkeit und Achtsamkeit in der Beziehung.

Folgende *Fragen* helfen Ihnen zu klären, ob jetzt der richtige Zeitpunkt ist:

- Ist die **Situation** passend? Sind Sie beide gerade in der Lage, sich mit der vollen Aufmerksamkeit auf dieses Gespräch zu konzentrieren?
- Ist die **Anspannung** bei allen in einem Bereich, in dem eine Problembesprechung möglich ist? Sind Sie beide reguliert, um sich gegenseitig zuzuhören, ihre Gefühle angemessen auszudrücken, einander zu validieren und an einer Lösung zu arbeiten?
- Sind alle in einer einigermaßen **stabilen Grundverfassung**? Sind alle gesund, ausgeschlafen, satt und haben alle genug Zeit?
- Kann das Gespräch **ohne Störungen** ablaufen? Haben Sie sichergestellt, dass niemand hereinplatzt und die Telefone abgestellt sind?
- Sind alle damit **einverstanden**, das Gespräch jetzt zu führen? Stimmt die andere Person glaubhaft zu, jetzt über Ihr Anliegen zu sprechen, wenn Sie danach fragen?

Falls eine dieser Fragen mit „Nein“ beantwortet wird, ist es sinnvoller, das Gespräch zu verschieben und einen geeigneteren Zeitpunkt abzuwarten.

Infoblatt 2 — Problemmanagement

Regeln für ein Gespräch

Folgende Regeln helfen dabei, einen guten Gesprächsverlauf möglich zu machen:

1. **Beginnen Sie jedes Konfliktgespräch mit etwas Positivem:** Zeigen Sie der anderen Person, dass sie und die Beziehung zu ihr Ihnen wichtig ist.
   Beispiel: „Ich bin gerne mit dir zusammen, und ich wünsche mir, dass unsere gemeinsame Zeit ungetrübt ist. Daher würde ich gerne eine Sache mit dir besprechen, die mich beschäftigt."
2. **Seien Sie konkret und nicht bewertend:** Beschreiben Sie das Verhalten der anderen Person, welches für Sie problematisch ist, möglichst konkret (z. B. Zeit und Ort des Auftretens). Bewerten Sie nie die ganze Person und verzichten Sie auf Pauschalbewertungen, wie z. B. „immer" oder „nie".
   Beispiel: „Als wir uns gestern zum Abendessen in der Stadt verabredet hatten und auch bei der Verabredung am Donnerstag letzter Woche bist du jeweils 15 bis 20 Minuten zu spät gekommen ..." statt „Immer kommst du zu spät. Du bist ein unzuverlässiger Mensch."
3. **Besprechen Sie immer nur ein Problem:** Achten Sie darauf, das Problem klar zu umfassen und wärmen Sie keine vergangenen Probleme auf.
   Beispiel: „Ich würde mir wünschen, dass wir eine Lösung für solche Situationen finden. Also, dass du beim nächsten Mal pünktlich bist oder ich einen Weg finde, mich dadurch nicht verletzt zu fühlen." statt: „Du bist ja schon oft zu spät gekommen. Und du bist auch sonst oft unzuverlässig, z. B. hast du mich bei der Dienstreise vor zwei Monaten nicht gleich angerufen, wie versprochen, und auch Lisa hat sich schon mehrfach beschwert, dass sie auch auf deine Anrufe gewartet hat."
4. **Drücken Sie Ihre Gefühle aus:** Beschreiben Sie, welche Gefühle das angesprochene Verhalten bei Ihnen auslöst.
   Beispiel: „Wenn du zu spät zu unserer Verabredung kommst, ärgert mich das. Darunter bin ich aber eigentlich verletzt, weil ich mich nicht wertgeschätzt fühle."
5. **Erkennen und benennen Sie Ihren Anteil am Problem:** Beschreiben Sie so konkret wie möglich, was Sie getan oder unterlassen haben, was möglicherweise zum Verhalten der anderen Person beigetragen hat.
   Beispiel: „Ich glaube, ich habe dir noch nie gesagt, dass es mich verletzt und ärgert, wenn du zu spät kommst. Ich könnte mir vorstellen, dass dir gar nicht bewusst ist, dass es mir wichtig ist."
6. **Validieren Sie die Gefühle und Bedürfnisse der anderen Person so oft wie möglich:** Zeigen Sie, dass Sie die Gefühle der anderen Person verstehen und ernst nehmen und nicht nur an der Durchsetzung der eigenen Ziele interessiert sind.
   Beispiel: „Ich weiß, dass dir Pünktlichkeit nicht so wichtig ist. Du nimmst es anderen auch nicht übel, wenn sie unpünktlich sind. Und ich weiß, dass du an deinem Arbeitsplatz sehr gewissenhaft bist und es dir wichtig ist, die Sachen zu Ende zu bringen und du dann nicht alles stehen und liegen lassen willst."
7. **Klären Sie, welche Bereitschaft bei allen Beteiligten zur weiteren Lösung des Problems vorliegt:** Manchmal löst sich ein Problem allein dadurch, dass alle besser verstanden haben, worum es der bzw. dem Einzelnen geht. Besprechen Sie, ob eine weitere Bearbeitung des Problems notwendig ist und ob alle dazu bereit sind.
   Beispiel: „Meinst du, dass du – jetzt, da du weißt, dass mir Pünktlichkeit wichtig ist – mehr darauf achten wirst, pünktlich zu sein, oder sollen wir nochmal darüber sprechen, wie wir mit diesen Situationen anders umgehen könnten?"

Infoblatt 3 — Problemmanagement

Hilfreiche Familienskills für ein Gespräch

Um die auf Infoblatt 2 genannten Regeln einzuhalten, müssen Sie auf die bisher bereits gelernten Familienskills zurückgreifen. Im Folgenden sind diese und deren Anwendung beim Problemmanagement zusammengefasst:

Achtsamkeit hilft mir, zu erkennen, wie es mir geht und welches meine (primären) Gefühle, Bedürfnisse und Ziele sind.

- Ich muss spüren, ob ich gerade in der Lage bin, ein Problemgespräch konstruktiv zu führen.
- Ich erkenne und beschreibe mein eigenes Verhalten, das zum Konflikt beitragen könnte.

Achtsamkeit in der Beziehung hilft mir zu erkennen, wie es der anderen Person gerade geht und ob sie gerade jetzt dazu in der Lage ist, dieses Gespräch zu führen.

- Ich erkenne, ob wir beide in der Lage sind, die Dinge zu beschreiben und nicht zu bewerten.
- Ich beschreibe das Verhalten meines Gegenübers, welches mich stört oder eine Problemlösung verhindert.
- Ich kritisiere niemals die ganze Person oder Eigenschaften der Person, denn dies ist verletzend und gibt der Person wenige Hinweise, was sie konkret ändern kann.
- Ich verzichte auf Vorwürfe und das „Aufwärmen“ alter Vorwürfe.

Einen **angemessenen Gefühlsausdruck** benötige ich, um in der Situation meine primären Gefühle auf eine Art und Weise auszudrücken, die mein Gegenüber annehmen kann.

- Ich nutze einen angemessenen Gefühlsausdruck und spreche über meine Gefühle, ohne mich selbst oder die andere Person abzuwerten.
- Ich beschreibe, was das angesprochene Verhalten der anderen Person bei mir ausgelöst hat.

Validierung ist die Voraussetzung dafür, der anderen Person zu vermitteln, dass ich auch ihre Sichtweise und Gefühle akzeptiere und ernst nehme. Validierung zeigt, dass ich verstehen möchte, was die andere Person denkt und fühlt und ich nicht nur an der Durchsetzung meiner Ziele orientiert bin. Validierung verhindert, dass die Situation zum Machtkampf wird. Sie hilft, die Anspannung geringer zu halten und die Beziehung zu erhalten.

- Ich validiere die Gefühle oder Bedürfnisse der anderen Person so oft wie möglich.

Dialektik unterstützt mich darin, eine Sache aus verschiedenen Blickwinkeln zu betrachten und unterschiedliche Meinungen anzunehmen, auch wenn ich der Meinung der anderen Person nicht zustimme.

- Ich frage nach, was die andere Person gemeint hat. Gleichzeitig erkläre ich ihr, was ich genau meine.
- Ich verzichte auf Verallgemeinerungen wie „immer“, „nie“ oder „du bist ...“, stattdessen nutze ich Formulierungen wie „ab und zu“ oder „manchmal“ oder „ich empfinde...“.

Übungsblatt 1 — Problemmanagement

Vorbereitung und Durchführung eines Gesprächs

Wählen Sie als Thema für das Gespräch einen eher kleinen Konflikt aus, den Sie und Ihr Familienmitglied haben. Vergegenwärtigen Sie sich noch einmal die Strategien, Regeln und Skills, die vor und während eines Konfliktlösungsgesprächs hilfreich sind. Überlegen Sie, worauf Sie achten und was Sie sagen wollen, und notieren Sie dies im Folgenden. Nutzen Sie die folgende Checkliste als Hilfe für die Vorbereitung des Gesprächs:

Beschreiben Sie den Konflikt, über den Sie mit Ihrem Familienmitglied sprechen möchten, möglichst kurz und konkret, ohne zu bewerten.

____

____

Was ist das Ziel Ihres Gespräches? Kreuzen Sie den oder die entsprechenden Punkte an.

- ☐ Ich möchte ein Problem lösen, mein Ziel erreichen. (instrumentelles Ziel)
- ☐ Ich möchte mich der anderen Person in der Beziehung näher fühlen. (Beziehung)
- ☐ Ich möchte gehört und verstanden werden. (emotionales Ziel)

Wie könnten Sie das Gespräch positiv beginnen?

____

____

Seien Sie achtsam: Welche Gefühle löst das Verhalten der anderen Person bei Ihnen aus? Welches sind Ihre Wünsche und Bedürfnisse? Wie könnten Sie diese angemessen ausdrücken?

____

____

Notieren Sie Ihre eigenen Anteile am Konflikt. Was haben Sie getan oder unterlassen, was das Verhalten der anderen Person evtl. beeinflusst hat?

____

____

Welche Gefühle oder Gedanken der anderen Person könnten zu deren Verhalten beigetragen haben? Wie können Sie die Person validieren?

____

____

Wann wäre ein guter Zeitpunkt, das Gespräch zu beginnen? Welche Voraussetzungen sollten dafür gegeben sein?

____

____

Denken Sie während des Gesprächs immer an Folgendes:

- Nur ein Problem besprechen!
- Beschreiben, nicht bewerten oder verallgemeinern!
- Validieren, validieren, validieren!

Infoblatt 4 (Seite 1/2) **Problemmanagement**

Doppelte Kettenanalyse

Manche Gesprächsverlaufe sind hochemotional, und ähnliche Muster führen immer wieder zur Eskalation. Wenn Sie in einem solchen Muster gefangen sind, gelingt es Ihnen möglicherweise noch nicht, die bisher besprochenen Regeln und Strategien zur Problemlösung einzusetzen. Nur, wenn Sie dieses Muster verstanden haben, können Sie es verlassen. Nur, wenn Sie beide erkannt haben, was die andere bzw. den anderen so verletzt und wie es zur Eskalation kommt, haben Sie eine Chance, etwas zu ändern. Die doppelte Kettenanalyse dient dazu, den Ablauf eines solchen Konfliktes und die Bewertungen und Gefühle, die dabei entstehen, zu verstehen.

Es ist hilfreich, eine doppelte Kettenanalyse zunächst mithilfe Ihrer Therapeutin bzw. Ihres Therapeuten durchzuführen. Sie bzw. er wird Sie anleiten, die einzelnen Kettenglieder eines Konfliktes herauszuarbeiten.

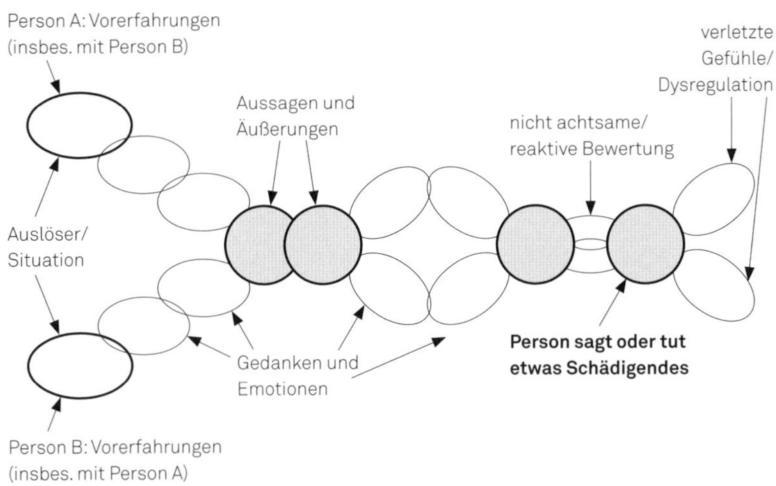

In der doppelten Kettenanalyse werden offene Kettenglieder und verdeckte Kettenglieder dargestellt. Die offenen Kettenglieder stehen für Verhaltensweisen in der Situation, die für alle Beteiligten offen sichtbar waren.

Beispiele für offene Kettenglieder:

- Handlungen,
- verbale Äußerungen, also das, was eine Person gesagt hat,
- Tonfall und Lautstärke, Körperhaltungen, Gesichtsausdruck (nonverbale Äußerungen).

Infoblatt 4 (Seite 2/2) **Problemmanagement**

Doppelte Kettenanalyse

Die verdeckten Kettenglieder bilden innere Prozesse ab, die für die andere Person nicht sichtbar waren. Sie erklären, warum es bei den Beteiligten zu bestimmten Handlungen und Aussagen kam.

Beispiele für verdeckte Kettenglieder:

- Anfälligkeiten (z.B. schlechter Schlaf, Kopfschmerzen),
- Gefühle, Gedanken, Bewertungen,
- Körperreaktionen (z.B. hohe Anspannung, Herzrasen).

Manchmal löst sich ein Konflikt bereits dadurch auf, dass wir verstehen, warum die andere Person sich auf eine bestimmte Weise verhalten hat. Ist das nicht der Fall, so können Sie mit Ihrer Therapeutin bzw. Ihrem Therapeuten oder später auch allein erarbeiten, an welchen Stellen der Kette Sie und das andere Familienmitglied aus Ihrem Verhaltensmuster aussteigen und Skills einsetzen könnten.

Infoblatt 5 — Problemmanagement

Doppelte Kettenanalyse am Beispiel von Frau X. und Herrn X.

Konfliktsituation: Frau X. und Herr X. waren abends zum Essen verabredet. Beide hatten sich darauf gefreut. Herr X. war in der U-Bahn steckengeblieben und kam zu spät. Frau X. empfing ihn ärgerlich und vorwurfsvoll. Eine doppelte Kettenanalyse ergibt folgende Informationen:

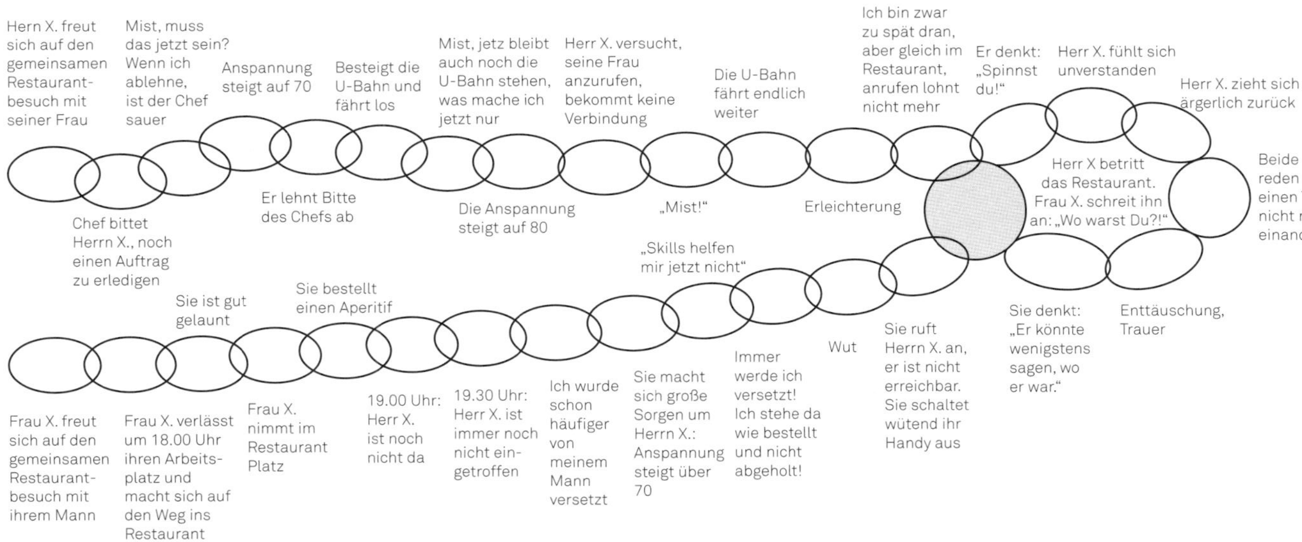

Durch die doppelte Kettenanalyse können Frau X. und Herr X im Nachhinein die eigenen Reaktionen und die des Gegenübers besser verstehen. Sie hätten eine Chance, sich gegenseitig zu validieren. Sie könnten sich nun überlegen, an welcher Stelle sie sich bei einer ähnlichen Situation in der Zukunft durch den Einsatz von Skills anders verhalten könnten, um die Eskalation zu verhindern.

Infoblatt 6 — Problemmanagement

Doppelte Kettenanalyse – Beispiel für das Vorgehen anhand der Spaltentechnik

Konfliktsituation: Die Geburtstagsfeier des Vaters, der 50 Jahre alt wurde, ist gerade vorbei. Der Sohn (Paul) hatte versprochen, zu kommen. Er kam aber nicht, weil er sich um einen Freund gekümmert hat, dessen Freundin die Beziehung beendet hatte. Der Freund ist psychisch belastet und leidet immer wieder unter Suizidgedanken. Paul hatte Sorge, dass sein Freund sich etwas antun könnte. Der Vater ist schon im Bett. Die Mutter ist noch wach und räumt auf. Der Sohn will sich in die Wohnung schleichen, trifft dabei aber auf die Mutter, und es kommt zu einem Konflikt, in dem nicht deutlich wird, warum der Sohn zu spät gekommen ist. Später dröseln die beiden die Situation in der Therapie mithilfe des Therapeuten auf.

Person A: Paul *Verdeckte Kettenglieder*	*Offene Kettenglieder*	**Person B: Mutter** *Verdeckte Kettenglieder*
Bevor die beiden aufeinandertreffen: Gedanken: Die sind bestimmt enttäuscht. Wie blöd von mir, dass ich nicht angerufen habe. Jetzt bekomme ich Ärger. Schuldgefühle, Angst, Anspannung		Bevor die beiden aufeinandertreffen: Gedanken: Hoffentlich ist ihm nichts passiert. Nie hält er sich an die Absprachen. Dem sind wir doch völlig egal. Angst um den Sohn, Wut, Enttäuschung, Anspannung
	Mutter sieht Sohn, als er an der Tür vorbeigeht. Sie sagt in ärgerlichem und aufgebrachtem Ton: „Ah, da ist der Herr ja. Wo willst du denn hin? Das ist ja typisch."	
Gedanke: „Das war ja klar. Jetzt bin ich mal wieder allein schuld. Die könnte ja auch mal fragen, was los war, bevor sie gleich schimpft." Verletzung, Wut, Anspannung steigt weiter		
	Paul sagt in gereiztem Ton und mit erhöhter Lautstärke: „Ach ja, typisch. Na klar. Ich bin immer an allem schuld. Lass mich doch in Ruhe!"	
		Gedanke: „Das ist ja unmöglich. Dem ist wirklich alles egal. Der hat ja gar keinen Respekt vor mir." Wut, Verletzung, Anspannung steigt
	…	

Übungsblatt 2 — Problemmanagement

Doppelte Kettenanalyse für Paare

Das Vorgehen

- Wählen Sie eine kleinere Konfliktsituation aus, die Sie analysieren möchten.
- Zeichnen Sie – zunächst jede bzw. jeder für sich – den eigenen Teil der Kette auf. Hierzu gehören natürlich auch die offen sichtbaren Kettenglieder.
- Beschreiben Sie die Abfolge der Handlungen, Gedanken, Gefühle usw. möglichst detailliert und Schritt für Schritt, so wie Sie eine Kettenreaktion beschreiben würden.
- Fügen Sie im nächsten Schritt die beiden Ketten zu einer doppelten Kette zusammen. Sie können sich dazu an den Beispielen auf dem Infoblatt 5 (doppelte Kettenanalyse) oder auf dem Infoblatt 6 (Spaltentechnik) orientieren. Nutzen Sie dafür ein neues Blatt Papier und fügen Sie die Kästen oder Kettenglieder in chronologischer Reihenfolge aneinander.
- Besprechen Sie Schritt für Schritt, was Sie beide gedacht, gefühlt, gesagt oder getan haben. Versuchen Sie, die inneren Prozesse der anderen Person nachzuvollziehen und zu validieren, wann immer Sie das können.

Wichtig:

- Bleiben Sie beschreibend und äußern Sie keine Vorwürfe oder Abwertungen (auch nicht nonverbal!).
- Treten Sie einen Schritt zurück und versuchen Sie sich von Verletzungen und Kränkungen zu lösen. Stellen Sie sich vor, Sie seien eine sachliche Analytikerin bzw. ein sachlicher Analytiker, die bzw. der wirklich nur verstehen will, wie sich diese Kettenreaktion erklären lässt.
- Beim Erstellen der Kettenanalyse geht es allein um das gegenseitige Verstehen. Versuchen Sie nicht, hier schon eine Lösung zu finden und auf Veränderung zu drängen.
- Erst wenn Sie den Konflikt verstanden haben, können Sie in einem nächsten Schritt schauen, an welcher Stelle welche Familienskills hilfreich gewesen wären.

Infoblatt 7 (Seite 1/2) **Problemmanagement**

Das Problemlöseschema nach Fruzzetti

Nur wenn es um ein konkretes und lösbares Problem geht, Sie ein gemeinsames Ziel benennen können und alle in der Lage sind, ihre Gefühle zu regulieren, bietet sich der Einsatz des Problemlöseschemas an.

Alan Fruzzetti hat das Problemlöseschema für die Bearbeitung von Problemen innerhalb einer Beziehung oder Familie angepasst. Mit dem Problemlöseschema lernen Sie, Probleme Schritt für Schritt zu lösen.

Probleme werden in diesem Schema in acht Schritten bearbeitet. Beherzigen Sie bei der Durchführung der acht Schritte alle Strategien und Skills von Infoblatt 1, Infoblatt 2 und Infoblatt 3.

Schritt 1: Problemdefinition

- Wählen Sie ein konkretes Problem aus, das Sie in Ihrer Familie lösen möchten.
- Fassen Sie das Problem in eigene Worte. Formulieren Sie das Problem so konkret wie möglich.
- Versuchen Sie eine Definition zu finden, auf die sich alle Beteiligten einigen können.

Schritt 2: Problemanalyse

- Überlegen Sie, in welchen Rahmenbedingungen das Problem auftritt. Was beeinflusst das Problem oder hält es evtl. aufrecht?
- Zu welchen Folgen führt das Problem?
- An dieser Stelle kann zur genaueren Analyse und zum besseren Verständnis des Problems eine doppelte Kettenanalyse angefertigt werden (vgl. Infoblatt 4).

Schritt 3: Ziel festlegen

- Formulieren Sie das angestrebte Ziel so konkret wie möglich.
- Einigen Sie sich auf eine Zielfestlegung, mit der alle einverstanden sind.

Schritt 4: Brainstorming

- Sammeln Sie möglichst spontan Lösungsideen.
- Geben Sie auch ungewöhnlichen Ideen eine Chance.

Schritt 5: Eine Lösung wählen (Commitment)

- Gehen Sie die im Brainstorming gesammelten Ideen einzeln durch. Sortieren Sie diese nach Umsetzbarkeit und nach eingeschätzter Wirksamkeit.
- Diskutieren Sie die Vor- und Nachteile Ihrer Lösungsideen.
- Vergeben Sie Plus- und Minuspunkte. Sortieren Sie alle Lösungsideen aus, die keine Pluspunkte erhalten haben.

Infoblatt 7 (Seite 2/2) **Problemmanagement**

Das Problemlöseschema nach Fruzzetti

- Diskutieren Sie, welche Hindernisse auf den unterschiedlichen Lösungswegen auftreten könnten.
- Wählen Sie anschließend eine Lösung oder eine Kombination von Lösungen aus.
- Holen Sie sich von allen Beteiligten das Einverständnis ein, die gefundene Lösung für eine bestimmte Zeit umzusetzen (Commitment).

Schritt 6: Umsetzung

- Setzen Sie die Lösung um.
- Besprechen Sie genau, was jeder von Ihnen tun wird.
- Stellen Sie sich bildhaft vor, wie Sie mit Widrigkeiten und Rückschlägen umgehen werden.
- Unterstützen und validieren Sie sich gegenseitig für Ihre harte Arbeit.

Schritt 7: Nachbesserung

- Überprüfen Sie zu einem vorher bestimmten Zeitpunkt, ob die umgesetzte Lösung funktioniert hat und an welchen Stellen Sie gegebenenfalls nachbessern müssen.
- Bessern Sie gegebenenfalls nach.
- Holen Sie sich von allen das Commitment dafür ein, es mit diesen Nachbesserungen weiter zu versuchen.
- Üben Sie weiter!

Schritt 8: Aufrechterhaltung sichern

- Behalten Sie die gefundene Lösung bei.
- Überarbeiten Sie sie bei Bedarf erneut.
- Holen Sie sich von allen das Commitment dafür ein, die Lösung beizubehalten.

Übungsblatt 3 (Seite 1/2) — Problemmanagement

Das Problemlöseschema

Wählen Sie eine alltägliche Meinungsverschiedenheit aus, die Sie und Ihre Angehörigen haben. Lernen Sie von den anderen. Arbeiten Sie zusammen. Gehen Sie gemeinsam die Checkliste Schritt für Schritt durch. Lassen Sie keinen Schritt aus!

Schritt 1: Problemdefinition: Formulieren Sie Ihr Problem in möglichst einfachen Worten.

____

____

Schritt 2: Problemanalyse: Welche Umstände tragen zum Problem bei, und welche Folgen halten es aufrecht? Fertigen Sie evtl. eine doppelte Kettenanalyse an, die Ihnen hilft, diese Umstände zu erkennen.

____

____

____

Schritt 3: Zieldefinition: Formulieren Sie das Ziel konkret, auf das Sie sich gemeinsam festlegen.

____

Schritt 4: Brainstorming: Lassen Sie Ihren Ideen freien Lauf. Sammeln Sie Ihre Lösungsideen.

1. ______________ 6. ______________
2. ______________ 7. ______________
3. ______________ 8. ______________
4. ______________ 9. ______________
5. ______________ 10. ______________

Schritt 5: Eine Lösung wählen (Commitment): Folgende Lösung(en) wollen wir ausprobieren:

____

____

Schritt 6: Umsetzung: Die Lösung soll bzw. die Lösungen sollen ab folgendem Datum umgesetzt werden: ______________. Zu folgendem Datum überprüfen wir, wie die Lösung funktioniert hat: ______________.

Übungsblatt 3 (Seite 2/2) — Problemmanagement

Das Problemlöseschema

Schritt 7: Nachbesserung: Besprechen Sie, wie die Umsetzung der Lösung bisher funktioniert hat. Wenn es Verbesserungsvorschläge gibt, halten Sie diese hier fest:

1. ______________________________

2. ______________________________

3. ______________________________

Schritt 8: Aufrechterhaltung sichern: Legen Sie sich alle darauf fest, die Lösung beizubehalten und gegebenenfalls Verbesserungen vorzunehmen, wenn diese notwendig werden.

Wir sichern zu, die Lösung bzw. die Lösungen weiter umzusetzen und nachzubessern, wenn nötig:

______________________	______________________
(Name 1)	(Name 2)
______________________	______________________
(Name 3)	(Name 4)

Infoblatt 8 — Problemmanagement

Skills, wenn die andere Person (noch) nicht zur Zusammenarbeit bereit ist

Wenn Ihr Gegenüber noch nicht bereit ist, an der Lösung des Problems zu arbeiten, können Sie verschiedene Skills einsetzen, um eine Zusammenarbeit zu fördern. Es geht darum, von der anderen Person eine Zustimmung zu einem bestimmten Vorgehen zu erhalten. Diese Zustimmung nennen wir in der Dialektisch-Behavioralen Therapie (DBT) Commitment.

Denken Sie daran, dass Sie eine Zusammenarbeit nicht erzwingen können und auch nicht sollen.

Grundlagen zur Verbesserung der Zusammenarbeit

- **Doppelte Kettenanalyse:** Nutzen Sie die doppelte Kettenanalyse, um zu verstehen, welche inneren Prozesse im Gegenüber ablaufen, die eine Verhaltensänderung verhindern.
- **Timing:** Finden Sie den passenden Zeitpunkt, um ein Gespräch positiv zu beginnen.
- **Achtsamkeit/Achtsamkeit in der Beziehung:** Nutzen Sie Achtsamkeit und Achtsamkeit in der Beziehung. Beschreiben Sie das Verhalten der anderen Person.

Skills zur Verbesserung der Zusammenarbeit

- **Regeln für den Gesprächsverlauf** (vgl. Infoblatt 2).
- **Angemessener Gefühlsausdruck**.
- **Validierung**.
- **Zwischenmenschliche Fertigkeiten mit Orientierung auf die Beziehung** (vgl. Infoblatt 9).
- **„Fuß in der Tür“:** Verhandeln Sie kleine Verhaltensveränderungen, z. B. durch eine kleine Bitte.
- **Treten Sie einen Schritt zurück:** Denken Sie darüber nach, ob Ihr Gegenüber im Augenblick eine Lösung möchte oder in der Lage ist, eine Lösung zu erzielen.

Akzeptanz, wenn sich nichts ändert

- Es kann sein, dass sich Ihr Familienmitglied nicht auf eine Verhaltensänderung einlässt oder sich der Konflikt trotz Einsatz aller Skills nicht lösen lässt.
- Ist das der Fall, dann arbeiten Sie an der Akzeptanz der Situation und des Verhaltens Ihres Familienmitglieds (Dieser Skill wird im Modul „Akzeptanz und Nähe“ genauer erläutert.)

Infoblatt 9 — Problemmanagement

Skills für ein Konfliktgespräch

In der Standard-DBT wurden Skills entwickelt, die in Situationen mit anderen Menschen eingesetzt werden können, (a) um das eigene Ziel zu erreichen, (b) um die Beziehung zu einer anderen Person und (c) um die eigene Selbstachtung aufrechtzuerhalten.

Diese drei Aspekte spielen natürlich insbesondere in nahen Beziehungen immer eine Rolle und sollten auch in Konfliktgesprächen zur Anwendung kommen.

Je nachdem, wie wichtig Ihnen in einer Situation das Ziel, die Beziehung und die Selbstachtung ist, sollten Sie den Schwerpunkt auf bestimmte Skills legen (vgl. Bohus & Wolf-Arehult, 2013).

Überblick über die zwischenmenschlichen Skills der Standard-DBT

a) Ziel

Sie erreichen Ihr Ziel durch **6 Bs:**

- **Beschreiben:** Beschreiben Sie die momentane Situation so genau wie möglich.
- **Betonen:** Bringen Sie Ihre Wünsche, Bitten und Ablehnungen klar zum Ausdruck, auch durch Ihre Körperhaltung.
- **Belohnen:** Belohnen oder verstärken Sie positive Reaktionen des Gegenübers.
- **Beharren:** Bleiben Sie bei Ihrem Standpunkt und lassen Sie sich nicht ablenken („Kratzer in der Schallplatte").
- **Beeindrucken:** Zeigen Sie sich überzeugt, entspannt und selbstsicher.
- **Bieten:** Bieten Sie der anderen Person etwas an: Verhandeln Sie. Das gilt besonders für Situationen, in denen Ihr Gegenüber nicht verpflichtet ist, Ihnen dabei zu helfen, Ihr Ziel zu erreichen.

b) Beziehung

Sie erhalten die Beziehung aufrecht durch **LIVE:**

- **L**ächeln: Bleiben Sie ruhig und freundlich.
- **I**nteresse zeigen: Seien Sie aufmerksam, hören Sie genau zu. Lassen Sie andere ausreden.
- **V**alidieren: Versuchen Sie die Meinung des Gegenübers nachzuvollziehen, auch wenn Sie anderer Meinung sind.
- **E**asy nehmen: Sorgen Sie für eine leichte, entspannte und humorvolle Atmosphäre.

c) Selbstachtung

Sie handeln im Einklang mit Ihren Werten, Sie sind **FAIR:**

- **F**airness: Seien Sie fair zu sich selbst und zur anderen Person. Nutzen Sie die anderer Person nicht aus und lassen Sie sich nicht ausnutzen.
- **A**kzeptanz: Akzeptieren Sie Ihre Entscheidung und sorgen Sie dafür, dass die andere Person diese auch akzeptiert.
- **I**nnere Werte: Handeln Sie gemäß Ihren Überzeugungen und Ihrer inneren Werte.
- **R**ealität: Bleiben Sie bei der Wahrheit. Vermeiden Sie Lügen, Ausreden oder Übertreibungen.

5.8 Modul Akzeptanz und Nähe

5.8.1 Einführung

In den bisherigen Kapiteln ging es um Strategien, die Veränderungen ermöglichen sollen. Manchmal bleibt die Veränderung jedoch aus. Wollen die Beteiligten in der Beziehung bleiben, ist die einzige Möglichkeit, die fehlende Veränderung zu akzeptieren. Fehlende Akzeptanz führt zu chronischem Leid und zu Verbitterung. Akzeptanz bedeutet, aufzuhören, die andere Person und ihr Verhalten verändern zu wollen, auch wenn das Verhalten „wahnsinnig" macht. Jedes Verhalten eines Angehörigen, bei dem alle Veränderungsbemühungen fehlgeschlagen sind, und das nicht den eigenen Werten widerspricht oder gefährlich ist, ist für echte Akzeptanz geeignet. Zu echter Akzeptanz gehört auch, Bewertungen und Wut vorbeiziehen zu lassen, ohne sie auszudrücken. Akzeptanz ist zunächst oft mit Schmerz, Trauer und Enttäuschung verbunden. Es ist wichtig, mit diesen primären Gefühlen angemessen umzugehen. Eine Konzentration auf die primären Gefühle, Selbstvalidierung und ein freundlicher Umgang mit sich selbst helfen, Bewertungen zu reduzieren (Fruzzetti & Payne, 2015).

Auch hier ist der erste Schritt, ein Commitment. Die Beteiligten entscheiden sich bewusst, das Verhalten der anderen Person akzeptieren zu wollen. Sie müssen wissen, dass dies ein Prozess ist, der viel Geduld benötigt. Sie müssen auch wissen, dass die Arbeit an Akzeptanz nicht bedeutet, dass alles gut ist. Das Verhalten der anderen Person wird weiterhin stören. Wenn man daran arbeitet, es zu akzeptieren, wird man sich mit schmerzhaften Gefühlen auseinandersetzen und die Verantwortung für sich selbst übernehmen müssen. Es ist eine Entscheidung, die jeder für sich allein treffen muss und die man auch nicht mit der anderen Person teilen sollte.

Wenn ich das Verhalten der anderen Person verstehe, wird es mir leichter fallen, dieses zu akzeptieren. Die Beteiligten sollten darüber nachdenken, wie die Lerngeschichte der anderen Person das Verhalten beeinträchtigt hat, aus welchem Kontext heraus dieses Verhalten auftritt und welche Gefühle und Überzeugungen zu diesem Verhalten gehören. Die Beteiligten können versuchen, das Verhalten in Zusammenhang mit positiven Eigenschaften der anderen Person zu sehen.

Die Person, die sich in Akzeptanz übt, kann versuchen, Stimuluskontrolle zu üben und ihre Aufmerksamkeit auf andere Dinge zu richten. Die Person versucht also, wenn möglich, die Situation zu vermeiden, die in ihr die starken Gefühle auslöst. In manchen Situationen ist dies auch tatsächlich möglich (vgl. Beispiel 1 auf Infoblatt 1). In anderen Situationen ist es zumindest möglich, die Aufmerksamkeit auf andere Dinge zu lenken, die Scheinwerfer nicht auf das zu richten, was gerade so hilflos und ärgerlich macht.

5.8.2 Didaktik

Ziele des Moduls

Ziel dieses Moduls ist es, den Teilnehmern zu vermitteln, wie schädlich es für eine Beziehung ist, gegen ein bestimmtes Verhalten einer anderen Person zu kämpfen, wenn sich dieses nicht ändern lässt. Sie sollen verstehen, dass Akzeptanz eine Möglichkeit ist, mit diesem Verhalten Frieden zu schließen und dadurch wieder Nähe in der Beziehung entstehen zu lassen. Den Teilnehmern soll jedoch auch erläutert werden, dass Akzeptanz ein schwieriger und möglicherweise auch schmerzhafter Prozess ist, der den Einsatz vieler anderer Skills erfordert.

Didaktisches Vorgehen

Sammeln Sie mit den Teilnehmern Beispiele für ein Verhalten ihres Kindes, ihrer Partnerin bzw. ihres Partners, welches sie zur Weißglut bringt. Fragen Sie, was die Teilnehmer bisher bereits versucht haben, um dieses Verhalten zu ändern. Haben diese Versuche funktioniert? Welche Auswirkungen hatte das auf die Beziehung? Fragen Sie die Teilnehmer, ob sie sich vorstellen können, dass es einen anderen Weg im Umgang mit diesen Verhaltensweisen geben könnte.

5.8.3 Einsatz der Handouts

Infoblatt 1: Verstärken Sie die Akzeptanz für die andere Person, auch für das Verhalten, welches Sie wahnsinnig macht

Ziel: Die Teilnehmer sollen verstehen, wann Akzeptanz sinnvoll ist und warum (vgl. Kapitel 5.8.1). Ihnen soll klar werden, dass der Weg zur Akzeptanz schwierig und schmerzhaft sein kann und daher viel von ihnen abverlangt. Sie sollen verstehen, welche Skills der Weg zur Akzeptanz umfassen kann und dies an einem der Beispiele nachvollziehen.

Didaktik: Besprechen Sie das Infoblatt 1 im Detail. Überprüfen Sie dabei immer wieder, ob die einzelnen Punkte verstanden wurden. Besprechen Sie je nach Setting, in dem Sie arbeiten, eines der Beispiele und die aufgeführten Skills, die eingesetzt wurden.

Übungsblatt 1: Akzeptanz üben

Ziel: Die Teilnehmer sollen Verhaltensweisen ihres Familienmitgliedes auswählen, bezüglich derer sie an Akzeptanz arbeiten wollen. Sie sollen die einzelnen Schritte, die dabei hilfreich sein können, am eigenen Beispiel durchführen.

Didaktik: Besprechen Sie das Übungsblatt 1 und lassen Sie dieses von den Teilnehmern während der Sitzung oder als Hausaufgabe ausfüllen. Besprechen Sie in der Folgesitzung, wie es sich angefühlt hat, das Übungsblatt auszufüllen. Erörtern Sie zu einem späteren Zeitpunkt (nach einigen Wochen), ob die Entscheidung zur Akzeptanz Bestand hatte und wie sich dies auf die Beziehung und die eigene Situation ausgewirkt hat. Falls das Vorgehen nicht funktioniert hat, versuchen Sie zu verstehen, warum. Validieren Sie die hinderlichen Gefühle oder Gedanken. Besprechen Sie, was die Teilnehmer bräuchten, um sich erneut in Akzeptanz zu üben. Beziehen Sie die Erfahrungen und Ideen der anderen Teilnehmer ein.

5.8.4 Akzeptanz und Nähe: Info- und Übungsblätter

Infoblatt 1 (Seite 1/4) **Akzeptanz und Nähe**

Verstärken Sie die Akzeptanz für die andere Person, auch für das Verhalten, welches Sie wahnsinnig macht!

Wahrscheinlich haben Sie schon viele Dinge versucht, um das Verhalten Ihres Kindes, Ihrer Partnerin oder Ihres Partners zu verändern. Es gibt jedoch Bereiche, in denen sich das Verhalten einer anderen Person einfach nicht ändert, obwohl Sie schon so viel versucht haben. Das ist frustrierend, enttäuschend und ärgerlich. Wenn Sie weiter versuchen, dieses Verhalten zu verändern und es sich nicht ändern lässt, führt dies zu Leid auf beiden Seiten, evtl. auch zu einer Verbitterung.

Die Alternative dazu, weiter an einer Veränderung zu arbeiten, ist Akzeptanz der Situation – so wie sie ist, auch wenn sie Ihnen nicht gefällt – und der fehlenden Veränderung. Diese Akzeptanz kann mit Schmerz verbunden sein.

Jedes Verhalten Ihrer bzw. Ihres Angehörigen, das nicht den eigenen Werten widerspricht oder gefährlich ist, ist geeignet für weitere Veränderungsbemühungen *oder* echte Akzeptanz.

Folgende Schritte sollten Sie beachten:

1. Seien Sie achtsam für die Konsequenzen Ihrer „nicht akzeptierenden Haltung". Konsequenzen könnten sein:
   - Dass Sie verletzlicher sind und dadurch weitere Konflikte auftreten.
   - Dass Sie sich emotional entfernen.
   - Dass Sie selbst leiden.
   - Dass die andere Person leidet.
   - Dass sich einer von beiden aus der Beziehung herauszieht, was zu weiterer Entfernung, mehr Konflikten und Leid beiträgt.
2. Seien Sie achtsam für alle Ihre (non)verbalen Versuche, das Verhalten Ihres Familienmitglieds zu verändern. Schreiben Sie diese auf.
3. Hören Sie auf, das Verhalten Ihres Familienmitglieds verändern zu wollen!
   - Das ist nicht leicht. Es kann schmerzhaft und enttäuschend sein, das Verhalten zu erleben.
   - Nehmen Sie sich einen festen Zeitraum vor. Entscheiden Sie z. B. in den nächsten vier Wochen keine Veränderungsversuche zu unternehmen.
   - Sagen Sie Ihrem Gegenüber nichts davon. (Es ist ein neuer Weg für Sie, weil die alten Strategien nicht funktioniert haben.)
4. Gehen Sie mit Ihrer Enttäuschung, Ihrem Ärger und Ihren Bewertungen angemessen um.
   - Bei *Enttäuschung*:
     - Selbstvalidierung.
     - Selbstberuhigung.
     - Aktiv werden, gerne mit der anderen Person.

Infoblatt 1 (Seite 2/4) **Akzeptanz und Nähe**

Verstärken Sie die Akzeptanz für die andere Person, auch für das Verhalten, welches Sie wahnsinnig macht!

- Bei *Ärger/Frustration*:
  - Nehmen Sie Ihre Bewertungen wahr. Erkennen Sie an, dass Ärger und Frustration in dieser Situation nachvollziehbare Gefühle sind. Machen Sie sich jedoch auch bewusst, dass dieses Muster (Ärger – Bewertungen – Ärger) destruktiv ist.
  - Erinnern Sie sich an Ihr Commitment zur Toleranz.
  - Lassen Sie Ihren Ärger und Ihre Bewertungen vorbeiziehen. Lassen Sie die anderen Gefühle zu und gehen Sie damit um. Mit der Zeit wird es leichter.

5. Verstehen Sie „die Bedeutung" des Verhaltens der anderen Person
   - ... vor dem Hintergrund ihrer Geschichte.
   - ... eingebettet in den gegebenen oder typischen Kontext.
   - ... als etwas, das mit positiven Eigenschaften der anderen Person verbunden ist.
   - ... mit den zugehörigen Emotionen, Überzeugungen, Wünschen, etc.
6. Ändern Sie die Dinge, denen Sie Aufmerksamkeit schenken (Wo bekomme ich was ich möchte?).
7. Lassen Sie sich vollständig auf Ihr Leben (mit der anderen Person) ein, wie es ist, anstatt durch Nicht-Akzeptanz abgelenkt zu sein.

Der vietnamesische buddhistische Mönch Thich Nhat Hanh hat die Bedeutung, nach erfolglosen Veränderungsbemühungen eine akzeptierende Haltung einzunehmen, in seinem Buch „Ich pflanze ein Lächeln" folgendermaßen beschrieben:

> *„Wenn Du verstehst, kannst Du nicht anders als zu lieben. Du kannst nicht mehr ärgerlich werden. Um zu verstehen, musst Du üben, zu sehen ... mit einem mitfühlenden Blick. Wenn Du verstehst, wirst Du lieben. Und wenn Du liebst, wirst Du Dich ganz von alleine so verhalten, dass Du das Leid anderer Menschen verringerst."*
>
> (Thích Nhất Hạnh, 2007, S. 100)

Anhand zweier Beispiele wird im Folgenden die Umsetzung der genannten Schritte veranschaulicht. In eckigen Klammern sind die eingesetzten Skills vermerkt.

Infoblatt 1 (Seite 3/4) — Akzeptanz und Nähe

Verstärken Sie die Akzeptanz für die andere Person, auch für das Verhalten, welches Sie wahnsinnig macht!

Beispiel 1 – Paar

Herr W. spielt abends, wenn er von der Arbeit nach Hause kommt, mit dem zweijährigen Sohn. Er freut sich riesig, ihn zu sehen, wirft ihn in die Luft und spielt Spiele, bei denen beide sehr lachen müssen. Frau W. macht das wahnsinnig. Sie weiß genau, dass diese Spiele den Sohn „aufkratzen" und es danach sehr schwer ist, ihn zur Ruhe und ins Bett zu bringen. Sie hat schon sehr oft versucht, ihren Mann davon zu überzeugen, sich abends ruhiger zu verhalten. Herr W. hat sein Verhalten jedoch nicht verändert. Dies führt regelmäßig zu Streit am Abend und belastet die Beziehung der Eheleute. Frau W. beschließt, sich um Akzeptanz dieses Verhaltens zu bemühen. Sie weiß, dass sie sich regelmäßig über ihren Mann ärgert. Sie macht sich ihre Gedanken bewusst: „Warum macht er das immer wieder? Er weiß doch, dass Luis dann nicht mehr zur Ruhe kommt. Dem ist das wohl völlig egal. Und wie es mir geht, ist ihm auch egal." *[Bewertungen identifizieren]*

Sie versucht, sich von den Bewertungen zu lösen und ihre primären Gefühle zu erkennen. Sie bemerkt, dass sie am Abend oft vom Tag mit dem Sohn gestresst ist und sich dann wünscht, dass er schnell ins Bett geht, damit sie endlich Zeit für sich hat. Sie wünscht sich dann auch, Nähe mit ihrem Mann zu erleben. Sie ist enttäuscht, weil sie ihren Mann schon oft gebeten hat, sich abends anders zu verhalten. *[Primäre Gefühle und Bedürfnisse identifizieren]*

Sie versucht, sich zuzugestehen, so zu fühlen: „O.k., das sind deine Gefühle, und das ist in Ordnung, so zu fühlen." *[Selbstvalidierung]*

Dann kann sie einen anderen Blick auf das Verhalten ihres Mannes werfen. Sie erkennt, dass dieser von seinem Vater kaum Aufmerksamkeit bekommen hat, obwohl er sich dies immer sehr gewünscht hat. Sie sieht, dass ihr Mann sich sehr auf seinen Sohn freut, wenn er nach Hause kommt und dieser Freude über die aktiven Spiele Ausdruck verleiht. Sie kann dann auch sehen, dass es eine positive Eigenschaft des Mannes ist, dass ihm sein Sohn wichtig ist, und er abends gern noch Zeit mit ihm verbringt. Sie weiß auch, dass ihr Mann ein anderes Temperament hat als sie. Die Spiele mit dem Sohn passen zur Art des Mannes, seine Zuneigung auszudrücken. *[Verhalten in einem anderen Kontext sehen – es verstehen und mit positiven Eigenschaften in Verbindung bringen]*

Sie beschließt, dass sie ab jetzt aufhören wird, zu versuchen, ihren Mann zu einem anderen Verhalten zu bewegen. *[Entscheidung für Akzeptanz]*

Da es für sie dennoch schwer bleibt, anzusehen, wie die beiden sich am Abend noch „hochpushen", beschließt sie, Mann und Sohn allein zu lassen, wenn der Mann nach Hause kommt. *[Stimuluskontrolle]*

Sie beschließt, sich in dieser Zeit in ihr Arbeitszimmer zurückzuziehen, um dort etwas Zeit für sich allein zu haben, um zu lesen oder Yoga zu machen. Im Sommer möchte sie zu dieser Zeit dann einen Spaziergang machen. *[Aufmerksamkeit auf etwas anderes lenken]*

Infoblatt 1 (Seite 4/4) — Akzeptanz und Nähe

Verstärken Sie die Akzeptanz für die andere Person, auch für das Verhalten, welches Sie wahnsinnig macht!

Beispiel 2 – Mutter-Tochter

Eine Mutter lebt allein, die Tochter lebt beim Vater. Die Mutter fühlt sich oft einsam und wünscht sich mehr Kontakt zu ihrer Tochter. Die Tochter bereitet sich gerade auf ihr Abitur vor und hat einen Freund, sodass sie wenig Zeit hat. Die Mutter macht der Tochter Vorwürfe und schreibt ärgerliche SMS, wenn die Tochter sich eine Weile nicht meldet. Sie überlegt, welches ihre Bewertungen sind: „Sie interessiert sich überhaupt nicht mehr für mich. Ich bin ihr egal. Sie will ihre alte Mutter nicht sehen."

[Bewertungen identifizieren]

Sie versucht, sich von den Bewertungen zu distanzieren und darunter ihre primären Gefühle zu erkennen. Sie stellt fest, dass sie sich gemeinsame Zeit mit ihrer Tochter und Nähe zur Tochter wünscht. Sie ist enttäuscht, dass ihre Tochter sich nicht mehr Zeit für sie nimmt.

[Primäre Gefühle und Bedürfnisse identifizieren]

Sie sagt sich: „Ja, ich wünsche mir Nähe und gemeinsame Zeit mit meiner Tochter. Das ist menschlich und nachvollziehbar."

[Selbstvalidierung]

Vielleicht gelingt es ihr dann, auch die Situation ihrer Tochter zu verstehen und deren Bedürfnisse und Gefühle zu validieren: „Ja klar, sie ist im Schulstress und möchte gern auch Zeit mit ihrem Freund und ihren Freundinnen und Freunden verbringen. Das ist ja eigentlich auch angemessen für ihr Alter. Es ist ja auch schön, dass sie Freunde hat und sich um die Freundschaften kümmert."

[Verhalten in einem anderen Kontext sehen – es verstehen/validieren]

Der Mutter wird klar, dass die Tochter sich durch ihre Vorwürfe eher noch stärker zurückgezogen hat. Die Mutter beschließt, zu akzeptieren, dass ihre Tochter aktuell weniger Zeit für sie hat.

[Entscheidung für Akzeptanz]

Erst als sie das tut, kann sie überlegen, was sie selbst für sich tun kann, um sich weniger einsam zu fühlen.

[Selbstfürsorge]

Sie nimmt sich vor, wieder in den Chor zu gehen und sich selbst mit Freundinnen zu treffen.

[Aufmerksamkeit auf etwas anderes lenken]

Die Tochter ist entlastet, weil sie keine Vorwürfe mehr von der Mutter erhält. Auch wenn die Tochter weiterhin nicht so viel Zeit mit der Mutter verbringt, wie diese sich wünschen würde, wird der Kontakt unbelastet und die Zeit, die sie miteinander verbringen, wird für beide schöner. Durch die Akzeptanz der Mutter ist wieder Nähe zwischen Mutter und Tochter entstanden.

Übungsblatt 1 (Seite 1/2) — Akzeptanz und Nähe

Akzeptanz üben

Bitte notieren Sie ein bis drei Dinge, die Sie an Ihrem Kind, Ihrer Partnerin bzw. Ihrem Partner annehmen möchten, weil diese sich nicht verändern lassen:

____

____

____

Bitte schreiben Sie auf, wie Sie bisher noch versuchen, das Verhalten der anderen Person zu verändern (durch Worte, Taten, Blicke, Liebesentzug usw.).

____

____

Bitte schreiben Sie auf, welche Konsequenzen Ihr Verhalten auf die andere Person, auf Sie selbst und auf Ihre Beziehung hat.

____

____

Welche Gefühle löst das Verhalten Ihres Kindes, Ihrer Partnerin bzw. Ihres Partners bei Ihnen aus (insbesondere auch die primären Gefühle)?

____

____

Können Sie einige validierende Sätze für sich selbst finden?
(z. B. „Ja, das ist schwer für mich. Ich bin enttäuscht, dass ________________ sich nicht anders verhält, manchmal macht es mich auch sehr traurig. Das ist menschlich und o.k. Das zeigt ja auch, dass mir diese Person sehr wichtig ist. ... Ich will versuchen, mich um meine Enttäuschung und Trauer zu kümmern, indem ich freundlich zu mir bin und ...")

____

____

____

____

____

____

____

Übungsblatt 1 (Seite 2/2) **Akzeptanz und Nähe**

Akzeptanz üben

Können Sie das Verhalten Ihres Kindes, Ihrer Partnerin bzw. Ihres Partners aus einem anderen Blickwinkel verstehen?
(z. B. „Wenn ich mir die Lebensgeschichte meiner Partnerin vor Augen führe, ist es ganz logisch, dass sie ...", „Wenn mir klar wird, dass für meine Tochter gerade nichts wichtiger ist, als einen guten Stand unter Gleichaltrigen zu haben, kann ich gut verstehen, dass sie ...", „Wenn ich mir vergegenwärtige, dass mein Partner sich nichts mehr wünscht als ..., kann ich verstehen, dass er ... immer wieder tut.")

____

____

____

____

____

____

Welche Eigenschaften der anderen Person schätzen Sie sehr? Vielleicht stehen diese Eigenschaften mit dem Verhalten in Zusammenhang?
(z. B. „Ich schätze sehr an meiner Tochter, dass sie so sozial ist und sich für ihre Freundinnen einsetzt. Dies ist eine Eigenschaft, die manchmal dazu führt, dass sie sich mehr um ihre Freundinnen kümmert als um die Schule.")

____

____

____

____

____

Was können Sie tun, um sich von diesem Verhalten abzulenken und in diesem Moment gut für sich zu sorgen?

____

____

____

6 Gruppenformate zur Vermittlung von Familienskills – Beispiele und Erfahrungen

Die Vermittlung von Familienskills in der Gruppe kann in unterschiedlichen Formaten erfolgen. Die Mehrfamiliengruppe im Darmstädter DBT-Netzwerk, die Angehörigengruppe der Hochschulambulanz des Adoleszentenzentrums am Zentralinstitut für Seelische Gesundheit Mannheim und die Elterngruppe in der Vorwerker Fachklinik für Kinder- und Jugendpsychiatrie in Lübeck sollen hier beispielhaft als Orientierung für die Gestaltung von Familienskills-Gruppen dienen.

6.1 Mehrfamiliengruppe

Teilnehmerinnen: Die Mehrfamiliengruppe setzt sich aus drei bis vier Familien zusammen. Die Gruppengröße sollte bei maximal 10 Teilnehmerinnen liegen. Die Teilnahme kann durch unterschiedliche Familienmitglieder erfolgen (z. B. Eltern und Kinder, Geschwister, Ehe- oder Lebensgemeinschaften). Aus jeder Familie nehmen sowohl Betroffene als auch Angehörige teil. Es ist wünschenswert, jedoch keine Voraussetzung, dass die Betroffenen sich gleichzeitig in einer DBT-Einzeltherapie befinden. Die Teilnehmerinnen verpflichten sich zu einer regelmäßigen Teilnahme. Um die Teilnahme aller Gruppenmitglieder zu ermöglichen, ist es ratsam, die Sitzungen in den frühen Abendstunden durchzuführen.

Skillstrainerinnen: Die Gruppe wird von zwei Therapeutinnen geleitet, die sowohl in Standard-DBT als auch in der DBT-Familientherapie fortgebildet sind. Wie in der Einzeltherapie achtet eine der beiden Therapeutinnen auf die Struktur und sorgt dafür, dass der „rote Faden“ nicht verloren geht. Die zweite Therapeutin behält die Gruppendynamik im Blick und validiert oder begrenzt, falls notwendig, einzelne Teilnehmerinnen.

Akquise: Die Teilnehmerinnen sind Patientinnen und deren Familien, die von ihren Therapeutinnen rekrutiert wurden. Es können sich aber auch Patientinnen und deren Familien anmelden, die durch Aushänge, Flyer oder Trialog-Veranstaltungen vom Angebot erfahren haben.

Ablauf und Struktur: Die Mehrfamiliengruppe in Darmstadt beginnt mit einem Tagesworkshop (10.00 bis 16.00 Uhr an einem Samstag). Ein solcher Beginn mit gemeinsamem Mittagessen fördert die Gruppenkohärenz und das Commitment für die weitere Teilnahme. Auf den Tagesworkshop folgen 8 Gruppentermine à 90 Minuten, die in der Regel wöchentlich in den frühen Abendstunden angeboten werden. Im Tagesworkshop wird das gegenseitige Kennenlernen gefördert. Die Teilnehmerinnen werden über die Gruppenregeln, die Inhalte der Mehrfamiliengruppe und die Grundannahmen informiert. Vormittags erhalten die Teilnehmerinnen Informationen über die BPS, über das Biosoziale Modell der Entstehung der BPS, über Komorbiditäten, Verlauf und Prognose der Erkrankung. Nachmittags wird in die Themen Achtsamkeit und Achtsamkeit in der Beziehung eingeführt. In unserem Setting nutzen wir an dieser Stelle Übungen aus dem Tango Argentino (vgl. Gunia & Quiroga Murcia, 2017 und Kapitel 6.5). Der Tag endet mit einem Schlussblitzlicht und dem Verteilen von Hausaufgaben.

Die nachfolgenden Gruppensitzungen sind alle ähnlich aufgebaut. Sie beginnen und enden mit einer Achtsamkeitsübung. In der ersten Hälfte der Sitzung werden die Hausaufgaben besprochen, und nach einer kurzen Pause werden in der zweiten Hälfte der Sitzung neue Inhalte vermittelt (vgl. Tabelle 3).

Tabelle 3: Ablaufplan und mögliche Inhalte der Mehrfamiliengruppe

Tages-workshop	• Gegenseitiges Kennenlernen • Überblick über Inhalte und Ziele der Mehrfamiliengruppe • Psychoedukation über Entstehung der Borderline-Persönlichkeitsstörung, Verlauf und Prognose • Einführung in Achtsamkeit und Achtsamkeit in der Beziehung • Erläuterung der Hausaufgaben
Sitzung 1	• Achtsamkeitsübung • Besprechung der Hausaufgaben • Psychoedukation: Primäre und sekundäre Emotionen • Erläuterung der Hausaufgaben • Achtsamkeitsübung
Sitzung 2	• Achtsamkeitsübung • Besprechung der Hausaufgaben • Vertiefung: Primäre und sekundäre Emotionen • Besprechung der Funktion von Gefühlen • Erläuterung der Hausaufgaben • Achtsamkeitsübung
Sitzung 3	• Achtsamkeitsübung • Besprechung der Hausaufgaben • Darstellung des Transaktionsmodelles der Entstehung von Konflikten

Tabelle 3: Fortsetzung

	• Erläuterung der Hausaufgaben • Achtsamkeitsübung
Sitzung 4	• Achtsamkeitsübung • Besprechung der Hausaufgaben • Emotionsmanagement • Adäquates Ausdrücken von Gefühlen • Reaktivierung der Beziehung • Erläuterung der Hausaufgaben • Achtsamkeitsübung
Sitzung 5	• Achtsamkeitsübung • Besprechung der Hausaufgaben • Validieren • Erläuterung der Hausaufgaben • Achtsamkeitsübung
Sitzung 6	• Achtsamkeitsübung • Besprechung der Hausaufgaben • Zwischenmenschliche Fertigkeiten • Erläuterung der Hausaufgaben • Achtsamkeitsübung
Sitzung 7	• Achtsamkeitsübung • Besprechung der Hausaufgaben • Problemlösetechniken, Doppelte Kettenanalysen • Erläuterung der Hausaufgaben • Achtsamkeitsübung
Sitzung 8	• Achtsamkeitsübung • Besprechung der Hausaufgaben • Skills für konflikthafte Situationen • Was kann man tun, wenn sich die Situation nicht ändern lässt? • Ausblick und Abschied • Achtsamkeitsübung

6.2 Angehörigengruppe

Teilnehmerinnen: An der Angehörigengruppe nehmen Angehörige von Betroffenen, die in ambulanter Behandlung der Hochschulambulanz des Adoleszentenzentrums des Zentralinstituts für Seelische Gesundheit in Mannheim sind, teil. Bei den Teilnehmerinnen kann es sich um Eltern, Großeltern oder Partnerinnen handeln. Wir empfehlen eine Gruppengröße von maximal zwölf Teilnehmerinnen. Es handelt sich um eine geschlossene Gruppe. Am Modul Validierung nehmen zusätzlich auch die Patientinnen teil. Voraussetzung für die Teilnahme der Angehörigen ist, dass die Patientinnen sich gleichzeitig in einer Standard-DBT-Behandlung (Einzeltherapie und Skillsgruppe) in der Hochschulambulanz befinden. Die Teilnehmerinnen an der Angehörigengruppe verpflichten sich in einem Behandlungsvertrag zu einer regelmäßigen Gruppenteilnahme. Die Gruppe findet in den Abendstunden statt, um berufstätigen Angehörigen die Teilnahme zu ermöglichen.

Skillstrainerinnen: Die Gruppe wird von zwei Therapeutinnen geleitet, die sowohl in Standard-DBT als auch in der DBT-Familientherapie ausgebildet sind. Beide Therapeutinnen achten auf die Einhaltung der Struktur. Sie validieren und drängen auf Veränderung und berücksichtigen die Gruppendynamik.

Aufnahmeprozedere: Die Angehörigen werden von den Einzeltherapeutinnen der Patientinnen (16 bis 24 Jahre) der Hochschulambulanz des Adoleszentenzentrums auf eine Warteliste gesetzt. Die beiden Skillsgruppen-Trainerinnen führen mit den Angehörigen ein Vorgespräch. In diesem informieren sie die Angehörigen über Inhalt, Ablauf, Rahmenbedingungen und Regeln der Gruppe. Angehörige und Skillsgruppen-Trainerinnen unterzeichnen einen Behandlungsvertag für die Gruppenteilnahme.

Ablauf und Struktur: Die Angehörigengruppe findet als ambulantes Gruppentraining statt. Es besteht aus 11 Sitzungen à 90 Minuten (vgl. Tabelle 4). Die wöchentlichen Gruppensitzungen sind ähnlich aufgebaut. Sie beginnen mit einer Achtsamkeitsübung. Im Anschluss werden die Hausaufgaben der letzten Sitzung besprochen. Jede Teilnehmerin stellt ihre Hausaufgabe vor. Danach werden neue Inhalte vermittelt und geübt. Im Falle von Rollenspielen führen die Therapeutinnen Master-Role-Plays durch. Am Ende jeder Sitzung wird eine Hausaufgabe verteilt. Im Rahmen des Validierungs-Modul nehmen die Patientinnen an drei Sitzungen teil, sodass die Angehörigen im Rollenspiel üben können, die Patientinnen zu validieren.

Das DBT-Angehörigentraining beinhaltet Wissensvermittlung zur Borderline-Störung und Adoleszenz, individuelle und Familienskills (Hoffman et al., 2005; Fruzzetti, 2006, 2012) und Teile des Moduls „Den Mittelweg finden" des DBT-Skillstrainings für Jugendliche (von Auer & Bohus, 2017). Allen Teilnehmerinnen werden für das gesamte Training Informations- und Übungsblätter ausgehändigt.

Tabelle 4: Module der Angehörigengruppe

Einführung	• Gegenseitiges Kennenlernen und Anliegen der Teilnehmerinnen sammeln • Aufklärung, warum der Einbezug von Angehörigen in die Therapie wichtig ist • Vermittlung der Grundlagen der DBT und DBT-Grundannahmen für Familien

Tabelle 4: Fortsetzung

Borderline-Störung	• Was ist eine Störung der Emotionsregulation? • Vermittlung der diagnostischen Kriterien der Borderline-Persönlichkeitsstörung • Vermittlung des Transaktionalen Modells
Achtsamkeit	• Vermittlung: Was ist Achtsamkeit, woher kommt sie und wozu ist sie wichtig? • Praktizieren von Achtsamkeit
Umgang mit Stress	• Überblick über die Funktion von Stresstoleranzskills • Ausprobieren kurzfristig und langfristig wirksamer Stresstoleranzskills
Umgang mit Gefühlen	• Erkennen, dass Situationen unterschiedliche Gefühle und Handlungsimpulse auslösen • Unterscheidung zwischen primären und sekundären Gefühlen • Üben, primäre Gefühle zu erkennen und ggf. abzuschwächen • Angemessenen Gefühlsausdruck üben
Achtsamkeit in der Beziehung	• Bedeutung von Achtsamkeit in der Beziehung • Wirkung von Achtsamkeit in der Beziehung • Praktizieren von Achtsamkeit in der Beziehung
Validierung	• Verstehen, was Validierung ist und weshalb Validierung sinnvoll ist • Angehörige üben die Validierungsstrategien im Rahmen von Rollenspielen
Konflikte	• Konfliktmanagementstrategien kennenlernen • Konfliktmanagementgespräche üben, mit Orientierung auf das Ziel oder die Beziehung • Lernen, wie Eskalationen in Konflikten entstehen • Skills zur Konfliktentschärfung kennenlernen und in Rollenspielen üben
Verhalten ändern	• Siehe Interaktives Skillstraining für Jugendliche (von Auer & Bohus, 2017) • Positive Verstärker für dysfunktionales Verhalten verschieben • Negative Verstärker für dysfunktionales Verhalten entfernen • Den Einsatz von Skills positiv verstärken • Bestrafung von skillsbasiertem Verhalten abbauen
Akzeptanz und Nähe	• Akzeptanz als eine Möglichkeit, um Frieden mit dem Verhalten anderer Personen zu schließen • Skillseinsatz, um Akzeptanz zu fördern und Nähe in der Beziehung entstehen zu lassen

Tabelle 4: Fortsetzung

Wiederaufbau der Beziehung und Abschluss	• Wiederbelebung der Freude als Paar oder Familie • Resümee: Was war förderlich, was fehlte, Vorschläge und Wünsche für die Zukunft

6.3 Elterngruppe

Teilnehmerinnen: Das Angebot richtet sich an Eltern (und deren Lebensgefährtinnen), deren Kinder zur DBT-A-Behandlung in der Vorwerker Fachklinik für Kinder- und Jugendpsychiatrie sind oder waren. Die Eltern dürfen auch nach der Entlassung ihrer Kinder noch weiter an der Elterngruppe teilnehmen. Auch Eltern, deren Kinder in einer Jugendhilfeeinrichtung leben, können und sollen, wenn möglich, an der Gruppe teilnehmen. Die Eltern verpflichten sich, regelmäßig teilzunehmen. Es hat sich gezeigt, dass eine geschlossene Gruppe den Zusammenhalt, die Offenheit und den Mut, sich an Rollenspielen zu beteiligen, fördert. Eine günstige Gruppengröße liegt bei maximal zwölf Teilnehmerinnen. Die Gruppe ist nicht für professionelle Betreuerinnen aus Jugendhilfeeinrichtungen geöffnet.

Hinweis

Unsere Erfahrung zeigt, dass die Eltern, die in der Regel unter starken Schuld- und Schamgefühlen leiden, sich in einer Gruppe von anderen Eltern validiert und sicher fühlen, sodass sie ihre Ängste, Sorgen und Schulgefühle auch offen äußern. Unsere Annahme ist, dass diese Offenheit bei Anwesenheit von professionellen Helferinnen aus der Jugendhilfe, mit denen die Eltern doch manchmal auch in Konkurrenz stehen, verringert werden könnte. Außerdem sind professionelle Helferinnen vermutlich in ihrer Emotionalität nicht so nah an den Kindern wie die Eltern und leiden daher unter anderen Schwierigkeiten als diese.

Skillstrainerinnen: Die Gruppe wird von einer in DBT-A und Familienskills geschulten Therapeutin und einer ebenfalls geschulten Mitarbeiterin aus dem Pflege- und Erziehungsdienst geleitet. Auch hier teilen sich die beiden Personen die Rollen auf, sodass die Skillstrainerin für die inhaltliche Wissensvermittlung zuständig ist, während die andere Person die Gruppe im Blick hat, begrenzt und validiert. Die Rollen sind dabei nicht immer klar abgegrenzt und können auch spontan wechseln.

Aufnahmeprozedere: Schon im Vorgespräch für die stationäre Behandlung werden die Eltern darüber informiert, dass auch sie Skills (die sog. Familienskills) lernen werden. Zum einen werden diese Skills in den Familiengesprächen vermittelt, zum anderen gibt es das Angebot der Elterngruppe. Die Teilnahme der Eltern an der Gruppe wird den Eltern nahegelegt, ist jedoch keine Voraussetzung für eine Behandlung der Jugendlichen.

Struktur und Ablauf: Um eine Teilnahme auch für Eltern mit langen Anfahrtswegen zu ermöglichen, findet die Gruppe einmal im Monat an einem Nachmittag von 15.00 bis 18.00 Uhr statt. Die Anzahl der Termine wurde auf sechs begrenzt, um möglichst vielen Eltern den gesamten Durchlauf der Gruppe zu ermöglichen. Es existiert eine Warteliste für Eltern, die aktuell keinen Platz erhalten haben. Jede Sitzung beginnt mit einer Achtsamkeitsübung. Die Hausaufgaben aus der letzten Sitzung werden besprochen. Es folgt die Vermittlung von Theorie (Psychoedukation oder die Vorstellung eines neuen Skills). Die Anwendung des Skills wird anhand eines Master-Role-Plays vorgespielt und in Kleingruppen im Rollenspiel untereinander geübt. Eine neue Hausaufgabe wird erteilt. Die Gruppe endet mit einer Abschlussachtsamkeitsübung und einer Abschlussrunde zu der Frage, was die Eltern aus dieser Sitzung mitnehmen.

In den sechs Sitzungen müssen bzgl. der Vermittlung der Skills Schwerpunkte gesetzt werden. Je nach Gruppe können andere Schwerpunkte gewählt und andere Skills vorgestellt werden. Aus unserer Sicht sind die in Tabelle 5 dargestellten Skills zentral und sollten daher an alle Eltern vermittelt werden.

Tabelle 5: Sitzungen der Elterngruppe

Sitzung 1	• Begrüßung und Vorstellungsrunde • Achtsamkeitsübung: Achtsam Atmen • Einführung Familienskills von Fruzzetti • Biosoziales Modell sowie transaktionales Modell (kurze Version) vorstellen • Grundannahmen und Schweigepflicht • Abschlussachtsamkeit (Innehalten, Atem beobachten, Was nehme ich aus der heutigen Sitzung mit?)
Sitzung 2	• Achtsamkeitsübung: Atem zählen • Was ist Achtsamkeit? Warum ist Achtsamkeit hilfreich? • Was ist Achtsamkeit in der Beziehung? Warum ist Achtsamkeit in der Beziehung hilfreich? • Folien zu den Themen präsentieren • Was- und Wie-Fertigkeiten (Infoblätter) besprechen • Übung: Zweiergruppen bilden (möglichst nicht innerhalb der eigenen Familie) – eine Person erzählt, die andere hört achtsam zu • Übung nachbesprechen • Hausaufgabe: Achtsames Zuhören üben; bemerken, wenn man bewertet • Abschlussachtsamkeit

Tabelle 5: Fortsetzung

Sitzung 3	• Achtsamkeitsübung: Bodyscan • Kurze Wiederholung der letzten Sitzung • Hausaufgabe besprechen • Emotionsmanagement: Einführung und Skills aus der Standard-DBT • Arbeitsmaterialien zum Thema primäre und sekundäre Gefühle; Gefühlsprotokoll zum Erkennen primärer Gefühle besprechen • Hausaufgabe: ABC-Gesund bzw. Die Anfälligkeit für intensive Gefühle verringern; einen Aspekt auswählen, auf den die Eltern achten wollen • Abschlussachtsamkeit
Sitzung 4	• Achtsamkeitsübung: Achtsam atmen und inneres Lächeln • Kurze Wiederholung der letzten Sitzung • Hausaufgabe besprechen • Arbeitsmaterialien zu angemessenem Gefühlsausdruck • Rollenspiel zu angemessenem Gefühlsausdruck vor dem Plenum: vorab sammeln, was angemessen bzw. was unangemessen wäre; Nachbereitung • Master-Role-Play zu eigener Situation der Teilnehmerinnen • Hausaufgabe: Gefühlsprotokoll zu eigener Situation (primäres Gefühl erkennen) • Abschlussachtsamkeit
Sitzung 5	• Achtsamkeitsübung zu Inselskill (alle Personen „frieren beim Signal ein“ und nehmen wahr, wie es sich anfühlt; die Körperhaltung darf nach der Auflösung geändert werden; Ziel: Im Alltag innehalten und wahrnehmen, welche Bedürfnisse ich gerade habe, und diese ernst nehmen) • Kurze Wiederholung der letzten Sitzung • Hausaufgabe besprechen • Thema Validierung: Zum Einstieg kurzes Rollenspiel durchführen: Durchlauf 1 – eine Teilnehmerin erzählt etwas von sich und die Trainerin invalidiert sie. Durchlauf 2 – eine Teilnehmerin erzählt etwas von sich und die Trainerin validiert sie. Danach Erfahrungen in der Gruppe sammeln: Was war anders? Wie wird es der Person gegangen sein? Anschließend die Rollenspiel-Teilnehmerin fragen: Wie ging es Ihnen? Warum könnte das hilfreich sein? • Arbeitsmaterialien zu Validierung verteilen • Rollenspiel in Großgruppe: eine Teilnehmerin erzählt von sich, die anderen Teilnehmerinnen validieren, die Teilnehmerin gibt Rückmeldung in Bezug auf die erfolgte Validierung in Form einer Geste: Daumen hoch oder runter • Situationen mit den eigenen Kindern besprechen: Wo fällt es schwer, zu validieren? Dazu Master-Role-Play durchführen

Tabelle 5: Fortsetzung

	• Falls dann noch Zeit sein sollte: Arbeitsmaterialien zu Selbstvalidierung und Frage: Wo invalidieren Sie sich häufig? Jede Person beantwortet das für sich, falls gewünscht, kann es mit der Gruppe geteilt werden • Hausaufgabe: Darauf achten, wann ich validiere oder invalidiere und wie die andere Person reagiert. Wann werde ich validiert oder invalidiert, wie fühlt sich das an? • Abschlussachtsamkeit
Sitzung 6	• Achtsamkeitsübung: Achtsam Hören • Kurze Wiederholung der letzten Sitzung • Hausaufgabe besprechen • Evtl. Inhalte aus Sitzung 5 beenden • Rollenspiele zu Situationen, von denen die Teilnehmerinnen aus dem familiären Kontext mit ihren Kindern berichten, Master-Role-Plays oder in Kleingruppen üben • Abschlussachtsamkeit und Verabschiedung: Was nimmt jede Teilnehmerin aus der Gruppe mit? Weitere Rückmeldungen

6.4 Erfahrungen mit den Gruppenformaten

Die Erfahrungen, die wir mit diesen Gruppenangeboten gemacht haben, sind sehr positiv. Zu Beginn sind die Teilnehmerinnen häufig noch angespannt und ängstlich in Bezug auf das, was sie erwartet. Wenn sie feststellen, dass es in der Gruppe nicht um Schuldzuweisungen und Vorhaltungen geht, sondern darum, sie in ihrer Situation wahrzunehmen und zu unterstützen, öffnen sie sich in der Regel immer mehr und berichten immer häufiger über ihre primären Gefühle. Häufig erwähnen die Teilnehmerinnen, dass sie die Grundannahmen für Familien entlastend und motivierend zugleich erleben. Neben der Validierung durch die Trainerinnen wird die Validierung untereinander als sehr unterstützend wahrgenommen.

Die Teilnehmerinnen äußern regelmäßig, dass sie verschiedene Skills gelernt haben. Oft werden hier die Achtsamkeit bezüglich der eigenen Person und eigenen Gefühle und Bedürfnisse, Achtsamkeit in der Beziehung, Emotionsmanagement und Validierung hervorgehoben. Sie berichten, dass für sie deutlich geworden ist, dass sie Selbstfürsorge betreiben dürfen und müssen. Außerdem benennen sie, wie verbindend und erleichternd es sich anfühlt, dass andere Angehörige ähnliche Schwierigkeiten haben. Auch die Informationen über die BPS erleben die Teilnehmerinnen als äußerst hilfreich. Sie erklären, dass sie ein besseres Verständnis für die BPS und ihr betroffenes Familienmitglied entwickelt haben.

Als Trainerin ist es wichtig, die Balance aus Validierung und Raumgeben auf der einen Seite und Strukturierung und Begrenzung von Redebeiträgen auf der anderen Seite zu halten. Die Erfahrung zeigt, dass Trainerinnen begrenzen dürfen, solange die Teilnehmerinnen spüren, dass eine grundsätzliche Wertschätzung ihnen gegenüber und ein Interesse für sie vorhanden ist.

Die betroffenen Jugendlichen und Erwachsenen zeigen sich erfreut darüber, dass auch ihre Angehörigen Skills erlernen, und berichten häufig, dass das Verhalten der Angehörigen sich ändert und die Beziehung sich verbessert. Sowohl Betroffene als auch Angehörige geben an, dass die Gruppenteilnahme zu mehr Nähe in der Beziehung, zu weniger Konflikten und mehr gegenseitiger Validierung führt.

In der Regel sollten die Gruppenformate durch Familiengespräche mit der jeweiligen Familie begleitet werden. Und hier noch einige Zitate von Angehörigen:

- „Wir haben mehr Verständnis füreinander."
- „Unser Umgang ist liebevoller."
- „Ich durchbreche den Invalidierungszyklus und lasse dadurch unnötige Gefühle nicht hochkochen."
- „Wir können wieder miteinander lachen."
- „Meine Tochter fühlt sich mehr verstanden, ernst genommen. Ich fühle mich im Umgang mit meiner Tochter sicherer und kann mich besser abgrenzen."
- „Durch Valideren konnte ich Verständnis gegenüber meiner Tochter entwickeln und ihr näher sein."
- „Ich höre meinem Kind mehr zu."
- „Ich habe gelernt, zu akzeptieren, wenn ich etwas nicht ändern kann und damit umzugehen."
- „Ich kann mein eigenes Verhalten wahrnehmen und besser steuern."
- „Ich habe überhaupt einmal verstanden, was mit meinem Kind ist und fühle mich dadurch nicht persönlich angegriffen."
- „Auch wenn ich gedacht habe, ich muss mich durchsetzen, habe ich verstanden, dass es manchmal wichtig ist, die Zündschnur jetzt nicht anzuzünden, sondern mich davon wegzuhalten."
- „Ich habe verstanden, dass sie es nicht extra macht, dass sie dann oft unglücklich mit sich selbst und ihren Gefühlen ist."
- „Ich habe gelernt, achtsam mit mir und meinen Gefühlen zu sein."
- „Ich frage mich jetzt: Ist es mir das wert, es hochkochen zu lassen und darüber einen Streit anzufangen – oder kann ich es einfach stehen lassen – und wir haben eine schöne Zeit zusammen."

6.5 Exkurs: Tango Argentino in der DBT

In diesem Kapitel geht es darum, Tango als Möglichkeit vorzustellen, Achtsamkeit in der Beziehung zu üben. Sollten Sie selbst, eine andere Trainerin oder eine Teilnehmerin in der Gruppe eine Affinität zum Tango Argentino haben, so bietet sich die Möglichkeit, den Tango als Übungsfeld für Achtsamkeit und Achtsamkeit in der Beziehung zu nutzen. Im Tango werden verschiedene Sinne angesprochen. Er lädt dazu ein, ganz im Hier und Jetzt zu verweilen und bietet dadurch einen ganz sinnlich erlebbaren Zugang zur Achtsamkeit. Der Tango erfordert, dass ich mich selbst aber auch die Tanzpartnerin achtsam wahrnehme. Dies lässt sich wunderbar auf die Beziehung übertragen, die auch nur dann funktioniert, wenn ich sowohl mit mir selbst als auch mit der anderen Person achtsam umgehe. Hinzu kommt, dass ich auch die Musik und mein Umfeld (den Raum, die anderen Tanzpartnerinnen) achtsam wahrnehmen muss, um im Fluss tanzen zu können.

Zwischen Tango Argentino und Achtsamkeit besteht also eine Wechselwirkung, die therapeutisch in Paar-, Familien- oder Angehörigengruppen genutzt werden kann. Die Übungen können selbstverständlich auch bei gleichgeschlechtlichen Paaren angewandt werden. Natürlich können auch andere Paartänze genutzt werden, um Achtsamkeit und Achtsamkeit in der Beziehung zu verdeutlichen. Unserer Erfahrung nach bietet sich der Tango Argentino hier jedoch besonders an, weil es sich um einen improvisierten Tanz handelt, in dem keine festen Schrittabfolgen getanzt werden. Der Tanz ist also vom achtsamen Kontakt zwischen den Partnerinnen und dem Teilwerden im Moment abhängig.

Für Interessierte beschreibt das Buch „Tango in der Psychotherapie" (Gunia & Quiroga Murcia, 2017) detailliert, wie der Tango Argentino in der Psychotherapie genutzt werden kann. Im Folgenden wird eine konkrete Übung aus dem Buch beschrieben, die Sie – auch bei geringer Vorerfahrung mit dem Tango – zur Auflockerung und Abwechslung einsetzen können. Die Übung ermöglicht einen ganz neuen Erfahrungszugang.

Tango-Übung

Lassen Sie die Teilnehmerinnen als Paare zusammenkommen und sich einander gegenüber aufstellen. Jede Person legt dem jeweiligen Gegenüber die Hände auf die Schultern. Fordern Sie die Paare dazu auf, festzulegen, wer zuerst die führende und wer die folgende Rolle übernimmt. Bitten Sie die Tanzpartnerinnen, wenn möglich, die Augen zu schließen. Die führende Person wechselt nun achtsam und bewusst ihr Gewicht von einer zur anderen Seite, die Person in der „folgenden" Rolle folgt der Bewegung spiegelbildlich.

Nach einer Weile soll das Tanzpaar versuchen, die ersten gemeinsamen Schritte zu gehen. Dafür muss die führende Person ihr Gewicht deutlich auf einen Fuß legen und darauf achten, dass die folgende Person ihr Gewicht spiegelbildlich auf die gleiche Seite gebracht hat (d.h., die führende Person steht z.B. auf dem linken Fuß, die folgende Person auf dem rechten Fuß). Nun geht die führende Person klar und deutlich und dennoch achtsam die ersten Schritte nach vorne, die folgende Person passt sich dem Gehen spiegelbildlich an und geht rückwärts. Die führende Person muss hierfür die Augen wieder öffnen, da sie auch die Umgebung im Blick haben muss. Die folgende Person kann entscheiden, ob sie die Augen weiter geschlossen hält oder nicht. Die führende Person wechselt darin ab, vorwärtszugehen oder auf der Stelle das Gewicht zu wechseln. Die Paare bewegen sich in einer Runde entgegen dem Uhrzeigersinn.

Nach einer kurzen Zeit der „Trockenübung" legen Sie ein Tangostück auf und bitten die Paare, die gleiche Übung nun zur Musik durchzuführen. Lassen Sie die Paare nach dem Musikstück die Rollen wechseln, und beginnen Sie die Übung von vorne.

Sobald sich die Teilnehmerinnen im Gehen als Paar und zur Musik etwas sicherer fühlen, können Sie – während die Paare tanzen – verschiedene Instruktionen geben. Sie können die Teilnehmerinnen bitten, während des Tanzens die Achtsamkeit auf sich selbst zu richten, die Achtsamkeit auf die Tanzpartnerin zu konzentrieren oder die Achtsamkeit auf die Beziehung also auf sich als Paar und den Kontakt zu legen. Sie können auch darum bitten, die Achtsamkeit hauptsächlich auf die Musik zu richten.

Sind Sie selbst Tangotänzerin, so können Sie einen Tango vortanzen und selbst den beschriebenen Wechsel vollziehen: Die führende Person richtet die Achtsamkeit auf sich selbst, auf das Gegenüber oder auch die Beziehung und den Kontakt. Bitten Sie die Teilnehmerinnen, herauszufinden, wann sie ihre Achtsamkeit worauf gerichtet haben. Die Teilnehmerinnen sind meist darüber erstaunt, wie gut sich die Unterschiede erkennen lassen.

Literatur

Alvarez-Tomás, I., Soler, J., Bados, A., Martín-Blanco, A., Elices, M., Carmona, C. et al. (2017). Long-term course of borderline personality disorder: A prospective 10-year follow-up study. *Journal of Personality Disorders, 31*(5), 590–605. https://doi.org/10.1521/pedi_2016_30_269

American Psychiatric Association (APA)/Falkai, P. et al. (2018). *Diagnostisches und Statistisches Manual Psychischer Störungen DSM-5* (2., korr. Aufl.). Göttingen: Hogrefe.

Andrews, D.A. & Bonta, J. (1998). *The Psychology of Criminal Conduct* (2nd ed.). Cincinnati, OH: Anderson Publishing Co.

Bailey, R.C. & Grenyer, B.F.S. (2014). Supporting a person with personality disorder: A study of carer burden and well-beeing. *Journal of Personality Disorders, 28,* 136. https://doi.org/10.1521/pedi_2014_28_136

Bailey, R.C. & Grenyer, B.F.S. (2015). The relationship between expressed emotion and wellbeing for families and carers of a relative with borderline personality disorder. *Personality and Mental Health, 9,* 21–32. https://doi.org/10.1002/pmh.1273

Bandelow, B., Krause, J., Wedekind, D., Broocks, A., Hajak, G. & Rüther, E. (2005). Early traumatic life events, parental attitudes, family history, and birth risk factors in patients with borderline personality disorder and healthy controls. *Psychiatry Research, 134,* 169–179. https://doi.org/10.1016/j.psychres.2003.07.008

Barzilay, S., Brunstein-Klomek, A., Apter, A., Carli, V., Wasserman, C., Hadlaczky, G. et al. (2017). Bullying victimization and suicide ideation and behavior among adolescents in Europe: A 10-country study. *The Journal of adolescent health: official publication of the Society for Adolescent Medicine, 61,* 179–186. https://doi.org/10.1016/j.jadohealth.2017.02.002

Bateman, A. & Fonagy, P. (2019). A randomized controlled trial of a mentalization-based intervention (MBT-FACTS) for families of people with borderline personality disorder. *Personality disorders, 10,* 70–79. https://doi.org/10.1037/per0000298

Bäuml, J., Behrendt, B., Henningsen, P. & Pitschel-Walz, G. (2016). *Handbuch der Psychoedukation für Psychiatrie, Psychotherapie und Psychosomatische Medizin.* Stuttgart: Schattauer.

Berger, H. & Gunia, H. (2019). *Psychoedukative Familienintervention (PEFI): Behandlungsmanual bei psychotischen Störungen.* Stuttgart: Schattauer.

Bickerton, A., Garretty, T., Nair, J., Bailey, R. & Grenyer, B. (2013). Staying connected when emotions run high – Introducing a new intervention for families and carers of someone with a personality disorder. *Australian & New Zealand Journal of Psychiatry, 47 (Suppl. 1),* 5.

Bland, A.R., Williams, C.A., Scharer, K. & Manning, S. (2004). Emotion processing in borderline personality disorders. *Issues in Mental Health Nursing, 25,* 655–672. https://doi.org/10.1080/01612840490486692

Blum, N., Pfohl, B., John, D.S., Monahan, P. & Black, D.W. (2002). STEPPS: A cognitive-behavioral systems-based group treatment for outpatients with borderline personality disorder – A preliminary report. *Comprehensive Psychiatry, 43,* 201–310. https://doi.org/10.1053/comp.2002.33497

BMWFJ (Hrsg.). (2010). *Gesundheitliche Versorgung gewaltbetroffener Frauen. Ein Leitfaden für Krankenhaus und medizinische Praxis*. Verfügbar unter: https://www.gewaltinfo.at/uploads/pdf/bmwfj_gesundheitliche_versorgung_gewaltbetroffener_frauen.pdf

Bohus, M. (2019). *Borderline-Störung* (2., vollständig überarb. Aufl.). Göttingen: Hogrefe. https://doi.org/10.1026/02853-000

Bohus, M. & Bathruff, H. (2000). Dialektisch-Behaviorale Therapie der Borderline-Störung im stationären Setting. *Psychotherapie im Dialog, 1*(4), 55–66. https://doi.org/10.1055/s-2000-16703

Bohus, M., Lyssenko, L., Wenner, M. & Berger, M. (2016). *Lebe Balance: Das Programm für innere Stärke und Achtsamkeit* (2. Aufl.). Stuttgart: TRIAS.

Bohus, M. & Wolf-Arehult, M. (2013). *Interaktives Skillstraining für Borderline-Patienten* (2. Aufl.). Stuttgart: Schattauer.

Bouchard, S. & Sabourin, S. (2009). Borderline personality disorder and couple dysfunctions. *Current Psychiatry Reports, 11*(1), 55–62. https://doi.org/10.1007/s11920-009-0009-x

Bowen, M. (1978). *Family therapy in clinical practice*. Northvale, NJ: Jason Aronson, Inc.

Brahm, A. & Kornfield, J. (2006). *Mindfulness, Bliss, and Beyond: A Meditator's Handbook* (English Ed.). Sommerville: Wisdom Publications.

Bray, S., Barrowclough, C. & Lobban, F. (2007). The social problem-solving abilities of people with borderline personality disorder. *Behaviour Research and Therapy, 45,* 1409–1417. https://doi.org/10.1016/j.brat.2006.06.011

Brown, K.W. & Ryan, R.M. (2003). The benefits of being present: Mindfulness and its role in psychological well-being. *Journal of personality and social psychology, 84*(4), 822–848. https://doi.org/10.1037/0022-3514.84.4.822

Brunstein-Klomek, A., Snir, A., Apter, A., Carli, V., Wasserman, C., Hadlaczky, G. et al. (2016). Association between victimization by bullying and direct self injurious behavior among adolescence in Europe: A ten-country study. *European child & adolescent psychiatry, 25*(11), 1183–1193. https://doi.org/10.1007/s00787-016-0840-7

Buckholdt, K.E., Parra, G.R. & Jobe-Shields, L. (2014). Intergenerational transmission of emotion dysregulation through parental invalidation of emotions: Implications for adolescent internalizing and externalizing behaviors. *Journal of Child and Family Studies, 23,* 324–332. https://doi.org/10.1007/s10826-013-9768-4

Buck-Horstkotte, S., Renneberg, B. & Rosenbach, C. (2015). *Mütter mit Borderline-Persönlichkeitsstörung – Das Trainingsmanual „Borderline und Mutter sein"*. Weinheim: Beltz.

Burkhard, A. (2015). *Achtsamkeit – Entscheidung für einen neuen Weg* (2., überarbeitete und erweiterte Aufl.). Stuttgart: Schattauer.

Bush, J. (1995). Teaching self-risk management to violent offenders. In J. McGuire (Ed.), *What works: Reducing reoffending – Guidelines from research and practice* (pp. 139–154). Chichester: Wiley.

Chapman, A.L., Dixon-Gordon, K.L., Layden, B.K. & Walters, K.N. (2010). Borderline personality features moderate the effect of a fear induction on impulsivity. *Personality Disorders, 1*(3), 139–152. https://doi.org/10.1037/a0019226

Cheavens, J.S. & Heiy, J.E. (2011). The differential roles of affect and avoidance in major depressive and borderline personality disorder symptoms. *Journal of Social and Clinical Psychology, 30*(5), 441–457. https://doi.org/10.1521/jscp.2011.30.5.441

Davidson, R.J., Putnam, K.M. & Larson, C.L. (2000). Dysfunction in the neural circuitry of emotion regulation – A possible prelude to violence. *Science, 289*(5479), 591–594.

Distel, M.A., Middeldorp, C.M., Trull, T.J., Derom, C.A., Willemsen, G. & Boomsma, D.I. (2011). Life events and borderline personality features: The influence of gene-environment interaction and gene-environment correlation. *Psychological Medicine, 41,* 849–860. https://doi.org/10.1017/S0033291710001297

Distel, M.A., Rebollo-Mesa, I., Willemsen, G., Derom, C.A., Trull, T.J., Martin, N.G. et al. (2009). Familial resemblance of borderline personality disorder features: Genetic or cultural transmission? *Plos one, 4*(4), e5334. https://doi.org/10.1371/journal.pone.0005334

Distel, M.A., Trull, T.J., Derom, C.A., Thiery, E.W., Grimmer, M.A., Martin, N.G. et al. (2008). Heritability of borderline personality disorder features is similar across three countries. *Psychological Medicine, 38*(9), 1219–1229. https://doi.org/10.1017/S0033291707002024

Dunne, E. & Rogers, B. (2013). „It's us that have to deal with it seven days a week": Carers and borderline personality disorder. *Community Mental Health Journal, 49*(6), 643–648. https://doi.org/10.1007/s10597-012-9556-4

D'Zurilla, T.J. & Goldfried, M.R. (1971). Problem solving and behavior modification. *Journal of Abnormal Psychology, 78,* 107–126. https://doi.org/10.1037/h0031360

Ebner-Priemer, U.W. & Sawitzki, G. (2007). Ambulatory assessment of affective instability in borderline personality disorder: The effect of the sampling frequency. *European Journal of Psychological Assessment, 23*(4), 238–247. https://doi.org/10.1027/1015-5759.23.4.238

Ebner-Priemer, U.W., Welch, S.S., Grossman, P., Reisch, T., Linehan, M.M. & Bohus, M. (2007). Psychophysiological ambulatory assessment of affective dysregulation in borderline personality disorder. *Psychiatry Research, 150*(3), 265–275. https://doi.org/10.1016/j.psychres.2006.04.014

Ekdahl, S., Idvall, E., Samuelsson, M. & Perseius, K.-I. (2011). A life tiptoeing: Being a significant other to persons with borderline personality disorder. *Archives of Psychiatric Nursing, 25*(6), 69–76. https://doi.org/10.1016/j.apnu.2011.06.005

Ellison, W.D., Rosenstein, L.K., Morgan, T.A. & Zimmerman, M. (2018). Community and clinical epidemiology of borderline personality disorder. *Psychiatric Clinics of North America, 41*(4), 561–573. https://doi.org/10.1016/j.psc.2018.07.008

Fernández-Felipe, I., Guillén, V., Marco, H., Díaz-García, A., Botella, C., Jorquera, M. et al. (2020). Efficacy of „Family Connections", a program for relatives of people with borderline personality disorder, in the Spanish population: Study protocol for a randomized controlled trial. *BMC Psychiatry, 20,* 302. https://doi.org/10.1186/s12888-020-02708-8

Flynn, D., Kells, M., Joyce, M., Corcoran, P., Herley, S., Suarez, C. et al. (2017). Family Connections versus optimised treatment-as-usual for family members of individuals with borderline personality disorder: Non-randomised controlled study. *Borderline Personality Disorder and Emotion Dysregulation, 4,* 18. https://doi.org/10.1186/s40479-017-0069-1

Fruzzetti, A.E. (2006). *The high conflict couple. A dialectical behavior therapy guide to finding peace, intimacy, and validation*. Oakland: New Harbinger Publications.

Fruzzetti, A.E. (2012). *The family guide to borderline personality disorder: Finding peace in your family using dialectical behavior therapy*. Oakland, CA: New Harbinger Publications.

Fruzzetti, A.E. (2018). Dialectical behavior therapy with parents, couples and families to augment Stage 1 outcomes. In M.A. Swales (Ed.), *The Oxford Handbook of Dialectical Behaviour Therapy* (pp. 389–411). Oxford: Oxford University Press.

Fruzzetti, A.E. (2019). Dialectical behavior therapy with parents, couples, and families to augment Stage 1 outcomes. In M.A. Swales (Ed.), *The Oxford Handbook of Dialectical Therapy* (pp. 389–411). Oxford: Oxford University Press.

Fruzzetti, A.E., Crook, W., Erikson, K., Lee, J. & Worrall, J.M. (2009). Emotion regulation. In W.T. O'Donohue & J.E. Fisher (Eds.), *General principles and empirically supported techniques of cognitive behavior therapy* (pp. 272–284). Hoboken, NJ: Wiley.

Fruzzetti, A.E. & Fruzzetti, A.R. (2003). Borderline personality disorder. In D.K. Snyder & M.A. Whisman (Eds.), *Treating difficult couples: Helping clients with coexisting mental and relationship disorders* (pp. 235–260). New York: Guilford.

Fruzzetti, A. E., Gunderson, J. G. & Hoffman, P. D. (2014). Psychoeducation. In J. M. Oldham, A. Skodal & D. Bender (Eds.), *Textbook of personality disorders* (2nd ed., pp. 303–320). Washington, DC: The American Psychiatric Publishing.

Fruzzetti, A. E. & Hoffman, P. D. (2002). *Family Connections (2002)*. Unpublished manual.

Fruzzetti, A. E. & Hoffman, P. D. (2004). *Family Connections workbook and training manual*. Rye, NY: National Education Alliance for Borderline Personality Disorder.

Fruzzetti, A. E. & Iverson, K. M. (2006). Intervening With Couples and Families to Treat Emotion Dysregulation and Psychopathology. In D. K. Snyder & J. N. Hughes (Eds.), *Emotion regulation in couples and families: Pathways to dysfunction and health* (pp. 249–267). Washington: APA. https://doi.org/10.1037/11468-012

Fruzzetti, A. E. & Iverson, K. M. (2012). Achtsamkeit, Akzeptanz, Wertschätzung und „individuelle" Psychopathologie bei Paaren. In S. C. Hayes, V. M. Follette & M. M. Linehan (Hrsg.), *Achtsamkeit und Akzeptanz: das Erweitern der kognitiv-behavioralen Tradition* (S. 233–264). Tübingen: dgvt.

Fruzzetti, A. E. & Levensky, E. R. (2000). Dialectical behavior therapy for domestic violence: Rationale and procedures. *Cognitive and Behavioral Practice, 7*(4), 435–447. https://doi.org/10.1016/S1077-7229(00)80055-3

Fruzzetti, A. E. & Payne, L. G. (2015). Couple therapy and the treatment of borderline personality and related disorders. In A. Gurman, D. Snyder & J. Lebow (Eds.), *Clinical handbook of couple therapy* (5th ed., pp. 606–634). New York: Guilford.

Fruzzetti, A. E., Santisteban, D. A. & Hoffman, P. D. (2007). Dialectical behavior therapy with families. In L. A. Dimeff & K. Koerner (Eds.), *Dialectical behavior therapy in clinical practice: Applications across disorders and settings* (pp. 222–244). New York: Guilford.

Fruzzetti, A. E. & Shenk, C. (2008). Fostering validating responses in families. *Social work in mental health, 6,* 215–227. https://doi.org/10.1300/J200v06n01_17

Fruzzetti, A. E., Shenk, C. & Hoffman, P. D. (2005). Family interaction and the development of borderline personality disorder: A transactional model. *Development and Psychopathology, 17,* 1007–1030. https://doi.org/10.1017/S0954579405050479

Fruzzetti, A. E. & Worrall, J. M. (2010). Accurate expression and validating responses: A transactional model for understanding individual and relationship distress. In K. T. Sullivan & J. Davila (Eds.), *Support processes in intimate relationships* (pp. 121–150). New York: Oxford University Press. https://doi.org/10.1093/acprof:oso/9780195380170.003.0005

Galietta, M. & Rosenfeld, B. (2012). Adapting dialectical behavior therapy (DBT) for the treatment of psychopathy. *International Journal of Forensic Mental Health, 11*(4), 325–335. https://doi.org/10.1080/14999013.2012.746762

Geoffroy, M. C., Boivin, M., Arseneault, L., Turecki, G., Vitaro, F., Brendgen, M. et al. (2016). Associations between peer victimization and suicidal ideation and suicide attempt during adolescence: Results from a prospective population-based birth cohort. *Journal of the American Academy of Child and Adolescent Psychiatry, 55,* 99–105. https://doi.org/10.1016/j.jaac.2015.11.010

Giffin, J. (2008). Family experience of borderline personality disorder. *Australian New Zealand Journal of Family Therapy, 29*(3), 133–138. https://doi.org/10.1375/anft.29.3.133

Gil, D. & Warburton, W. (2014). An investigation of the biosocial model of borderline personality disorder. *Journal of Clinical Psychology, 70*(9), 866–873. https://doi.org/10.1002/jclp.22074

Golier, J. A., Yehuda, R., Bierer, L. M., Mitropoulou, V., New, A. S., Schmeidler et al. (2003). The relationship of borderline personality disorder to posttraumatic stress disorder and traumatic events. *American Journal of Psychiatry, 160*(11), 2018–2024. https://doi.org/10.1176/appi.ajp.160.11.2018

Goodman, M., Patil, U., Triebwasser, J., Hoffman, P., Weinstein, Z.A. & New, A. (2011). Parental burden associated with borderline personality disorder in female offspring. *Journal of Personality Disorders, 25*(1), 59–74. https://doi.org/10.1521/pedi.2011.25.1.59

Gotink, R.A., Chu, P., Busschbach, J.J., Benson, H., Fricchione, G.L. & Hunink, M.G. (2015). Standardised mindfulness-based interventions in healthcare: An overview of systematic reviews and meta-analyses of RCTs. *PloS One, 10*(4), e0124344. https://doi.org/10.1371/journal.pone.0124344

Greer, H. & Cohen, J.N. (2018). Partners of individuals with borderline personality disorder: A systematic review of the literature examining their experiences and the supports available to them. *Harvard review of psychiatry, 26*(4), 185–200. https://doi.org/10.1097/HRP.0000000000000164

Grenyer, B.F.S., Bailey, R.C., Lewis, K.L., Mathias, M. & Bickerton, A. (2018). A randomized controlled trial of group psychoeducation for carers of persons with borderline personality disorder. *Journal of Personality Disorders, 32,* 1–15.

Guilé, J.M., Boissel, L., Alaux-Cantin, S. & de La Rivière, S.G. (2018). Borderline personality disorder in adolescents: prevalence, diagnosis, and treatment strategies. *Adolescent Health, Medicine, and Therapeutics, 9,* 199–210. https://doi.org/10.2147/AHMT.S156565

Guillen, V., Diaz-Garcia, A., Mira, A., Garcia-Palacios, A., Escriva-Martinez, T., Banos, R. et al. (2021). Interventions for family members and carers of patients with borderline personality disorder: A systematic review. *Family Press, 60,* 134–144. https://doi.org/10.1111/famp.12537

Gunderson, J.G., Berkowitz, C. & Ruiz-Sancho, A. (1997). Families of borderline patients: A psychoeducational approach. *Bulletin of the Menninger Clinic, 61*(4), 446.

Gunia, H. & Quiroga Murcia, C. (2017). *Tango in der Psychotherapie*. München: Reinhardt.

Guzder, J., Paris, J., Zelkowitz, P. & Marchessault, K. (1996). Risk factors for borderline pathology in children. *Journal if the American Academy of Child and Adolescent Psychiatry, 35,* 26–33. https://doi.org/10.1097/00004583-199601000-00009

Hagemann-White, C. l. & Bohne, S. (2003). *Versorgungsbedarf und Anforderungen im Gesundheitswesen im Problembereich Gewalt gegen Frauen und Mädchen: Expertise für die Enquetekommission „Zukunft einer frauengerechten Gesundheitsversorgung in Nordrhein-Westfalen“*. Osnabrück: Universität Osnabrück.

Hay, C. & Meldrum, R. (2010). Bullying victimization and adolescent self-harm: Testing hypotheses from general strain theory. *Journal of Youth and Adolescence, 39*(5), 446–459. https://doi.org/10.1007/s10964-009-9502-0

Hazlett, E.A., Zhang, J., New, A.S., Zelmanova, Y., Goldstein, K.E., Haznedar, M.M. et al. (2012). Potentiated amygdala response to repeated emotional pictures in borderline personality disorder. *Biological Psychiatry, 72,* 448–456. https://doi.org/10.1016/j.biopsych.2012.03.027

Hecht, K.F., Cicchetti, D., Rogosch, F.A. & Crick, N.R. (2014). Borderline personality features in childhood: The role of subtype, developmental timing, and chronicity of child maltreatment. *Development and Psychopathology, 26*(3), 805–815. https://doi.org/10.1017/S0954579414000406

Heidenreich, T. & Michalak, J. (2004). *Achtsamkeit und Akzeptanz in der Psychotherapie. Ein Handbuch*. Tübingen: dgvt.

Helfferich, C. & Kavemann, B. (2004). *Wissenschaftliche Untersuchung zur Situation von Frauen und zum Beratungsbedarf nach einem Platzverweis bei häuslicher Gewalt. Abschlussbericht zum Forschungsprojekt*. Verfügbar unter: http://www.soffi-f.de/files/u2/PV-Abschlussbericht_2004.pdf

Herpertz, S.C., Schwenger, U.B., Kunert, H.J., Lukas, G., Gretzer, U., Nutzmann, H. et al. (2000). Emotional responses in patients with borderline as compared with avoidant personality disorder. *Journal of Personality Disorders, 14*(4), 339–351. https://doi.org/10.1521/pedi.2000.14.4.339

Heubrock, D. & Petermann, F. (2008). *Kurzfragebogen zur Erfassung von Aggressivitätsfaktoren (K-FAF)*. Göttingen: Hogrefe.

Hill, J., Pilkonis, P., Morse, J., Feske, U., Reynolds, S., Hope, H. et al. (2008). Social domain dysfunction and disorganization in borderline personality disorder. *Psychological Medicine, 38*, 135–146. https://doi.org/10.1017/S0033291707001626

Hilton, N.Z., Harris, G.T., Rice, M.E., Lang, C., Cormier, C.A. & Lines, K.J. (2004). A brief actuarial assessment for the prediction of wife assault recidivism: The Ontario domestic assault risk assessment. *Psychological Assessment, 16*, 267–275. https://doi.org/10.1037/1040-3590.16.3.267

Hilton, N.Z., Popham, S., Lang, C. & Harris, G.T. (2014). Preliminary validation of the ODARA for female intimate partner violence offenders. *Partner Abuse, 5*, 189–203. https://doi.org/10.1891/1946-6560.5.2.189

Hoffman, P.D., Buteau, E., Hooley, J.M., Fruzzetti, A.E. & Bruce, M.L. (2003). Family members' knowledge about borderline personality disorder: Correspondence with their levels of depression, burden, distress, and expressed emotion. *Family Process, 42*(4), 469–478. https://doi.org/10.1111/j.1545-5300.2003.00469.x

Hoffman, P.D. & Fruzzetti, A.E. (2007). Advances in interventions for families with a relative with a personality disorder diagnosis. *Current Psychiatry Reports, 9*(1), 68–73. https://doi.org/10.1007/s11920-007-0012-z

Hoffman, P.D., Fruzzetti, A.E. & Buteau, E. (2007). Understanding and engaging families: An education, skills and support program for relatives impacted by borderline personality disorder. *Journal of Mental Health, 16*(1), 69–82. https://doi.org/10.1080/09638230601182052

Hoffman, P.D., Fruzzetti, A.E., Buteau, E., Neiditch, E.R., Penney, D., Bruce, M.L. et al. (2005). Family Connections: A program for relatives of persons with borderline personality disorder. *Family Process, 44*, 217–225. https://doi.org/10.1111/j.1545-5300.2005.00055.x

Hoffman, P.D., Fruzzetti, A. & Swenson, C.R. (1999). Dialectical behavior therapy: family skills training. *Family Process, 38*, 399–414. https://doi.org/10.1111/j.1545-5300.1999.00399.x

Holm, A.L. & Severinsson, E. (2008). The emotional pain and distress of borderline personality disorder: A review of the literature. *International Journal of Mental Health Nursing, 17*, 27–35. https://doi.org/10.1111/j.1447-0349.2007.00508.x

Hooley, J.M. & Hoffman, P.D. (1999). Expressed emotions and clinical outcome in borderline personality disorder. *The American Journal of Psychiatry, 156*, 1557–1562. https://doi.org/10.1176/ajp.156.10.1557

Huppertz, M. (2006, März). *Die Paradoxie achtsamkeitsorientierter Psychotherapien*. Vortrag auf dem DBT-Netzwerktreffen in Wien.

Ibrahim, J., Cosgrave, N. & Woolgar, M. (2018). Childhood maltreatment and its link to borderline personality disorder features in children: A systematic review approach. *Clinical Child Psychology and Psychiatry, 23*(1), 57–76. https://doi.org/10.1177/1359104517712778

Jacob, G.A., Gutz, L., Bader, K., Lieb, K., Tucher, O. & Stahl, C. (2010). Impulsivity in borderline personality disorder: Impairment in self-report measures, but not behavioral inhibition. *Psychopathology, 43*, 180–188. https://doi.org/10.1159/000304174

Johnson, J.G., Cohen, P., Kasen, S., Skodol, A.E. & Oldham, J.M. (2008). Cumulative prevalence of personality disorders between adolescence and adulthood. *Acta Psychiatrica Scandinavica, 118*(5), 410–413. https://doi.org/10.1111/j.1600-0447.2008.01231.x

Kabat-Zinn, J. (2004). Achtsamkeitsbasierte Interventionen im Kontext: Vergangenheit, Gegenwart und Zukunft. In T. Heidenreich & J. Michalak (Hrsg.), *Achtsamkeit und Akzeptanz in der Psychotherapie. Ein Handbuch* (S. 104–138). Tübingen: dgvt.

Kay, M.L., Poggenpoel, M., Myburgh, C.P. & Downing, C. (2018). Experiences of family members who have a relative diagnosed with borderline personality disorder. *Curationis, 41*(1), e1-e9. https://doi.org/10.4102/curationis.v41i1.1892

Keitner, G.I., Miller, I.W., Fruzzetti, A.E., Epstein, N.B., Bishop, D.S. & Norman, W.H. (1987). Family functioning and suicidal behavior in psychiatric inpatients with major depression. *Psychiatry, 50*(3), 242–255. https://doi.org/10.1080/00332747.1987.11024356

Keitner, G.I., Ryan, C.E., Miller, I.W. & Norman, W.H. (1992). Recovery and major depression: Factors associated with twelve-month outcome. *The American Journal of Psychiatry, 149*(1), 93–99. https://doi.org/10.1176/ajp.149.1.93

Kemper, M., Gunia, H. & Haberstroh, J. (2021) Evaluation einer Mehrfamiliengruppe für Patienten mit Borderline Persönlichkeitsstörung und ihre Angehörigen: Eine Tagebuchstudie. *Zeitschrift für Klinische Psychologie und Psychotherapie, 50,* 32–44. https://doi.org/10.1026/1616-3443/a000613

Kendler, K.S., Aggen, S.H., Czajkowski, N., Røysamb, E., Tambs, K., Neale, M.C. et al. (2008). The structure of genetic and environmental risk factors for DSM-IV personality disorders: A multivariate twin study. *Archives of General Psychiatry, 65,* 1438–1446. https://doi.org/10.1001/archpsyc.65.12.1438

Kirtley, J., Chiocchi, J., Cole, J. & Sampson, M. (2019). Stigma, emotion appraisal, and the family environment as predictors of carer burden for relatives of individuals who meet the diagnostic criteria for borderline personality disorder. *Journal of Personality Disorders, 33*(4), 497–514. https://doi.org/10.1521/pedi_2018_32_355

Kleindienst, N. & Bohus, M. (2009). Borderline-Persönlichkeitsstörung. In C. Schmahl & C. Stiglmayr (Hrsg.), *Selbstverletzendes Verhalten bei stressassoziierten Erkrankungen* (S. 95–105). Stuttgart: Kohlhammer.

Klomeck, A.B., Sourander, A., Niemelä, S., Kumpulainen, K., Piha, J., Tamminen, T. et al. (2009). Childhood bullying behaviors as a risk for suicide attempts and completed suicides: A population-based birth cohort study. *Journal of the American Academy of Child & Adolescent Psychiatry, 48,* 254–261. https://doi.org/10.1097/CHI.0b013e318196b91f

Koerner, K. & Dimeff, L.A. (2000). Further data on dialectical behavioral therapy. *Clinical Psychology: Science and Practice, 7,* 104–113.

Krause-Utz, A., Winter, D., Niedtfeld, I. & Schmahl, C. (2014). The latest neuroimaging findings in borderline personality disorder. *Current Psychiatry Reports, 16*(3), 438. https://doi.org/10.1007/s11920-014-0438-z

Krawitz, R., Reeve, A., Hoffman, P. & Fruzzetti, A. (2016). Family Connections in New Zealand and Australia: An evidence-based intervention for family members of people with borderline personality disorder. *Journal of the New Zealand College of Clinical Psychologists, 1*(26), 20–24.

Kropp, P.R. & Hart, S.D. (2015). *The Spousal Assault Risk Assessment Guide Version 3 (SARA-V3).* Vancouver, Canada: ProActive ReSolutions Inc.

Kuo, J.R. & Linehan, M.M. (2009). Disentangling emotion processes in borderline personality disorder: Physiological and self-reported assessment of biological vulnerability, baseline emotional intensity, and reactivity to emotionally evocative stimuli. *Journal of Abnormal Psychology, 118*(3), 531–544. https://doi.org/10.1037/a0016392

Lammers, C.-H. (2007). *Emotionsbezogene Psychotherapie, Strategien und Techniken.* Stuttgart: Schattauer.

Lammers, C.-H. & Stiglmayr, C. (2004). Achtsamkeit und Akzeptanz in der Dialektisch Behavioralen Therapie der Borderline-Persönlichkeitsstörung. In T. Heidenreich & J. Michalak (Hrsg.), *Achtsamkeit und Akzeptanz in der Psychotherapie* (S. 247–294). Tübingen: dgvt.

Landesärztekammer Baden-Württemberg. (2012). *Häusliche Gewalt. Leitfaden für Ärztinnen und Ärzte zum Umgang mit Patientinnen und Patienten, die von häuslicher Gewalt betroffen sind.* Verfügbar unter: https://www.aerztekammer-bw.de/10aerzte/05kammern/10laekbw/20ehrenamt/30ausschuesse/arztberuf_familie/gewzuhause/leitfaden.pdf

Laporte, L. & Guttman, H. (1996). Traumatic childhood experiences as risk factors for borderline and other personality disorders. *Journal of Personality Disorders, 10*(3), 247–259. https://doi.org/10.1521/pedi.1996.10.3.247

Lawn, S. & McMahon, J. (2015). Experiences of family carers of people diagnosed with borderline personality disorder. *Journal of Psychiatric Mental Health Nursing, 22*(4), 234–243. https://doi.org/10.1111/jpm.12193

Lazarus, R.S. (1966). *Psychological stress and the coping process.* New York: McGraw-Hill.

Lazarus, R.S. & Folkman, S. (1984). *Stress, appraisal, and coping.* New York: Springer.

Lieb, K., Zanarini, M.C., Schmahl, C., Linehan, M.M. & Bohus, M. (2004). Borderline personality disorder. *The Lancet, 364,* 459–461. https://doi.org/10.1016/S0140-6736(04)16770-6

Liljedahl, S.I., Kleindienst, N., Wångby-Lundh, M., Lundh, L.-G., Daukantaitė, D., Fruzzetti, A.E. et al. (2019). Family Connections in different settings and intensities for underserved and geographically isolated families: A non-randomised comparison study. *Borderline Personality Disorder and Emotion Dysregulation, 6,* 14. https://doi.org/10.1186/s40479-019-0111-6

Linehan, M.M. (1993a). *Cognitive-behavioral treatment of borderline personality disorder.* New York: Guilford.

Linehan, M.M. (1993b). *Skills training manual for treating borderline personality disorder.* New York: Guilford.

Linehan, M.M. (1996a). *Dialektisch-behaviorale Therapie der Borderline-Persönlichkeitsstörung.* München: CIP-Medien.

Linehan, M.M. (1996b). *Trainingsmanual zur Dialektisch-Behavioralen Therapie der Borderline-Persönlichkeitsstörung.* München: CIP-Medien.

Linehan, M.M. (2015a). *DBT Skills Training Manual* (2nd ed.). New York: Guilford.

Linehan, M.M. (2015b). *DBT Skills Training Handouts and Worksheets* (2nd ed.). New York: Guilford.

Linehan, M.M. (2016a). *Handbuch der Dialektisch-Behavioralen Therapie (DBT) zur Behandlung psychischer Störungen. Bd. 1: Skills Training Manual.* München: CIP-Medien.

Linehan, M.M. (2016b). *Handbuch der Dialektisch-Behavioralen Therapie (DBT) zur Behandlung psychischer Störungen. Bd. 2: Arbeitsbuch.* München: CIP-Medien.

Linehan, M.M., Comtois, K.A., Murray, A.M., Brown, M.Z., Gallop, R.J., Heard, H.L. et al. (2006). Two-year randomized controlled trial and follow-up of dialectical behavior therapy vs therapy by experts for suicidal behaviors and borderline personality disorder. *Archives General Psychiatry, 63*(7), 757–766. https://doi.org/10.1001/archpsyc.63.7.757

Linehan, M.M., Heard, H.L. & Armstrong, H.E. (1993). Naturalistic follow-up of a behavioral treatment for chronically parasuicidal borderline patients. *Archives of General Psychiatry, 50,* 971–974. https://doi.org/10.1001/archpsyc.1993.01820240055007

Links, P.S., Eynan, R., Heisel, M.J. & Nisenbaum, R. (2008). Elements of addictive instability associated with suicidal behaviour in patients with borderline personality disorder. *Canadian Journal of Psychiatry, 53*(2), 112–116. https://doi.org/10.1177/070674370805300206

Livesley, W.J., Jang, K.L. & Vernon, P.A. (1998). The phenotypic and genetic architecture of traits delineating personality disorder. *Archives of General Psychiatry, 55,* 941–948. https://doi.org/10.1001/archpsyc.55.10.941

McCann, R., Ivanoff, A., Schmidt, H. & Bradley, B. (2007). Dialectical behavior therapy in residential forensic settings with adults and juveniles. In L. Dimeff & K. Koerner (Eds.), *Dialectical behavior therapy in clinical practice* (pp. 112–144). New York: Guilford.

McCauley, E., Berk, M.S., Asarnow, J.R., Adrian, M., Cohen, J., Korslund, K. et al. (2018). Efficacy of dialectical behavior therapy for adolescents at high risk for suicide: A randomized clinical trial. *JAMA Psychiatry, 75*(8), 777–785. https://doi.org/10.1001/jamapsychiatry.2018.1109

McFarlane, W.R., Link, B., Dushay, R., Marchal, J. & Crilly, J. (1995) Psycoeducational multiple family groups: Four-year relapse outcome in schizophrenia. *Family Process, 34*(2),127–144. https://doi.org/10.1111/j.1545-5300.1995.00127.x

Mehlum, L., Ramberg, M., Tørmoen, A.J., Haga, E., Diep, L.M., Stanley, B.H. et al. (2016). Dialectical behavior therapy compared with enhanced usual care for adolescents with repeated suicidal and self-harming behavior: Outcomes over a one-year follow-up. *Journal of the American Academy Child and Adolescent Psychiatry, 55*(4), 295–300. https://doi.org/10.1016/j.jaac.2016.01.005

Mehlum, L., Tørmoen, A.J., Ramberg, M., Haga, E., Diep, L.M., Laberg, S. et al. (2014). Dialectical behavior therapy for adolescents with repeated suicidal and self-harming behavior: A randomized trial. *Journal of American Academy Child and Adolescent Psychiatry, 53*(10), 1082–1091. https://doi.org/10.1016/j.jaac.2014.07.003

Meyer, B., Ajchenbrenner, M. & Bowles, D.P. (2005). Sensory sensitivity, attachment experiences and rejection responses among adults with Borderline and avoidant features. *Journal of Personality Disorders, 19*(6), 641–658. https://doi.org/10.1521/pedi.2005.19.6.641

Miller, M.L. & Skerven, K. (2017). Family skills: A naturalistic pilot study of a family-oriented dialectical behavior therapy program. *Couple and Family Psychology: Research and Practice, 6*(2), 79–93. https://doi.org/10.1037/cfp0000076

Minzenberg, M.J., Fan, J., New, A.S., Tang, C.Y. & Siever, L.J. (2007). Fronto-limbic dysfunction in response to facial emotion in borderline personality disorder: An event-related fMRI study. *Psychiatry Research: Neuroimaging, 155*(3), 231–243. https://doi.org/10.1016/j.pscychresns.2007.03.006

Minzenberg, M.J., Fan, J., New, A.S., Tang, C.Y. & Siever, L.J. (2008). Fronto-limbic structural changes in borderline personality disorder. *Journal of Psychiatric Research, 42*(9), 727–733. https://doi.org/10.1016/j.jpsychires.2007.07.015

Niedtfeld, I., Schulze, L., Kirsch, P., Herpertz, S.C., Bohus, M. & Schmahl, C. (2010). Affect regulation and pain in borderline personality disorder: A possible link to the understanding of self-injury. *Biological Psychiatry, 68*(4), 383–391. https://doi.org/10.1016/j.biopsych.2010.04.015

Nunes, P.M., Wenzel, A., Borges, K.T., Porto, C.R., Caminha, R.M. & de Oliveira, I.R. (2009). Volumes of the hippocampus and amygdala in patients with borderline personality disorder: A meta-analysis. *Journal of Personality Disorders, 23,* 333–345. https://doi.org/10.1521/pedi.2009.23.4.333

Patton, J.H., Stanford, M.S. & Barratt, E.S. (1995). Factor structure of the Barratt impulsiveness scale. *Journal of Clinical Psychology, 51,* 768–774. https://doi.org/10.1002/1097-4679(199511)51:6<768::AID-JCLP2270510607>3.0.CO;2-1

Payne, L.G. (2017). *The role of family intervention in improving individual and family functioning in DBT for adolescents* (Doctoral Dissertation, University of Nevada, Reno). ProQuest Dissertation Publishing.

Pearce, J., Jovev, M., Hulbert, C., McKechnie, B., McCutcheon, L., Betts, J. et al. (2017). Evaluation of a psychoeducational group intervention for family and friends of youth with borderline personality disorder. *Borderline Personality Disorder and Emotion Dysregulation, 4,* 5. https://doi.org/10.1186/s40479-017-0056-6

Priebe, K., Schmahl, C. & Stiglmayr, C. (2014). *Dissoziation*. Berlin: Springer.

Rajalin, M., Wickholm-Pethrus, L., Hursti, T. & Jokinen, J. (2009). Dialectical behavior therapy-based skills training for family members of suicide attempters. *Archives of Suicide Research, 13*(3), 257–263. https://doi.org/10.1080/13811110903044401

Rathus, H.H. & Miller, A.L. (2002). Dialectical behavioral therapy adapted for suicidal adolescents. *Suicide and Life-Threatening Behavior, 32,* 146–157. https://doi.org/10.1521/suli.32.2.146.24399

Regalado, P., Pechon, C., Stoewsand, C. & Gagliesi, P. (2011). Familiares de personas con Trastorno Límite de la Personalidad: estudio pre-experimental de una intervención grupa. *Revista Argentina de Psiquiatria,* 1–11.

Reisch, T., Ebner-Priemer, U.W., Tschacher, W., Bohus, M. & Linehan, M.M. (2008). Sequences of emotions in patients with borderline personality disorder. *Acta Psychiatrica Scandinavica, 118*(1), 42–48. https://doi.org/10.1111/j.1600-0447.2008.01222.x

Renneberg, B. & Rosenbach, C. (2016). „There is not much help for mothers like me“: Parenting skills for mothers with borderline personality disorder – a newly developed group training program. *Borderline Personality Disorder and Emotion Dysregulation, 3,* 16. https://doi.org/10.1186/s40479-016-0050-4

Riso, L.P., Klein, D.N., Anderson, R.L. & Ouimette, P.C. (2000). A family study of outpatients with borderline personality disorder and no history of mood disorder. *Journal of Personality Disorders, 14*(3), 208–217. https://doi.org/10.1521/pedi.2000.14.3.208

Russell, J.J., Moskowitz, D.D., Zuroff, D.C., Sookman, D. & Paris, J. (2007). Stability and variability of affective experience and interpersonal behaviour in borderline personality disorder. *Journal of Abnormal Psychology, 116*(3), 578–588. https://doi.org/10.1037/0021-843X.116.3.578

Sansone, R.A. & Sansone, L.A. (2009). The families of borderline patients: The psychological environment revisited. *Psychiatry (Edgmont), 6*(2), 19–24.

Santisteban, D.A., Coatsworth, J.D., Perez-Vidal, A., Kurtiness, W.M., Schwartz, S.J., LaPerriere, A. et al. (2003). Efficacy of brief strategic family therapy in modifying Hispanic adolescent behavior problems and substance use. *Journal of Family Psychology, 17,* 121–133. https://doi.org/10.1037/0893-3200.17.1.121

Santisteban, D.A., Mena, M.P., Muir, J.A., McCabe, B.E., Abalo, C. & Cummings, A.M. (2015). The efficacy of two adolescent substance abuse treatments and the impact of comorbid depression: Results of a small randomized controlled trial. *Psychiatric Rehabilitation Journal, 38,* 55–64. https://doi.org/10.1037/prj0000106

Santisteban, D.A., Muir, J.A., Mena, M.P. & Mitrani, V.B. (2003). Integrative borderline adolescent family Therapy: Meeting the challenges of treating adolescents with borderline personality disorder. *Psychotherapy (Chicago, Ill.), 40,* 251–264. https://doi.org/10.1037/0033-3204.40.4.251

Scheirs, J.G.M. & Bok, S. (2007). Psychological distress in caretakers od relatives of patients with borderline personality disorder. *International Journal of Social Psychiatry, 53,* 195–203. https://doi.org/10.1177/0020764006074554

Schmahl, C.G., Vermetten, E., Elzinga, B.M. & Bremner, J.D. (2003). Magnetic resonance imaging of hippocampal and amygdala volume in women with childhood abuse and borderline personality disorder. *Psychiatry Research, 122*(3), 193–198. https://doi.org/10.1016/S0925-4927(03)00023-4

Schulze, L., Domes, G., Kruger, A., Berger, C., Fleischer, M., Prehn, K. et al. (2010). Neuronal correlates of cognitive reappraisal in borderline patients with affective instability. *Biological Psychiatry, 50,* 292–298.

Selby, E.A., Braithwaite, S.R., Joiner, T.E., Jr., & Fincham, F.D. (2008). Features of borderline personality disorder, perceived childhood emotional invalidation, and dysfunction within current romantic relationships. *Journal of Family Psychology, 22*(6), 885–893. https://doi.org/10.1037/a0013673

Selby, E.A., Yen, S. & Spirito, A. (2013). Time varying prediction of thoughts of death and suicidal ideation in adolescents: Weekly ratings over 6-month follow-up. *Journal of Clinical Child and Adolescent Psychology, 42*(4), 481–495. https://doi.org/10.1080/15374416.2012.736356

Shenk, C.E. & Fruzzetti, A.E. (2011). The impact of validating and invalidating responses on emotional reactivity. *Journal of Social and Clinical Psychology, 30*(2), 163–183. https://doi.org/10.1521/jscp.2011.30.2.163

Shenk, C.E. & Fruzzetti, A.E. (2014). Parental validating and invalidating responses and adolescent psychological functioning: An observational study. *The Family Journal: Counseling and Therapy for Couples and families, 22*(1), 43–48. https://doi.org/10.1177/1066480713490900

Sipos, V. & Schweiger, U. (2003). Stationäre Behandlung von Frauen und Männern mit Borderline-Persönlichkeitsstörung und weiterer Komorbidität. In B. Renneberg (Hrsg.), *Borderline Persönlichkeitsstörung* (S. 269–287). Lengerich: Pabst Science Publishers.

Soloff, P.H., Fabio, A., Kelly, T.M., Malone, K.M. & Mann, J.J. (2005). High-lethality status in patients with borderline personality disorder. *Journal of Personality Disorders, 19*(4), 386–399. https://doi.org/10.1521/pedi.2005.19.4.386

Soloff, P.H., Meltzer, C.C., Greer, P.J., Constantine, D. & Kelly, T.M. (2000). A fenfluramine-activated FDG-PET study of borderline personality disorder. *Biological Psychiatry, 47,* 540–547. https://doi.org/10.1016/S0006-3223(99)00202-4

Soloff, P.H., Nutche, J., Goradia, D. & Diwadkar, V. (2008). Structural brain abnormalities in borderline personality disorder: A voxel-based morphometry study. *Psychiatry Research, 164*(3), 223–236. https://doi.org/10.1016/j.pscychresns.2008.02.003

South, S.C., Turkheimer, E. & Oltmanns, T.F. (2008). Personality disorder symptoms and marital functioning. *Journal of Consulting and Clinical Psychology, 76,* 769–780. https://doi.org/10.1037/a0013346

Stanley, B. & Wilson, S.T. (2006). Heightened subjective experience of depression in borderline personality disorder. *Journal of Personality Disorders, 20*(4), 307–318. https://doi.org/10.1521/pedi.2006.20.4.307

Stiglmayr, C.E., Ebner-Priemer, U.W., Bretz, J., Brehm, R., Mohse, M., Lammers, C.-H. et al. (2008). Dissociative symptoms are positively related to stress in Borderline Personality Disorder. *Acta Psychiatrica Scandinavica, 117,* 139–147.

Stiglmayr, C.E., Gratwohl, T., Linehan, M.M., Ihorst, G., Fahrenberg, J. & Bohus, M. (2005). Aversive tension in patients with borderline personality disorder: A computer-based controlled field study. *Acta Psychiatrica Scandinavica, 111*(5), 372–379. https://doi.org/10.1111/j.1600-0447.2004.00466.x

Stiglmayr, C. & Gunia, H. (2017). Dialektisch-Behaviorale Therapie (DBT) zur Behandlung der Borderline-Persönlichkeitsstörung. Göttingen: Hogrefe. https://doi.org/10.1026/02424-000

Stiglmayr, C.E., Shapiro, D.A., Stieglitz, R.D., Limberger, M.F. & Bohus, M. (2001). Experience of aversive tension and dissociation in female patients with borderline personality disorder – A controlled study. *Journal of Psychiatric Research, 35*(2), 111–118. https://doi.org/10.1016/S0022-3956(01)00012-7

Stoffers, J.M., Völlm, B.A., Rücker, G., Timmer, A., Huband, N. & Lieb, K. (2012). Psychological therapies for people with borderline personality disorder. *The Cochrane Database of Systematic Reviews, 2012*(8), CD005652.

Tebartz van Elst, L., Hesslinger, B., Thiel, T., Geiger, E., Haegele, K., Lemieux, L. et al. (2003). Frontolimbic brain abnormalities in patients with borderline personality disorder: A volumetric magnetic resonance imaging study. *Biological Psychiatry, 54,* 163–171.

Thích Nhất Hạnh. (1988). *Das Wunder der Achtsamkeit.* Berlin: Theseus.

Thích Nhất Hạnh. (1998). *The heart of Buddha's teaching: Transforming suffering into peace, joy, and liberation.* Berkeley, CA: Parallax.

Thích Nhất Hạnh. (2007). *Ich pflanze ein Lächeln*. München: Goldmann.

Thích Nhất Hạnh. (2009). *Das Wunder der Achtsamkeit: Einführung in die Meditation*. Berlin: Theseus.

Thích Nhất Hạnh. & Schmidt, T. (2007). *Jeden Augenblick genießen: Übungen zur Achtsamkeit*. Berlin: Theseus.

Torgersen, S., Czajkowski, N., Jacobson, K., Reichborn-Kjennerud, T., Røysamb, E., Neale, M.C. et al. (2008). Dimensional representations of DSM-IV cluster B personality disorders in a population-based sample of Norwegian twins: A multivariate study. *Psychological Medicine, 38,* 1617–1625. https://doi.org/10.1017/S0033291708002924

Torgersen, S., Lygren, S., Oien, P.A., Skre, I., Onstad, S., Edvardsen, J. et al. (2000). A twin study of personality disorders. *Comprehensive Psychiatry, 41,* 416–425. https://doi.org/10.1053/comp.2000.16560

Trull, T.J., Solhan, M.B., Tragesser, S.L., Jahng, S., Wood, P.K., Piasecki, T.M. et al. (2008). Affective instability: Measuring a core feature of borderline personality disorder with ecological momentary assessment. *Journal of Abnormal Psychology, 117*(3), 647–661. https://doi.org/10.1037/a0012532

Uliaszek, A.A., Wilson, S., Mayberry, M., Cox, K. & Maslar, M. (2014). A pilot intervention of multifamily dialectical behavior group therapy in a treatment-seeking adolescent population: Effects on teens and their family members. *The Family Journal, 22*(2), 206–215. https://doi.org/10.1177/1066480713513554

Verheul, R., Van Den Bosch, L.M.C., Koeter, M.W.J., De Ridder, M.A.J., Stijnen, T. & Van Den Brink, W. (2003). Dialectical behaviour therapy for women with borderline personality disorder: 12-month, randomised clinical trial in The Netherlands. *The British Journal of Psychiatry, 182,* 135–140. https://doi.org/10.1192/bjp.182.2.135

von Auer, K. & Bohus, M. (2017) *Interaktives Skillstraining für Jugendliche*. Stuttgart: Schattauer.

van Geel, M., Vedder, P. & Tanilon, J. (2014). Relationship between peer victimization, cyberbullying, and suicide in children and adolescents: A meta-analysis. *JAMA Pediatrics, 168*(5), 435–442. https://doi.org/10.1001/jamapediatrics.2013.4143

Wagner, T., Fydrich, T., Stiglmayr, C., Marschall, P., Salize, H.J., Renneberg, B. et al. (2014). Societal cost-of-illness in patients with borderline personality disorder one year before, during and after dialectical behavior therapy in routine outpatient care. *Behaviour Research and Therapy, 61,* 12–22. https://doi.org/10.1016/j.brat.2014.07.004

Walker, L.E. (1994). *Warum schlägst du mich?* München: Piper. (Original erschienen 1979)

Werner, R. & von Collani, G. (2004). *Deutscher Aggressionsfragebogen. Zusammenstellung sozialwissenschaftlicher Items und Skalen (ZIS)*. https://doi.org/10.6102/zis52

Wewetzer, G. & Bohus, M. (2016). *Borderline-Störung im Jugendalter. Ein Ratgeber für Jugendliche und Eltern*. Göttingen: Hogrefe. https://doi.org/10.1026/02563-000

White, C.N., Gunderson, J.G., Zanarini, M.C. & Hudson, J.I. (2003). Family studies of borderline personality disorder: A review. *Harvard Review of Psychiatry, 11,* 8–19.

Widom, C.S., Czaja, S.J. & Paris, J. (2009). A prospective investigation of borderline personality disorder in abused and neglected children followed up into adulthood. *Journal of Personality Disorders, 23,* 433–446. https://doi.org/10.1521/pedi.2009.23.5.433

Wijana, M.B., Enebrink, P., Liljedahl, S.I. & Ghaden, A. (2018). Preliminary evaluation of an intensive integrated individual and family therapy model for self-harming adolescents. *BMC Psychiatry, 18,* 371. https://doi.org/10.1186/s12888-018-1947-9

Wilks, C.R., Valenstein, H., Tran, H., King, A.M.M., Lunga, A. & Linehan, M.M. (2017). Dialectical behavior therapy skills for families of individuals with behavioral disorders: Initial feasibility and outcomes. *Cognitive and Behavioral Practice, 24,* 288–295. https://doi.org/10.1016/j.cbpra.2016.06.004

Wingenfeld, K. & Wolf, O.T. (2014). Stress, Memory, and the Hippocampus. *Frontiers of Neurology and Neuroscience, 34,* 109–120. https://doi.org/10.1159/000356423

Winograd, G., Cohen, P. & Henian, C. (2008). Adolescent borderline symptoms in the community: Prognosis for functioning over 20 years. *Journal of Child Psychology and Psychiatry, 49,* 933–941. https://doi.org/10.1111/j.1469-7610.2008.01930.x

Woodberry, K.A. & Popenoe, E.J. (2008). Implementing dialectical behavior therapy with adolescents and their families in a community outpatient clinic. *Cognitive and Behavioral Practice, 15,* 277–286. https://doi.org/10.1016/j.cbpra.2007.08.004

Zanarini, M.C., Frankenburg, F.R., Hennen, J., Reich, D.B. & Silk, K.R. (2005). Psychosocial functioning of borderline patients and axis II comparison subjects followed prospectively for six years. *Journal of Personality Disorders, 19*(1), 19–29. https://doi.org/10.1521/pedi.19.1.19.62178

Zanarini, M.C., Frankenburg, F.R., Hennen, J., Reich, D.B. & Silk, K.R. (2006). Prediction of the 10-year course of borderline personality disorder. *American Journal of Psychiatry, 163,* 827–832. https://doi.org/10.1176/Ajp.2006.163.5.827

Zanarini, M.C., Frankenburg, F.R., Hennen, J. & Silk, K.R. (2003). The longitudinal course of borderline psychopathology: 6-year prospective follow-up of the phenomenology of borderline personality disorder. *American Journal of Psychiatry, 160,* 274–283 https://doi.org/10.1176/appi.ajp.160.2.274.

Zanarini, M.C., Frankenburg, F.R., Yong, L., Raviola, G., Reich, D.B., Hennen, J. et al. (2004). Borderline psychopathology in the first-degree relatives of borderline and axis II comparison probands. *Journal of Personality Disorders, 18*(5), 439–447. https://doi.org/10.1521/pedi.18.5.439.51327

Zanarini, M.C., Williams, A.A., Lewis, R.E., Reich, R.B., Vera, S.C., Marino, M.F. et al. (1997). Reported pathological childhood experiences associated with the development of borderline personality disorder. *American Journal of Psychiatry, 154*(8), 1101–1106. https://doi.org/10.1176/ajp.154.8.1101

Zanarini, M.C., Yong, L., Frankenburg, F.R., Hennen, J., Reich, D.B., Marino, M.F. et al. (2002). Severity of reported childhood sexual abuse and its relationship to severity of borderline psychopathology and psychosocial impairment among borderline inpatients. *Journal of Nervous and Mental Disease, 190*(6), 381–387. https://doi.org/10.1097/00005053-200206000-00006

Hinweise zu den Online-Materialien

Sie können die in diesem Buch erwähnten und abgedruckten Arbeitsmaterialien über unsere Internetseite abrufen und ausdrucken. Nutzen Sie dazu bitte den Link hgf.io/download und melden Sie sich nach den dort beschriebenen Schritten an. Wenn Sie nach der Registrierung den Code **B-ATWPAI** unter „Mein Konto → Zusatzmaterialien" im Eingabefeld einfügen, werden Sie automatisch in den Downloadbereich weitergeleitet und können die Online-Materialien zum Buch ausdrucken bzw. herunterladen. Um die Materialien dauerhaft im direkten Zugriff zu haben, empfehlen wir Ihnen, sich die gesamten Materialien herunterzuladen und auf dem eigenen Rechner zu speichern.

Folgende Materialen stehen zum Download bereit:

Übersicht über die Online-Materialien	
Modul Psychoedukation	• Infoblatt 1: Gruppen- und Feedbackregeln • Infoblatt 2: Der Sinn einer DBT-Familientherapie und Grundannahmen • Infoblatt 3: Diagnostische Kriterien der Borderline-Persönlichkeitsstörung (BPS) • Infoblatt 4: Was ist eine Störung der Gefühlsregulation und welche Probleme gehen mit ihr einher? • Infoblatt 5: Erklärungsmodell der Borderline-Persönlichkeitsstörung – Biosoziale Theorie • Infoblatt 6: Das transaktionale Modell • Infoblatt 7: Teufelskreis zwischen erhöhter emotionaler Erregung, unangemessenem Gefühlsausdruck und invalidierenden Reaktionen
Modul Achtsamkeit	• Infoblatt 1: Definition und Funktion von Achtsamkeit • Infoblatt 2: Achtsamkeitsskills in der DBT • Übungsblatt 1: Achtsamkeitsübungen zu den Was-Fertigkeiten • Übungsblatt 2: Achtsamkeitsübungen zu den Wie-Fertigkeiten

Übersicht über die Online-Materialien	
Modul Achtsamkeit in der Beziehung	• Infoblatt 1: Wozu Achtsamkeit in der Beziehung? • Infoblatt 2: Die emotionale Reaktivität verringern • Infoblatt 3: Was- und Wie-Fertigkeiten in der Beziehung • Übungsblatt 1: Übungen zum Wahrnehmen und Beschreiben • Übungsblatt 2: Übungen zum Teilwerden • Übungsblatt 3: Übungen zu den Wie-Fertigkeiten • Übungsblatt 4: Übungen, um die Verbundenheit zu anderen wahrzunehmen
Modul Emotionsmanagement und angemessener Gefühlsausdruck	• Infoblatt 1: Grundlagen • Übungsblatt 1: Achtsamkeit und Beziehungsachtsamkeit • Übungsblatt 2: Stresstoleranz • Infoblatt 2: Langfristig wirksame Stresstoleranzskills • Infoblatt 3: Emotionsregulation • Infoblatt 4: Primäre und sekundäre Gefühle • Übungsblatt 3: Gefühlsprotokoll – Mein primäres Gefühl entdecken • Übungsblatt 4: Die Anfälligkeit für intensive Gefühle verringern • Infoblatt 5: Gefühle durch entgegengesetztes Handeln abschwächen • Übungsblatt 5: Umgang mit starker Wut und dem Drang, anzugreifen • Infoblatt 6: Neulernen von positiven Gefühlen • Übungsblatt 6: Positive Gefühle neu lernen • Infoblatt 7: Primäre Gefühle erkennen und angemessen ausdrücken • Infoblatt 8: Weitere Aspekte eines angemessenen Gefühlsausdrucks • Übungsblatt 7: Mein primäres Gefühl angemessen ausdrücken
Modul Validierung	• Infoblatt 1: Was ist Validierung? • Infoblatt 2: Warum ist Validierung wichtig? • Infoblatt 3: Was und wie können Sie validieren? • Übungsblatt 1: Validierung üben • Übungsblatt 2: Validierung des primären Gefühls • Übungsblatt 3: Zeigen Sie Ihre eigene Verletzbarkeit, wenn die andere Person sich verletzlich zeigt • Übungsblatt 4: Üben Sie, zu validieren • Infoblatt 4: Selbstvalidierung • Übungsblatt 5: Selbstvalidierung • Übungsblatt 6: Selbstvalidierung im Nachhinein

Übersicht über die Online-Materialien	
	• Infoblatt 5: Versöhnung statt Rache – Den Teufelskreis von Invalidierungen durchbrechen • Infoblatt 6: Versöhnung statt Rache – Wiedergutmachung, wenn ich invalidierend war • Übungsblatt 7: Versöhnung statt Rache – Wiedergutmachung • Übungsblatt 8: Validiert werden
Modul Wiederaufbau der Beziehung	• Infoblatt 1: Von Distanz zu Nähe • Infoblatt 2: Richten Sie Ihren „Scheinwerfer" auf positive Dinge und verbringen Sie wieder mehr Zeit miteinander • Übungsblatt 1: Richten Sie Ihren „Scheinwerfer" auf positive Dinge und verbringen Sie wieder mehr Zeit miteinander • Übungsblatt 2: Gemeinsame positive Aktivitäten aufbauen • Übungsblatt 3: Nähe durch unabhängig voneinander durchgeführte Aktivitäten entstehen lassen • Übungsblatt 4: Austausch über Werte, Wissen, Interessen und Ideen • Übungsblatt 5: Zuneigung durch liebevolle Gesten zeigen • Übungsblatt 6: Wiederbelebung der Sexualität in der Paarbeziehung
Modul Problemmanagement	• Infoblatt 1: Vorbereitung eines Gesprächs • Infoblatt 2: Regeln für ein Gespräch • Infoblatt 3: Hilfreiche Familienskills für ein Gespräch • Übungsblatt 1: Vorbereitung und Durchführung eines Gesprächs • Infoblatt 4: Doppelte Kettenanalyse • Infoblatt 5: Doppelte Kettenanalyse am Beispiel von Frau X. und Herrn X. • Infoblatt 6: Doppelte Kettenanalyse – Beispiel für das Vorgehen anhand der Spaltentechnik • Übungsblatt 2: Doppelte Kettenanalyse für Paare • Infoblatt 7: Das Problemlöseschema nach Fruzzetti • Übungsblatt 3: Das Problemlöseschema • Infoblatt 8: Skills, wenn die andere Person (noch) nicht zur Zusammenarbeit bereit ist • Infoblatt 9: Skills für ein Konfliktgespräch
Modul Akzeptanz und Nähe	• Infoblatt 1: Verstärken Sie die Akzeptanz für die andere Person, auch für das Verhalten, welches Sie wahnsinnig macht! • Übungsblatt 1: Akzeptanz üben